恶性肿瘤
TNM 分期速查手册

第 2 版

主　编　程　颖

副主编　张　越　鲍慧铮
　　　　柳菁菁　张　爽

人民卫生出版社

图书在版编目（CIP）数据

恶性肿瘤 TNM 分期速查手册／程颖主编.—2 版.—北京：人民卫生出版社，2019

ISBN 978-7-117-28035-8

Ⅰ.①恶…　Ⅱ.①程…　Ⅲ.①癌-分期-手册　Ⅳ.①R73-62

中国版本图书馆 CIP 数据核字（2019）第 023196 号

| 人卫智网 | www.ipmph.com | 医学教育、学术、考试、健康，购书智慧智能综合服务平台 |
| 人卫官网 | www.pmph.com | 人卫官方资讯发布平台 |

恶性肿瘤 TNM 分期速查手册
第 2 版

主　　编：程　颖
出版发行：人民卫生出版社（中继线 010-59780011）
地　　址：北京市朝阳区潘家园南里 19 号
邮　　编：100021
E - mail：pmph @ pmph.com
购书热线：010-59787592　010-59787584　010-65264830
印　　刷：河北新华第一印刷有限责任公司
经　　销：新华书店
开　　本：850×1168　1/32　　印张：11.5
字　　数：291 千字
版　　次：2016 年 2 月第 1 版　　2019 年 4 月第 2 版
　　　　　2020 年 1 月第 2 版第 2 次印刷（总第 3 次印刷）
标准书号：ISBN 978-7-117-28035-8
定　　价：75.00 元
打击盗版举报电话：010-59787491　E-mail：WQ @ pmph.com
（凡属印装质量问题请与本社市场营销中心联系退换）

编著者名单 （按姓氏汉语拼音排序）

鲍慧铮　吉林省肿瘤医院

陈文明　首都医科大学附属北京朝阳医院

程龙伟　吉林省肿瘤医院

程　颖　吉林省肿瘤医院

池晓峰　吉林省肿瘤医院

高春英　吉林省肿瘤医院

郭忠威　吉林省肿瘤医院

孔垂泽　中国医科大学附属第一医院

李　雪　吉林大学第二医院

李福秋　吉林大学第二医院

林桐榆　中山大学肿瘤防治中心

刘士新　吉林省肿瘤医院

柳菁菁　吉林省肿瘤医院

柳　影　吉林省肿瘤医院

娄　阁　哈尔滨医科大学附属肿瘤医院

卢卫平　吉林省肿瘤医院

马丽霞　吉林省肿瘤医院

桑柏露　吉林省肿瘤医院

孙志强　吉林省肿瘤医院

王　成　吉林省肿瘤医院

王　徽　吉林省肿瘤医院

王立波　吉林省肿瘤医院

王锡山　哈尔滨医科大学附属第二医院

王长青　吉林省肿瘤医院

邢德君　吉林省肿瘤医院
徐亚娟　吉林省肿瘤医院
杨　焱　吉林省肿瘤医院
杨永净　吉林省肿瘤医院
杨玉波　吉林省肿瘤医院
姚春丽　吉林大学第二医院
阴春霞　长春市妇产医院
袁　勇　吉林省肿瘤医院
岳　瑛　吉林大学第一医院
张奇夫　吉林省肿瘤医院
张　爽　吉林省肿瘤医院
张学文　吉林大学中日联谊医院
张　越　吉林省肿瘤医院
赵晓东　吉林省肿瘤医院
郑　颖　吉林省肿瘤医院

前　言

　　分期是肿瘤诊治的重要组成部分,是肿瘤科学规范治疗的基础。为帮助肿瘤科医生在临床工作中熟练掌握肿瘤分期,我们编写了这本口袋书《恶性肿瘤 TNM 分期速查手册》,本书于 2014 年开始着手编写,于 2016 年 2 月第 1 版出版。

　　在《恶性肿瘤 TNM 分期速查手册》第 1 版中,多数瘤种是以 TNM 分期为依据的,也涵盖了根据各个瘤种特点的分期,比如肝癌采用的巴塞罗那分期、妇科肿瘤采用的国际妇产科联盟的分期(FIGO) 等。当时 TNM 分期主要参照的是 AJCC 癌症分期系统第 7 版的内容。2016 年 10 月 AJCC 癌症分期系统第 8 版发布,并于 2018 年 1 月在世界范围内开始执行新的肿瘤分期系统。第 8 版分期除了解剖学分期进一步细化外,在一些瘤种也纳入了基因检测、分子生物学分析的内容,能够更准确地判断患者的预后,可以更精确地指导对患者的治疗。为了使肿瘤科医生尽快熟悉、掌握最新的癌症分期,并且在临床实践中推进新分期的应用,2017 年 11 月开始我们参照第 8 版 AJCC 癌症分期以及各瘤种特有分期,对第 1 版《恶性肿瘤 TNM 分期速查手册》进行了更新,充实了最新的癌症分期内容,希望新版的《恶性肿瘤TNM 分期速查手册》能及时而准确地为肿瘤医生提供参考,为癌症个体化、规范化的临床实践提供重要的指导。

感谢参与本书撰写的所有专家在本书再版的过程中给予的宝贵建议,在繁忙的临床、科研及教学工作中完成了再版撰写。

程 颖

2019 年 1 月 10 日

目 录

1 唇癌和口腔癌

唇癌和口腔癌是常见的头颈部恶性肿瘤，欧美国家患者较多，发病率为12/10万人，2012年GLOBOCAN的全球癌症数据显示，唇癌和口腔癌的新发病例为130 900例，死亡病例为74 500例。唇癌和口腔癌的分期适用于唇红部的癌和口腔黏膜癌，包括小涎腺癌，并需经组织病理学确诊。

【TNM 分期】

（一）原发肿瘤（T）

Tx　原发肿瘤不能评估。

Tis　原位癌。

T1　肿瘤≤2cm 且 DOI≤5mm。

T2　肿瘤≤2cm，DOI>5mm，并且≤10mm；或者肿瘤>2cm，但是≤4cm，且 DOI≤10mm。

T3　肿瘤>4cm；或者 DOI>10mm。

T4　局部中等浸润的疾病或局部非常广泛浸润的疾病。

　　T4a　局部中等浸润的疾病。

（唇）肿瘤侵犯骨皮质或者侵犯下牙槽神经、口底，或者面部皮肤（如下巴或者鼻部）；（口腔）肿瘤只侵犯邻近组织（如穿透上颌骨或下颌骨的骨皮质，或者累及上颌窦或面部皮肤）牙龈原发肿瘤的骨/牙槽骨浅表侵犯并不足以分类为T4）。

　　T4b　局部非常广泛浸润的疾病，肿瘤侵犯咀嚼肌间隙、翼板，或颅底和（或）包绕颈内动脉。

1

（二）区域淋巴结（N）

Nx 区域淋巴结不能评估。

N0 无区域淋巴结转移。

N1 同侧单个淋巴结转移，最大径≤3cm，且 ENE（−）。

N2 同侧单个淋巴结转移，最大径＞3cm，但≤6cm，且 ENE（−）；

或者同侧多个淋巴结转移，最大径≤6cm，且 ENE（−）；

或者双侧或者对侧淋巴结转移，最大径≤6cm，且 ENE（−）。

N2a 同侧单个淋巴结转移，最大径＞3cm，但≤6cm，且 ENE（−）。

N2b 同侧多个淋巴结转移，最大径≤6cm，且 ENE（−）。

N2c 双侧或者对侧淋巴结转移，最大径≤6cm，且 ENE（−）。

N3 转移淋巴结最大径＞6cm，且 ENE（−）；

或者任何淋巴结转移伴有临床明显的 ENE（＋）。

N3a 转移淋巴结最大径＞6cm，且 ENE（−）。

N3b 任何淋巴结转移伴有临床明显的 ENE（＋）。

注："U"或"L"的名称可用于任何 N 类。以上表示转移在环状软骨的下边界以上（U）或在环状软骨下边界以下（L）。

同样，临床和病理的 ENE 应该记录为 ENE（−）或 ENE（＋）。

（三）远处转移（M）

M0 无远处转移。

M1 有远处转移。

【解剖分期/预后分组】

分期	T	N	M
Ⅰ 期	T1	N0	M0
Ⅱ 期	T2	N0	M0
Ⅲ 期	T3	N0	M0
	T1，T2，T3	N1	M0
ⅣA 期	T4a	N0，N1	M0
	T1，T2，T3，T4a	N2	M0
ⅣB 期	任何 T	N3	M0
	T4b	任何 N	M0
ⅣC 期	任何 T	任何 N	M1

【pTNM 病理学分期】

pT、pN、pM 分期与 T、N、M 的分期相对应。

pN2a：单个同侧或者对侧淋巴结转移，最大径≤3cm，并且 ENE（+）；或者同侧单个淋巴结转移，最大径>3cm，但≤6cm 且 ENE（-）。

pN3b：同侧单个淋巴结最大径>3cm，且 ENE（+）；或者多个同侧、对侧或双侧淋巴结转移，伴 ENE（+）。

【组织病理学分级（G）】

Gx 级别无法评估；

G1 高分化；

G2 中分化；

G3 低分化。

【分期检查原则】

1. 放射性核素检查 放射性核素检查除能协助判断

唇癌、口腔癌是否有骨转移外，在诊断口腔癌本身中尚少见应用。超声波检查能提供口腔癌中区域淋巴结转移情况。X线平片及断层摄影在口腔癌侵犯上、下颌骨及鼻腔副鼻窦时有一定的价值。CT对口腔癌的定位、肿瘤侵犯范围特别是侵犯原发灶周围软组织的情况有价值，特别对于张口受限的口腔癌患者，CT检查可清晰地显示出下颌骨、翼内板、翼外板、翼内肌、翼外肌、颞肌、嚼肌及由它们所形成的各种筋膜间隙。这些结构，特别是翼内肌及翼颌间隙的变形消失常是口腔癌向咀嚼间隙侵犯引起张口困难的直接证据。

2. 细胞学与活组织检查　对口腔癌的确诊一般采用钳取或切取活检，因其表面黏膜均已溃破或不正常，且位置浅表。钳取器械应锋利，以免组织受挤压变形而影响病理诊断。若组织受压变形，应另行取材。对黏膜完整的黏膜下肿块可采用细针吸取行脱落细胞学检查。但活检与临床治疗时间的间隔越短越好。

（徐亚娟）

参 考 文 献

[1] 张志愿.口腔颌面外科学.北京：人民卫生出版社，2013：368.

[2] Pfister DG, Spencer S, Brizel DM, et al. Head and neck cancers, Version 2. 2014. Clinical practice guidelines in oncology. J Natl Compr Canc Netw. 2014, 12（10）：1454-1487.

[3] Edge SB. Cancer Staging Manual. 7th ed. New York：Springer, 2010：57-67.

[4] Friedman ER, Saindane AM. Pitfalls in the staging of cancer of the major salivary gland neoplasms. Neuroimaging Clin N Am, 2013, 23（1）：107-122.

[5] Kakimoto N, Gamoh S, Tamaki J. CT and MR images of pleomorphic adenoma in major and minor salivary glands.

European Journal of Radiology.2009,69(5):464-471.

[6] Vuhahula EA.Salivary gland tumors in Uganda:clinical pathological study.Afr Health Sci,2004,4(1):15-23.

[7] 孔祥泉,杨秀萍,查云飞.肿瘤影像与病理诊断.北京:人民卫生出版社,2009:178.

[8] Imaizumi A,Kuribayashi A,Okochi K,et al.Differentiation between superficial and deep lobe parotid tumors by magnetic resonance imaging:usefulness of the parotid duct criterion Acta Radiol,2009,50(7):806-811.

[9] 郭伟.头颈肿瘤诊断治疗学.北京:人民军医出版社,2013.

[10] 陈万青,郑荣寿,曾红梅,等.2011年中国恶性肿瘤发病和死亡分析.中国肿瘤,2015,24(1):1-10.

2 咽 癌

咽癌分为鼻咽癌、口咽癌和下咽癌。鼻咽癌的发病率为耳鼻咽喉科恶性肿瘤之首。鼻咽癌在世界各大洲均有发现，欧洲、美洲和大洋洲发病率较低，在 1/10 万以下。我国是世界各大洲中鼻咽癌高发地区之一。国内鼻咽癌分布有明显的地区性差异，以广东和广西东部为高发中心，向周围逐渐降低。鼻咽癌以男性居多，约为女性的 2 倍。本病可发生于各年龄段，大多在 30~50 岁，国内报道最小发病年龄为 3 岁，最大发病年龄为 90 岁。口咽部恶性肿瘤约占耳鼻咽喉科肿瘤的 3.6%，可发生于悬雍垂、软腭、舌根、咽壁和扁桃体，最常见为扁桃体恶性肿瘤，约占口咽恶性肿瘤的 57.8%。喉咽癌又称下咽癌，下咽恶性肿瘤约占头颈部恶性肿瘤的 1.4%，约占全身恶性肿瘤的 0.2%，下咽癌的好发年龄为 50~70 岁。咽部恶性肿瘤以鳞状细胞癌为多见，发病率男性大于女性。

【TNM 分期】

（一）原发肿瘤（T）

Tx 原发肿瘤不能评估。

T0 无原发肿瘤证据。

Tis 原位癌。

1. 鼻咽

T1 肿瘤局限在鼻咽，或肿瘤侵犯口咽和（或）鼻腔但不伴有咽旁间隙 * 侵犯。

T2 肿瘤侵犯咽旁间隙 *。

T3 肿瘤侵犯颅底骨质和（或）鼻窦。

T4 肿瘤侵犯颅内和（或）脑神经、下咽、眼眶或颞下窝/咀嚼肌间隙。

注：*. 咽旁间隙侵犯是指肿瘤向后外侧方向浸润。

2. 口咽

T1 肿瘤最大径≤2cm。

T2 2cm<肿瘤最大径≤4cm。

T3 肿瘤最大径>4cm，或侵犯会厌的舌面。

T4 肿瘤侵犯喉、舌的外部肌肉，翼内肌，硬腭或下颌骨，翼外肌，翼板，鼻咽侧壁或颅底或包绕颈动脉。

T4a 中等晚期局部疾病，肿瘤侵犯喉、舌的外部肌肉、翼内肌、硬腭或下颌骨*。

T4b 非常晚期局部疾病，肿瘤侵犯翼外肌、翼板、鼻咽侧壁或颅底或包绕颈动脉。

注：*. 舌根或会厌谷的原发肿瘤侵犯至会厌舌面黏膜并不意味着侵犯喉。

3. 下咽

T1 肿瘤局限在下咽的某一解剖亚区，且最大径≤2cm。

T2 肿瘤侵犯一个以上下咽解剖亚区或邻近解剖区，或测量的肿瘤最大径>2cm且≤4cm，无半喉固定。

T3 肿瘤最大径>4cm或半喉固定或侵犯食管。

T4 肿瘤侵犯甲状/环状软骨、舌骨、甲状腺或中央区软组织、椎前筋膜，包绕颈动脉，或累及纵隔结构。

T4a 中等晚期局部疾病，肿瘤侵犯甲状/环状软骨、舌骨、甲状腺或中央区软组织*。

T4b 非常晚期局部疾病，肿瘤侵犯椎前筋膜，包绕颈动脉，或累及纵隔结构。

注：*. 中央区软组织包括喉前带状肌和皮下脂肪。

（二）区域淋巴结（N）

1. 鼻咽 鼻咽癌，尤其是未分化型，区域淋巴结转移途径的规律和对预后的影响不同于其他头颈部黏膜癌，使用一个不同的 N 分级系统。

Nx 区域淋巴结不能评估。

N0 无区域淋巴结转移。

N1 单侧颈淋巴结转移，最大直径≤6cm，淋巴结位于锁骨上窝以上部位和（或）单侧或双侧咽喉淋巴结转移，最大直径≤6cm。

N2 双侧颈淋巴结转移，最大直径≤6cm，淋巴结位于锁骨上窝以上部位*。

N3 淋巴结*最大径>6cm和（或）位于锁骨上窝**。

注：*. 中线淋巴结认为是同侧淋巴结。

**. 锁骨上区或窝部位与鼻咽癌的分期有关，Ho 描述了这个三角区域的定义，包括 3 点：①胸骨锁骨连接处的上缘；②锁骨外侧端（肩峰端）的上缘；③颈肩连接处。需要指出的是，这包括了同侧的Ⅳ区和Ⅴ区部分。伴有锁骨上窝的淋巴结（包括部分或全部）被认为是 N3b。

2. 口咽、下咽

Nx 区域淋巴结不能评估。

N0 无区域淋巴结转移。

N1 同侧单个淋巴结转移，最大径≤3cm；ENE（-）。

N2 同侧单个淋巴结转移，最大直径≤3cm；ENE（+）；或同侧单个淋巴结转移，最大径>3cm 且≤6cm；ENE（-）；或同侧多个淋巴结转移，最大径≤6cm，ENE（-）；或双侧或对侧淋巴结转移，最大径≤6cm，ENE（-）。

N2a 同侧单个淋巴结转移，最大径≤3cm；ENE（+）；或同侧单个淋巴结转移，最大径>3cm 且≤6cm；ENE（-）。

N2b 同侧多个淋巴结转移，最大径≤6cm，ENE（-）。

N2c 双侧或对侧淋巴结转移，最大径≤6cm，ENE（-）。

N3 转移淋巴结最大径>6cm，ENE（-）；或对侧单个淋巴结转移，最大直径>3cm；ENE（+）；或同侧多个淋巴结转移或双侧或对侧多发淋巴结转移，ENE（+）。

N3a 转移淋巴结最大径>6cm，ENE（-）。

2

N3b　对侧单个淋巴结转移，最大直径>3cm；ENE（+）；或同侧多个淋巴结转移或双侧或对侧多发淋巴结转移，ENE（+）。

注：Ⅶ区转移也被认为是区域淋巴结转移。

（三）远处转移（M）

M0　无远处转移。

M1　有远处转移。

【咽癌 TNM 分期组合】

解剖分期/预后分组		
鼻咽	0 期	Tis N0 M0
	Ⅰ期	T1 N0 M0
	Ⅱ期	T1 N1 M0；T2 N0 M0；T2 N1 M0
	Ⅲ期	T1 N2 M0；T2 N2 M0；T3 N0 M0；T3 N1 M0；T3 N2 M0
	ⅣA 期	T4 N0 M0；T4 N1 M0；T4 N2 M0
	ⅣB 期	任何 T N3 M0
	ⅣC 期	任何 T 任何 N M1
口咽、下咽	0 期	Tis N0 M0
	Ⅰ期	T1 N0 M0
	Ⅱ期	T2 N0 M0
	Ⅲ期	T3 N0 M0；T1 N1 M0；T2 N1 M0；T3 N1 M0
	ⅣA 期	T4a N0 M0；T4a N1 M0；T1 N2 M0；T2 N2 M0；T3N2 M0；T4a N2 M0
	ⅣB 期	T4b 任何 N M0；任何 T N3 M0
	ⅣC 期	任何 T 任何 N M1

【组织学分级（G）】

Gx　级别无法评估；

G1　高分化；

G2　中分化；

G3　低分化；

G4　未分化。

【咽癌的临床分型】

（一）鼻咽癌

在临床发展过程中，同一病理类型患者可出现截然不同的临床表现，也有不同类型基本按同一途径扩展和播散，因此临床上常分为 3 种类型：①上行型（脑神经型或 A 型）；②下行型（颈淋巴结广泛转移型或 D 型）；③上下行型（混合型或 AD 型）。

（二）扁桃体癌

临床表现分为 3 型：①阻塞型，生长迅速，无溃疡，瘤体大，妨碍吞咽及呼吸；②炎症型，反复炎症发作，体温升高，犹如扁桃体周围炎，但不易完全消退；③早期转移型，局部病变不显著，早期有颈部淋巴结转移。

（三）下咽癌

根据解剖分为 3 型：梨状窝型、环后型和下咽后壁型。

【检查诊断原则】

1. 咽部恶性肿瘤诊断必须行肿瘤活检，行组织病理学检查确诊。

2. 鼻咽癌早期发现最为重要，临床工作中如遇到原因不明的一侧进行性咽鼓管阻塞症状，鼻涕中带血或后吸鼻后痰中带血，颈侧淋巴结肿大，原因不明的偏头痛，外展神经麻痹等患者均应考虑到鼻咽癌的可能，要进行详细检查。

3. 下咽癌早期由于缺乏特异的临床表现，容易被误诊。因此凡年龄在 40 岁以上，长期咽部异物感或吞咽疼痛，尤其伴有颈部淋巴结肿大者，均需常规检查喉咽部，行电子喉镜检查，必要时行 CT 或 MRI 检查。

（赵晓东）

2

参考文献

［1］ NCCN Clinical Practice Guidelines in Oncology Head and Neck cancers version 2.2017.

［2］ Edge SB. Cancer staging manual. 7th. New York：Springer，2010：57-67.

［3］ 黄选兆，汪吉宝，孔维佳.实用耳鼻咽喉头颈外科学.2版.北京：人民卫生出版社，2008.

［4］ OuYang PY，Su Z，Ma XH，et al.Comparison of TNM staging systems for nasopharyngeal carcinoma，and proposal of a new staging system. Br J Cancer，2013，109（12）：2987-2997.

［5］ Li J，Zou X，Wu YL，et al. A Comparison between the Sixth and Seventh Editions of the UICC/AJCC Staging System for Nasopharyngeal Carcinoma in a Chinese Cohort.PLoS One，2014，9（12）：e116261.

［6］ Ng WT，Yuen KT，Au KH，et al.Staging of nasopharyngeal carcinoma--the past，the present and the future. Oral Oncol，2014，50（6）：549-554.

［7］ Landry D，Glastonbury CM.Squamous cell carcinoma of the upper aerodigestive tract：a review.Radiol Clin North Am，2015 Jan，53（1）：81-97.

3 喉 癌

喉部恶性肿瘤约占全身癌肿的 1%~5%，排在耳鼻咽喉恶性肿瘤的第 3 位。目前喉癌的发病率城市高于农村，空气污染重的工业城市高于污染轻的城市。男性较女性多见，比例为（7~10）：1。喉部恶性肿瘤中以鳞状细胞癌最为多见，约占 90%。

【喉癌的临床分型】

1. 声门上型　舌骨上会厌，杓会厌襞、喉面，杓状软骨，舌骨下部会厌；室带。

2. 声门型　声带，前联合，后联合。

3. 声门下型

4. 声门旁型　是一个包含脂肪结缔组织的狭长间隙，左右各一，位于甲状软骨翼板内膜、弹力圆锥、喉四边形膜与梨状窝内壁黏膜之间。前外界为甲状软骨翼板内膜，内下界为弹力圆锥，内界为喉室和喉四边形膜，后界为梨状窝内壁黏膜。该间隙内血管和淋巴丰富，上部与会厌前间隙相通，癌肿在此间隙内浸润和潜行扩散，而其表面黏膜可相对完整，故临床早期诊断较困难。

【TNM 分期】

（一）原发肿瘤（T）

Tx　原发肿瘤不能评估。

T0　无原发肿瘤证据。

Tis　原位癌。

1. 声门上

T1　肿瘤局限在声门上的 1 个亚区，声带活动正常。

T2　肿瘤侵犯声门上 1 个以上相邻亚区，侵犯声门区或声门上区以外（如舌根、会厌谷、梨状窝内侧壁的黏膜），无喉固定。

T3　肿瘤局限在喉内，有声带固定和（或）侵犯任何下述部位：环状软骨后区、会厌前间隙、声门旁间隙和（或）甲状软骨内板。

T4a　中等晚期局部疾病，肿瘤侵犯穿过甲状软骨和（或）侵犯喉外组织（如气管、包括深部舌外肌在内的颈部软组织、带状肌、甲状腺或食管）。

T4b　非常晚期局部疾病，肿瘤侵犯椎前筋膜，包绕颈动脉或侵犯纵隔结构。

2. 声门

T1　肿瘤局限于声带（可侵犯前联合或后联合），声带活动正常。

T1a　肿瘤局限在一侧声带。

T1b　肿瘤侵犯双侧声带。

T2　肿瘤侵犯至声门上和（或）声门下区，和（或）声带活动受限。

T3　肿瘤局限在喉内，伴有声带固定和（或）侵犯声门旁间隙，和（或）甲状软骨内板。

T4a　中等晚期局部疾病，肿瘤侵犯穿过甲状软骨和（或）侵犯喉外组织（如气管、包括深部舌外肌在内的颈部软组织、带状肌、甲状腺或食管）。

T4b　非常晚期局部疾病，肿瘤侵犯椎前筋膜，包绕颈动脉或侵犯纵隔结构。

3. 声门下

T1　肿瘤局限在声门下区。

T2　肿瘤侵犯至声带，声带活动正常或活动受限。

T3　肿瘤局限在喉内，伴有声带固定。

T4a　中等晚期局部疾病，肿瘤侵犯环状软骨或甲状软骨和（或）侵犯喉外组织（如气管、包括深部舌外

3

肌在内的颈部软组织、带状肌、甲状腺或食管）。

T4b　非常晚期局部疾病，肿瘤侵犯椎前间隙，包绕颈动脉或侵犯纵隔结构。

（二）区域淋巴结（N）

Nx　区域淋巴结不能评估。

N0　无区域淋巴结转移。

N1　同侧单个淋巴结转移，最大径≤3cm。

N2　同侧单个淋巴结转移，最大径>3cm 且≤6cm；或同侧多个淋巴结转移，最大径≤6cm；或双侧或对侧淋巴结转移，无最大径>6cm。

N2a　同侧单个淋巴结转移，最大径>3cm 且≤6cm。

N2b　同侧多个淋巴结转移，最大径≤6cm。

N2c　双侧或对侧淋巴结转移，最大径≤6cm。

N3　转移淋巴结最大径>6cm。

（三）远处转移（M）

M0　无远处转移。

M1　有远处转移。

【喉癌 TNM 分期组合】

解剖分期/预后分组	
0 期	Tis N0 M0
Ⅰ期	T1 N0 M0
Ⅱ期	T2 N0 M0
Ⅲ期	T3 N0 M0；T1 N1 M0；T2 N1 M0；T3 N1 M0
ⅣA 期	T4a N0 M0；T4a N1 M0；T1 N2 M0；T2 N2 M0；T3 N2 M0；T4a N2 M0
ⅣB 期	T4b 任何 N M0；任何 T N3 M0
ⅣC 期	任何 T 任何 N M1

【组织学分级（G）】

Gx　级别无法评估；

3

G1　高分化；

G2　中分化；

G3　低分化；

G4　未分化。

【检查诊断原则】

1. 喉部恶性肿瘤诊断必须行肿瘤活检，行组织病理学检查确诊。

2. 早期诊断、及时治疗是提高喉癌治愈率的关键。凡年逾 40 岁，有声嘶或其他喉部不适超过 2 周以上者都必须仔细检查喉部，有时需要多次复查。

（赵晓东）

参 考 文 献

［1］ NCCN Clinical Practice Guidelines in Oncology Head and Neck cancers version 2.2017.

［2］ Edge SB.AJCC Cancer staging manual.7th ed.New York：Springer，2010：57-67.

［3］ 黄选兆，汪吉宝，孔维佳.实用耳鼻咽喉头颈外科学.2版.北京：人民卫生出版社，2008.

［4］ Kuno H，Onaya H，Fujii S，et al.Primary staging of laryngeal and hypopharyngeal cancer：CT，MR imaging and dual-energy CT.Eur J Radiol，2014，83（1）：e23-e35.

4 鼻腔癌和副鼻窦癌

鼻腔及鼻窦恶性肿瘤较为常见，占耳鼻咽喉部恶性肿瘤的 21.74%～49.22%。在我国北方的发病率高于南方。癌多于肉瘤，发病率之比约为 8.5：1。鼻腔癌和鼻窦癌多发生于 40～60 岁，男性发病率较女性略高。恶性肿瘤中以鳞状细胞癌最多，占 70%～80%，好发于上颌窦。腺癌和腺样囊性癌次之，好发于筛窦。鼻腔及鼻窦恶性肿瘤除早期者外，两者常合并出现，多数患者在就诊时肿瘤已经从原发部位向邻近组织广泛扩散，甚难辨别何者为原发，而且两者无论在病因、病理类型及临床治疗方面均有相似之处，故将两者一并讨论。

【TNM 分期】

（一）原发肿瘤（T）

Tx 原发肿瘤不能评估。

T0 无原发肿瘤证据。

Tis 原位癌。

1. 上颌窦

T1 肿瘤局限在上颌窦的黏膜，无骨质破坏或侵蚀。

T2 肿瘤导致骨质破坏或侵蚀，包括侵犯至硬腭和（或）中鼻道，除外侵犯至上颌窦的后壁和翼板。

T3 肿瘤侵犯以下任何一个部位：上颌窦的后壁骨质、皮下组织、眼眶的底壁或内侧壁、翼腭窝、筛窦。

T4 肿瘤侵犯眶内容和（或）以下任一结构：筛板、颅底、蝶窦、鼻咽、额窦。

T4a 中等晚期局部疾病，肿瘤侵犯眼眶前内容物、颊部皮肤、翼板、颞下窝、筛板、蝶窦或额窦。

T4b 非常晚期局部疾病，肿瘤侵犯下列任何一个部位：眶尖、硬脑膜、脑组织、颅中窝、脑神经（除外三叉神经上颌支）、鼻咽或斜坡。

2. 鼻腔、筛窦

T1 肿瘤局限在任何一个亚区，有或无骨质破坏。

T2 肿瘤侵犯一个区域内的两个亚区或侵犯至鼻筛复合体内的邻近部位，伴或不伴有骨质破坏。

T3 肿瘤侵犯眼眶的底壁或内侧壁、上颌窦、上腭或筛板。

T4 肿瘤侵犯颅内，侵犯眼眶外包括眶尖，侵犯蝶窦和（或）筛窦和（或）鼻皮肤。

T4a 中等晚期局部疾病，肿瘤侵犯任何以下一处：眼眶前内容物、鼻部或颊部皮肤、微小侵犯至颅前窝、翼板、蝶窦或额窦。

T4b 非常晚期局部疾病，肿瘤侵犯任何以下一处：眶尖、硬脑膜、脑组织、颅中窝、脑神经（除外三叉神经上颌支）、鼻咽或斜坡。

（二）区域淋巴结（N）

Nx 区域淋巴结不能评估。

N0 无区域淋巴结转移。

N1 同侧单个淋巴结转移，最大径≤3cm；ENE（-）。

N2 同侧单个淋巴结转移最大直径≤3cm；ENE（+）；或同侧单个淋巴结转移，最大径>3cm且≤6cm；ENE（-）；或同侧多个淋巴结转移，最大径≤6cm；ENE（-）；或双侧或对侧淋巴结转移，最大径≤6cm，ENE（-）。

N2a 同侧单个淋巴结转移，最大径≤3cm；ENE（+）；或同侧单个淋巴结转移，最大径>3cm且≤6cm；ENE（-）。

N2b 同侧多个淋巴结转移，最大径≤6cm，ENE（-）。

N2c 双侧或对侧淋巴结转移，最大径≤6cm，

ENE（-）。

　　N3　转移淋巴结最大径>6cm，ENE（-）；或对侧单个淋巴结转移，最大直径>3cm；ENE（+）；或同侧多个淋巴结转移或双侧或对侧多发淋巴结转移，ENE（+）。

　　N3a　转移淋巴结最大径>6cm，ENE（-）。

　　N3b　对侧单个淋巴结转移，最大直径>3cm；ENE（+）；或同侧多个淋巴结转移或双侧或对侧多发淋巴结转移，ENE（+）。

（三）远处转移（M）

M0　无远处转移。

M1　有远处转移。

【解剖分期/预后分组】

解剖分期/预后分组	
0 期	Tis N0 M0
Ⅰ期	T1 N0 M0
Ⅱ期	T2 N0 M0
Ⅲ期	T3 N0 M0；T1 N1 M0；T2 N1 M0；T3 N1 M0
ⅣA 期	T4a N0 M0；T4a N1 M0；T1 N2 M0；T2 N2 M0；T3 N2 M0；T4a N2 M0
ⅣB 期	T4b 任何 N M0；任何 T N3 M0
ⅣC 期	任何 T 任何 N M1

【组织学分级（G）】

Gx　级别无法评估；

G1　高分化；

G2　中分化；

G3　低分化；

G4　未分化。

【鼻腔鼻窦癌的临床特点及检查诊断原则】

1. 鼻腔鼻窦癌多属原发性，转移性极小。

2. 因解剖位置隐蔽，早期症状少，而且常伴有慢性炎症，故难以引起重视，以致早期不易确诊。

3. 鼻腔及鼻窦癌症状出现较晚，且易误诊，早期确诊较难。凡出现一侧进行性鼻塞，经常有鼻出血或涕中带血，尤其是 40 岁以上者，应高度怀疑，要进行详细检查。

4. 鼻腔鼻窦与眼、耳、颅底、硬腭及下颌关节等相互毗邻，晚期皆可以向邻近组织侵犯，难以判断原发部位，诊断治疗困难，预后较外鼻恶性肿瘤差。

（赵晓东）

参 考 文 献

［1］NCCN Clinical Practice Guidelines in Oncology Head and Neck cancers version 2.2017.

［2］Edge SB. AJCC Cancer Staging Manual. 7th. New York：Springer，2010：57-67.

［3］黄选兆，汪吉宝，孔维佳.实用耳鼻咽喉头颈外科学.2版.北京：人民卫生出版社，2008.

［4］张宗敏，唐平章，徐震纲，等.鼻腔筛窦鳞状细胞癌 146 例治疗分析.中华耳鼻咽喉头颈外科杂志，2010，45（7）：555-559.

5 大唾液腺恶性肿瘤

唾液腺癌是由涎腺上皮组织发生的恶性肿瘤，任何有唾液腺的部位都会发生，多见于大唾液腺（腮腺、颌下腺和舌下腺），也可来源于小唾液腺（多见于腭腺）。在口腔颌面肿瘤中，唾液腺肿瘤发生的比例较高。不同国家发病率有显著差异，文献报道为（0.15~1.6）/10万。儿童恶性多于良性。大唾液腺肿瘤占口腔颌面部肿瘤的20.6%。在所有唾液腺肿瘤中，腮腺肿瘤发生率最高，约占80%；颌下腺占10%；舌下腺肿瘤占1%；小涎腺肿瘤占9%。本章节的分期适用于大唾液腺癌，不用于小唾液腺癌。

【区域淋巴结】

区域淋巴结为颈部淋巴结。

【TNM 分期】

（一）原发肿瘤（T）

Tx　原发肿瘤不能评估。

T0　无原发肿瘤证据。

Tis　原位癌。

T1　肿瘤最大径≤2cm，无肿瘤腺体实质外侵犯*。

T2　2cm<肿瘤最大径≤4cm，无肿瘤腺体实质外侵犯*。

T3　肿瘤最大径>4cm 和（或）有肿瘤腺体实质外侵犯*。

　　T4a　中等晚期局部疾病*，肿瘤侵犯皮肤、下颌骨、外耳道和（或）面神经。

　　T4b　非常晚期局部疾病，肿瘤侵犯颅底或翼板或包绕颈动脉。

　　注：*. 肿瘤腺体实质外侵犯指临床或肉眼可见有软组织侵犯的证据，仅显微镜的证据在分级上不足以构成软组织侵犯。

　　（二）区域淋巴结（N）

　　Nx　区域淋巴结不能评估。

　　N0　无区域淋巴结转移。

　　N1　同侧单个淋巴结转移，最大径≤3cm，且ENE（-）。

　　N2　同侧单个淋巴结转移，最大径>3cm，但≤6cm，且ENE（-）；

　　或者同侧多个淋巴结转移，最大径≤6cm，且ENE（-）；

　　或者双侧或者对侧淋巴结转移，最大径≤6cm，且ENE（-）。

　　N2a　同侧单个淋巴结转移，最大径>3cm，但≤6cm，且ENE（-）。

　　N2b　同侧多个淋巴结转移，最大径≤6cm，且ENE（-）。

　　N2c　双侧或者对侧淋巴结转移，最大径≤6cm，且ENE（-）。

　　N3　转移淋巴结最大径>6cm，且ENE（-）；

　　或者任何淋巴结转移伴有临床明显的ENE（+）。

　　N3a　转移淋巴结最大径>6cm，且ENE（-）。

　　N3b　任何淋巴结转移伴有临床明显的ENE（+）。

　　（三）远处转移（M）

　　M0　无远处转移。

　　M1　有远处转移。

5

【解剖分期/预后分组】

分期	T	N	M
0 期	Tis	N0	M0
Ⅰ 期	T1	N0	M0
Ⅱ 期	T2	N0	M0
Ⅲ 期	T3	N0	M0
	（T0，T1，T2，T3）	N1	M0
ⅣA	T4a，T4b	N0，N1	M0
	T0，T1，T2，T3，T4a	N2	M0
ⅣB	T4b	任何 N	M0
	任何 T	N3	M0
ⅣC 期	任何 T	任何 N	M1

【pTNM 病理学分期】

pT、pN、pM 分期与 T、N、M 的分期相对应。

pN2a　单个同侧或者对侧淋巴结转移，最大径≤3cm，并且 ENE（+）；或者同侧单个淋巴结转移，最大径>3cm，但≤6cm，且 ENE（-）。

pN3b　同侧单个淋巴结最大径>3cm，且 ENE（+）；或者多个同侧，对侧或双侧淋巴结转移，伴 ENE（+）。

【组织病理学分级（G）】

唾液腺没有统一的评分系统。

【大唾液腺恶性肿瘤临床病理分类】

根据肿瘤生物学行为，大致将唾液腺恶性肿瘤分为3 类。

1. **高度恶性肿瘤**　转移率较高，术后易于复发，预后较差。包括低分化黏液表皮样癌、腺样囊性癌、涎腺导管癌、非特异性腺癌、鳞状细胞癌、肌上皮癌及未分化癌。

2. 低度恶性肿瘤　转移率较低，虽可出现术后复发，但预后相对较佳。包括腺泡细胞癌、高分化黏液表皮样癌、多形性低度恶性腺癌、上皮—肌上皮癌。

3. 中度恶性肿瘤　生物学行为及预后位于两者之间。包括基底细胞腺癌、乳头状囊腺癌、癌在多形性腺瘤中。

【大唾液腺恶性肿瘤检查诊断原则】

1. 腮腺造影　适用于临床未能确诊者，造影可示肿瘤压迫所致的导管系统排列紊乱。肿瘤侵蚀导管时造影剂外溢形成大小不一、点片状影等变化。此检查间接地反映了病变的存在，但对鉴别肿瘤的性质帮助不大，临床不常用。

2. 细针穿刺细胞学检查　具有简便、快速、安全、损伤少的优点，因取组织甚小，有时诊断难以确定。

3. 活体组织检查　对恶性肿瘤除已向皮肤破溃和晚期不能手术而又必须明确组织病理诊断者外，冰冻切片常应用于术中，唾液腺肿瘤的确切诊断常依赖于石蜡切片诊断，必要时应用免疫组织化学方法协助诊断。腮腺和下颌下腺肿瘤一般禁忌活检。

4. B 型超声　可作为腮腺肿块的常规检查。除可测定肿瘤的实际大小，发现直径 1cm 以下的肿瘤外，还可根据内部回声及其和周界的关系大致分辨其良、恶性。良性表现为周界清楚、内部回声均质，后壁有增强表现，稍大的混合瘤可以见到分叶结节状表现；恶性则多轮廓边界不清，内部回声呈高度不均质的实性暗区，后壁反射减弱或消失的声像图。但对腮腺深层肿瘤的显示受颌骨的影响而欠佳。

5. CT 及 MRI　可确定肿瘤位置、大小、深浅范围以及与周围组织的关系，有无浸润等。特别对腮腺深叶肿瘤与咽旁间隙肿瘤的鉴别及其与颈部大血管关系显示较好。恶性者表现形态不规则，境界模糊，密度不均。

（徐亚娟）

参考文献

[1] 张志愿.口腔颌面外科学.北京:人民卫生出版社,2013:368.

[2] Pfister DG,Spencer S,Brizel DM,et al.Head and neck cancers,Version 2.2014.Clinical practice guidelines in oncology. J Natl Compr Canc Netw,2014,12(10):1454-1487.

[3] Edge SB.AJCC Cancer staging manual.7th ed.New York:Springer,2010:57-67.

[4] Friedman ER,Saindane AM.Pitfalls in the staging of cancer of the major salivary gland neoplasms.Neuroimaging Clin N Am,2013,23(1):107-122.

[5] Kakimoto N,Gamoh S,Tamaki J.CT and MR images of pleomorphic adenoma in major and minor salivary glands.European Journal of Radiology,2009,69(5):464-471.

[6] Salivary gland tumors in Uganda:clinical pathological study.Afr Health Sci,2004,4(1):15-23.

[7] 孔祥泉,杨秀萍,查云飞.肿瘤影像与病理诊断.北京:人民卫生出版社,2009:178.

[8] Imaizumi A,Kuribayashi A,Okochi K,et al.Differentiation between superficial and deep lobe parotid tumors by magnetic resonance imaging:usefulness of the parotid duct criterion.Acta Radiol,2009,50(7):806-811.

[9] 郭伟.头颈肿瘤诊断治疗学.北京:人民军医出版社,2013.

[10] 陈万青,郑荣寿,曾红梅,等.2011年中国恶性肿瘤发病和死亡分析.中国肿瘤,2015,24(1):1-10.

[11] 俞光岩,马大权.唾液腺病学.北京:人民卫生出版社,2014.

6 头颈部的黏膜黑色素瘤（上呼吸消化道恶性黑色素瘤）

黑色素瘤起源于黑素细胞。黑素细胞主要位于皮肤，但是也有部分皮肤外组织存在黑素细胞，如脉络膜、软脑膜、黏膜等。原发黏膜黑色素瘤起源于位于呼吸道、消化道及泌尿生殖道黏膜的黑素细胞，与皮肤黑色素瘤相比，黏膜黑色素瘤的侵袭性更强，预后更差。头颈部的黏膜黑色素瘤亦称上呼吸消化道恶性黑色素瘤（malignant melanoma of upper aerodigestive tract），国外报道2546例黏膜黑色素瘤患者中发生于头颈部（包括鼻腔、鼻窦、口腔、咽部食管/胃）占35.7%，国内学者报道212例黏膜黑色素瘤患者中发生于头颈部占46.9%。

【TNM 分期】

（一）原发肿瘤（T）

T3　肿瘤局限于黏膜和其下软组织，不论厚度或范围。例如鼻息肉，口腔、咽、喉的色素沉着或非色素沉着病变。

T4　中度进展或高度进展。

　　T4a　中度进展：肿瘤侵犯深部软组织、软骨、骨或表面皮肤；肿瘤累及深部软组织、软骨、骨或表面皮肤。

　　T4b　高度进展：肿瘤侵犯脑、硬膜、颅底、低位脑神经（Ⅸ、Ⅹ、Ⅺ、Ⅻ）、咀嚼肌间隙、颈动脉、椎前间隙或纵隔。

　　注：黏膜黑色素瘤属于侵袭性肿瘤，因此 T1、T2 可以省略，而 Ⅰ期、Ⅱ期同样可以省略。

　　（二）区域淋巴结（N）

　　Nx　区域淋巴结转移不确定。

　　N0　没有区域淋巴结转移。

　　N1　有区域淋巴结转移。

　　（三）远处转移（M）

　　M0　无远处转移。

　　M1　有远处转移。

【解剖分期/预后分组】

分期	TNM		
Ⅲ期	T3	N0	M0
ⅣA 期	T4a	N0	M0
	T3，T4a	N1	M0
ⅣB 期	T4b	任何 N	M0
ⅣC 期	任何 T	任何 N	M1

【pTNM 病理分期】

　　pT 和 pN 分期与 T 和 N 的分期相对应。

　　pN0　区域淋巴结清扫术标本的组织学检查通常包括 6 个或更多的淋巴结。

　　如果淋巴结是阴性的，但是检查的数目没有达到要求，仍可归类为 pN0 分期。

　　pM　远处转移。

　　pM1　镜下证实有远处转移。

【WHO 肿瘤分类】

代码　描述

8720　黑色素瘤 . NOS

8722　气球细胞黑素瘤

8770　混合上皮样和梭形细胞黑素瘤

8771　上皮样细胞黑素瘤

8772　梭形细胞黑素瘤

6

【组织学分级】

1. 按侵袭深度分级　Clark（1969）在研究了黑色素瘤侵袭深度与预后的关系后，根据侵袭深度将黑色素瘤分为 5 级。分级越高，预后越差。

Ⅰ级　瘤细胞限于基底膜以上的表皮内。

Ⅱ级　瘤细胞突破基底膜侵犯到真皮乳头层。

Ⅲ级　瘤细胞充满真皮乳头层，并进一步向下侵犯，但未到真皮网状层。

Ⅳ级　瘤细胞已侵犯到真皮网状层。

Ⅴ级　瘤细胞已穿过真皮网状层，侵犯到皮下脂肪层。

2. 按垂直厚度分级　Breslow（1970）研究了黑色素瘤垂直厚度与预后的关系，根据目镜测微器测量的黑色素瘤最厚部分（从颗粒层到黑色素瘤最深处的厚度），将黑色素瘤分为 5 级：小于 0.75mm、0.76～1.50mm、1.51～3.00mm、3.01～4.50mm 和大于 4.50mm。发现厚度越大，预后越差。这一显微分级法以后被广泛采用，并被证实对判断预后具有重要价值。

（杨　焱）

参 考 文 献

［1］郭军.黑色素瘤.北京：人民卫生出版社,2014.

［2］中国临床肿瘤学会指南工作委员会.中国临床肿瘤学

会（CSCO）黑色素瘤诊疗指南 2017. V1.北京：人民卫生出版社，2017.

［3］ Edge SB，Byrd DR，Carducci MA，et al. AJCC Cancer Stagging Manual. 7th editon. New York：Springer，2010.

［4］ Kenneth D.Bishop，Adam J，Olszewshi.Melanoma of ocular，mucosal，and genital sites：Epideiology and survival outcomes. J Clin Oncol，2013. 31. no. 15 ＿ suppl，9051-9051.

［5］ 崔传亮，李忠武，连斌，等. 212 例中国黏膜黑色素瘤患者的临床病理及预后分析. 临床肿瘤学杂志，2012，17：7.

7 甲状腺癌

甲状腺癌是最常见的甲状腺恶性肿瘤，美国 2017 年统计发病率为 3.4/10 万，平均死亡率 0.3/10 万，5 年生存率 98.2%，女性发病率和病死率均高于男性。我国发病率较西方国家低，常见于 20~40 岁的女性，位于女性发病率的第 5 位。据北京、上海、天津等大城市的统计，年发病率在 0.71/10 万至 4.50/10 万，男性为 0.71/10 万~1.20/10 万，女性为 1.35/10 万~4.50/10 万。甲状腺癌根据组织学可以分类为分化型和未分化型。分化型甲状腺癌又可以分类为乳头状甲状腺癌（papillary thyroid carcinoma，PTC）和滤泡状甲状腺癌（follictalar thyroid carcinoma，FTC），前者占全部甲状腺癌的 75%。

【组织病理学类型】

按病理类型主要分为：乳头状癌、滤泡状癌、髓样癌、Hurthle 细胞癌、低分化癌、未分化癌。

【TNM 分期】

TNM 分期系统适用乳头状癌、滤泡状癌、髓样癌、Hurthle 细胞癌、低分化癌、未分化癌，不适用甲状腺淋巴瘤、来源甲状舌管囊肿的甲状腺癌、卵巢甲状腺肿恶变。

（一）原发肿瘤（T）

所有分类可以再分为：单一病灶肿瘤（s）；多发病灶肿瘤（m）（其中最大者决定分期）。

Tx 原发肿瘤无法评估。

T0 无原发肿瘤证据。

T1 肿瘤最大直径≤2cm，局限于甲状腺内。

T1a 肿瘤最大直径≤1cm，局限于甲状腺内。

T1b 肿瘤最大直径>1cm，但≤2cm，局限于甲状腺内。

T2 肿瘤最大直径>2cm，但≤4cm，局限于甲状腺内。

T3 肿瘤最大直径>4cm，局限于甲状腺内或任何肿瘤伴有最小程度的甲状腺外侵犯（如侵犯带状肌群）。

T3a 肿瘤最大直径>4cm，局限于甲状腺内。

T3b 无论肿瘤大小，肿瘤侵犯至带状肌群（胸骨舌骨肌、胸骨甲状肌、甲状舌骨肌，或者肩胛舌骨肌）。

T4 肿瘤有明显的甲状腺外侵犯。

T4a 无论肿瘤大小，肿瘤侵犯至甲状腺包膜外，侵及皮下组织、喉、气管、食管、喉返神经。

T4b 无论肿瘤大小，肿瘤侵犯椎前筋膜、包裹纵隔血管或颈动脉。

（二）区域淋巴结（N）

Nx 区域淋巴结转移不确定。

N0 无证据表明区域淋巴结转移。

N0a 细胞学或组织学证实淋巴结为良性。

N0b 没有放射线或临床证据表明区域淋巴结转移。

N1 有区域淋巴结转移。

N1a 转移至同侧或双侧的Ⅵ区、Ⅶ区淋巴结（气管前、气管旁、喉前、上纵隔）淋巴结。

N1b 转移至同侧、双侧、对侧的侧颈部淋巴结（Ⅰ区、Ⅱ区、Ⅲ区、Ⅳ区、Ⅴ区）淋巴结或咽后淋巴结。

（三）远处转移（M）

M0 无远处转移。

M1 有远处转移。

【解剖分期/预后分组】

TNM 描述及分期组合主要是根据患者的年龄及预后，因此 TNM 分期系统的主要目的是确定患者的预后，该分期对同质的患者规定了通用的命名，另外根据分期对患者进行治疗选择。

乳头状癌或滤泡状癌			
55 岁以下			
Ⅰ期	任何 T	任何 N	M0
Ⅱ期	任何 T	任何 N	M1
55 岁或 55 岁以上			
Ⅰ期	T1	N0/Nx	M0
	T2	N0/Nx	M0
Ⅱ期	T1	N1	M0
	T2	N1	M0
	T3a/T3b	任何 N	M0
Ⅲ期	T4a	任何 N	M0
ⅣA 期	T4b	任何 N	M0
ⅣB 期	任何 T	任何 N	M1

髓样癌			
Ⅰ期	T1	N0	M0
Ⅱ期	T2	N0	M0
	T3	N0	M0
Ⅲ期	T1-3	N1a	M0
ⅣA 期	T4a	任何 N	M0
	T1-3	N1b	M0
ⅣB 期	T4b	任何 N	M0
ⅣC 期	任何 T	任何 N	M1

所有甲状腺未分化癌，一经病理诊断，均为临床Ⅳ期。

未分化癌			
ⅣA 期	T1-T3a	N0/Nx	M0
ⅣB 期	T1-T3a	N1	M0
	T3b	任何 N	M0
	T4	任何 N	M0
ⅣC 期	任何 T	任何 N	M1

【pTNM 病理学分期】

pT 和 pN 分期与 T 和 N 的分期相对应。

pN0 选择性的颈部淋巴结清扫术标本的组织学检查通常包括 6 个或更多的淋巴结。

如果淋巴结是阴性的，但检查的数目没有达到要求，仍可归类为 pN0 分期。

pM 远处转移。

pM1 镜下证实有远处转移。

【DTC 复发风险分级】

高危组患者通常具有以下特征：①年龄<15 岁或>55 岁；②肿瘤直径>4cm；③甲状腺腺外侵犯；④甲状腺放射暴露史；⑤侵袭性病理亚型，如高细胞、岛状、实性型等；⑥切缘阳性；⑦颈部淋巴结广泛转移；远处转移。

无上述特征者则为低危组。

（郑　颖）

参 考 文 献

[1] Davies L, Welch HG. Current thyroid cancer trends in the United State. JAMA otolaryngology--head & neck surgery.

2014,140(4):317-322.

[2] Tuttle R,Ball D,Byrd D,et al.NCCN Clinical Practice Guidelines in Ocology:Thyroid carcinoma. Version 1. 2015.NCCN Guidelines.2015.

[3] Antonacci A,Brierley G,Bacchi F,et al.Thyroid cancer// Hermanek P, Gospodarowicz MK, Henson DE, et al. Prognostic factors in cancer.Berlin:Springer-Verlag,2011: 28-36.

[4] Brierley J,Tasang R,Simpson WJ,et al.Medullary thyroid cancer-analyses of survival and prognostic factors and the role of radiation therapy in local control.Thyroid,2013,6: 305-310.

[5] Hundahl SA,Cady B,Cunningham MP,et al.Initial results from a prospective cohort of 5583 cases of thyroid carcinoma treated in the United States during 1996.Cancer,2012, 89:202-217.

[6] Shaha AR,Shah JP,Loree TR.Risk group stratification and prognostic factors in papillary carcinoma of the thyroid.Ann SurgOnc,2006,3:534-538.

[7] Kattan MW,Hess KR,Amin MB,et al.American Joint Committee on Cancer acceptance criteria for inclusion of risk models for individualized prognosis in the practice of precision medicine.CA:a cancer journal for clinicians. Jan 19 2016.

7

8 食管癌（包括食管胃交界处癌）

食管癌是全世界高发恶性肿瘤之一，自 20 世纪 70 年代始，食管腺癌的发病率在欧美等西方国家显著上升，成为主要组织学类型。我国食管癌则一直以鳞癌为主。世界卫生组织公布的最新资料显示，2015 年中国食管癌的发病及死亡人数均超过世界一半，男性患者 32.08 万，发病率为 30.38/10 万，死亡 25.38 万，病死率 22.12/10 万；女性患者 15.72 万，发病率为 12.96/10 万，死亡 12.13 万，病死率 9.3/10 万；发病率男性居恶性肿瘤第 3 位，女性为第 5 位；而病死率男女均居第 4 位。

食管癌分期的适用范围：适用于食管及食管胃交界部癌。食管胃交界部癌，如肿瘤中点距离贲门 2cm 内，依据食管癌分期；如距离贲门远端 2cm 以外，即使食管受侵，在第 8 版分期中都归为胃癌；肿瘤位置依据为食管肿瘤的中心所在部位。

【TNM 分期】

（一）原发肿瘤（T）

Tx　原发肿瘤不能确定。

T0　无原发肿瘤证据。

Tis　重度不典型增生（high grade dysplasia，HGD），定义为恶性细胞未突破基底膜。

T1　肿瘤侵犯黏膜固有层、黏膜肌层或黏膜下层。

T1a[a]　肿瘤侵犯黏膜固有层或黏膜肌层。

　　T1b[a]　肿瘤侵犯黏膜下层。

　　T2　肿瘤侵犯固有肌层。

　　T3　肿瘤侵犯食管外膜。

　　T4　肿瘤侵犯食管邻近结构。

　　T4a[a]　肿瘤侵犯胸膜、心包、奇静脉、膈肌或腹膜。

　　T4b[a]　肿瘤侵犯其他邻近结构，如主动脉、椎体、气管等。

（二）区域淋巴结（N）

　　Nx　有无区域淋巴结不能确定。

　　N0　无区域淋巴结转移。

　　N1　1~2枚区域淋巴结转移。

　　N2　3~6枚区域淋巴结转移。

　　N3　≥7枚区域淋巴结转移。

（三）远处转移

　　M0　无远处转移。

　　M1　有远处转移。

【腺癌 G 分类】

　　Gx　分化程度不能确定（按 G_1 分期）。

　　G1　高分化癌：大于95%肿瘤细胞为分化较好的腺体组织。

　　G2　中分化癌：50%~95%肿瘤细胞为分化较好的腺体组织。

　　G3[b]　低分化癌：肿瘤细胞呈巢状或片状，小于50%有腺体形成。

【鳞癌 G 分类】

　　Gx　分化程度不能确定。

　　G1　高分化癌：角质化为主伴颗粒层形成和少量非角质化基底样细胞成分，肿瘤细胞排列成片状、有丝分裂少。

　　G2　中分化癌：组织学特征多变，从角化不全到低度角化。通常无颗粒形成。

G3[c]   低分化癌：通常伴有中心坏死，形成大小不一巢样分布的基底样细胞。巢主要由肿瘤细胞片状或路面样分布组成，偶可见角化不全或角质化细胞。

鳞状细胞癌（tumor location，L）位置分段[d]

Lx   肿瘤位置不能确定。

Upper   （上段）颈部食管至奇静脉弓下缘水平。

Middle   （中段）奇静脉弓下缘至下肺静脉下缘。

Lower   （下段）下肺静脉下缘至胃，包括食管胃交界。

[a]. 亚类别；[b]. 如果对"未分化癌"进一步检查发现腺体成分，则属于 G3 期腺癌；[c]. 如果对"未分化癌"进一步检查发现鳞状细胞成分或经过进一步分析仍考虑"未分化"，则归为 G3 期鳞状细胞癌；[d]. 位置依据为食管肿瘤的中心所在部位

【肿瘤细胞类型（histologic type，H）】

H_1 鳞状细胞癌。

H_2 腺癌。

【解剖分期/预后分组】

第 8 版食管和食管胃交界部癌国际 TNM 分期系统将临床分期（cTNM）、病理分期（pTNM）和新辅助治疗后分期（ypTNM）区分开来，不再应用同一个分期模式。与 cTNM 和 pTNM 分期不同，两种病理类型的 ypTNM 分期完全相同。

病理分期系统（pTNM）：鳞癌

		N0		N1	N2	N3	M1
		L	U/M				
Tis		0					
T1a	G1	Ⅰ A	Ⅰ A	Ⅱ B	Ⅲ A	Ⅳ A	Ⅳ B
	G2-3	Ⅰ B	Ⅰ B				

续表

		N0		N1	N2	N3	M1
		L	U/M				
T1b			I B	II B	III A	IV A	IV B
T2	G1	I B	I B	III A	III B	IV A	IV B
	G2-3	II A	II A				
T3	G1	II A	II A	III B	III B	IV A	IV B
	G2-3	II A	II B				
T4a			III B	III B	IV A	IV A	IV B
T4b			IV A	IV A	IV A	IV A	IV B

病理分期系统（pTNM）：腺癌

		N0	N1	N2	N3	M1
Tis		0				
T1a	G1	I A	II B	III A	IV A	IV B
	G2	I B				
	G3	I C				
T1b	G1	I B	II B	III A	IV A	IV B
	G2					
	G3	I C				
T2	G1	I C	III A	III B	IV A	IV B
	G2					
	G3	II A				
T3		II B	III B	III B	IV A	IV B
T4a		III B	III B	IV A	IV A	IV B
T4b		IV A	IV A	IV A	IV A	IV B

新辅助治疗后病理再分期系统（ypTNM）：腺癌与鳞癌

	N0	N1	N2	N3	M1
T0	I	ⅢA	ⅢB	ⅣA	ⅣB
Tis	I	ⅢA	ⅢB	ⅣA	ⅣB
T1	I	ⅢA	ⅢB	ⅣA	ⅣB
T2	I	ⅢA	ⅢB	ⅣA	ⅣB
T3	Ⅱ	ⅢB	ⅢB	ⅣA	ⅣB
T4a	ⅢB	ⅣA	ⅣA	ⅣA	ⅣB
T4b	ⅣA	ⅣA	ⅣA	ⅣA	ⅣB

临床分期系统（cTNM）：腺癌

	N0	N1	N2	N3	M1
Tis	0				
T1	I	ⅡA	ⅣA	ⅣA	ⅣB
T2	ⅡB	Ⅲ	ⅣA	ⅣA	ⅣB
T3	Ⅲ	Ⅲ	ⅣA	ⅣA	ⅣB
T4a	Ⅲ	Ⅲ	ⅣA	ⅣA	ⅣB
T4b	ⅣA	ⅣA	ⅣA	ⅣA	ⅣB

临床分期系统（cTNM）：鳞癌

	N0	N1	N2	N3	M1
Tis	0				
T1	I	I	Ⅲ	ⅣA	ⅣB
T2	Ⅱ	Ⅱ	Ⅲ	ⅣA	ⅣB
T3	Ⅱ	Ⅲ	Ⅲ	ⅣA	ⅣB
T4a	ⅣA	ⅣA	ⅣA	ⅣA	ⅣB
T4b	ⅣA	ⅣA	ⅣA	ⅣA	ⅣB

【食管癌的组织学分类】

根据 2000 年 WHO 的组织学分类，食管恶性肿瘤分为食管上皮来源的癌与肺上皮组织来源的肉瘤两类，食管癌病理分型中以鳞状细胞癌及腺癌为最常见，我国及日本鳞癌占 95% 以上，北美洲及西欧以腺癌最常见。

分类	名称
上皮性肿瘤	
鳞状细胞乳头状瘤	
上皮内瘤变	
	鳞状上皮
	腺上皮（腺瘤）
癌	
	鳞状细胞癌
	疣状（鳞状细胞）癌
	基底鳞状细胞癌
	梭状细胞（鳞状细胞）癌
	腺癌
	腺鳞癌
	黏液表皮样癌
	腺样囊性癌
	小细胞癌
	未分化癌
	类癌
	其他

8

续表

分类	名称
非上皮性肿瘤	平滑肌瘤
	脂肪瘤
	颗粒细胞瘤
	胃肠间质瘤
	良性
	不确定，恶性倾向
	恶性
	平滑肌肉瘤
	横纹肌肉瘤
	恶性黑色素瘤
	卡波西肉瘤
	其他肿瘤
其他性肿瘤	

【肿瘤部位（tumor location，L）及食管分段】

食管癌原发灶的位置包括标准的内镜下测量病变区域与门齿的距离；精确测量取决于体型和身高。食管癌的原发部位依肿块的中心所在位置来决定。

颈段食管：上至下咽，下达胸廓入口（胸骨上切迹水平）；

内镜下测量距上切牙 15~20cm。

胸上段食管：上起胸廓入口，下至奇静脉弓下缘；

内镜下测量距上切牙 20~25cm。

胸中段食管：上起奇静脉弓下缘，下至下肺静脉下缘；

内镜下测量距上切牙 25~30cm。

胸下段食管：上起下肺静脉下缘，下至食管胃交界处；

内镜下测量距上切牙 30~40cm。

【淋巴结分组】

第 7 版的食管胸腔区域淋巴结主要参考肺癌的区域淋巴结分布，因此存在将部分仅属于肺的区域淋巴结标注为食管区域淋巴结的问题。第 8 版分期中，对区域淋巴结分布位置的描述进行了修订，将仅属于肺的引流淋巴结（第 10~14 组）去除。

食管癌的区域淋巴结名称与编码

编码	名称	部位描述
1R	右侧下颈区气管旁淋巴结	位于锁骨上气管旁至肺尖的区域
1L	左侧下颈区气管旁淋巴结	位于锁骨上气管旁至肺尖的区域
2R	右上气管旁淋巴结	位于头臂干动脉尾缘与气管交叉的水平与肺尖之间
2L	左上气管旁淋巴结	位于主动脉弓顶部与肺尖之间
4R	右下气管旁淋巴结	位于头臂干动脉尾缘与气管交叉的水平至奇静脉弓的上缘之间
4L	左下气管旁淋巴结	位于主动脉弓顶与隆突之间
7	隆突下淋巴结	位于气管分叉的根部

续表

编码	名称	部位描述
8U	上段食管旁淋巴结	位于肺尖至气管分叉
8M	中段食管旁淋巴结	位于气管隆突至下肺静脉根部之间
8Lo	下段食管旁淋巴结	位于下肺静脉根部与食管胃交界之间
9R	下肺韧带淋巴结	位于右侧下肺韧带内
9L	下肺韧带淋巴结	位于左侧下肺韧带内
15	横膈淋巴结	位于膈肌顶部并且与膈肌脚邻近或位于膈肌脚后方
16	贲门周围淋巴结	位于胃食管交界周围的淋巴结（膈下）
17	胃左淋巴结	位于胃左动脉走行区
18	肝总淋巴结	位于肝总动脉走行区
19	脾淋巴结	位于脾动脉走行区
20	腹腔淋巴结	位于腹腔动脉周围

注：颈部食管周围Ⅵ区及Ⅶ区淋巴结根据头颈部淋巴结图进行命名

【分期检查原则】

术前的临床 TNM 分期（cTNM）能否准确对治疗方案的制订非常关键。

1. 常规的影像学检查　食管造影、CT、超声及 MRI 等检查对 T、N、M 分期的准确率较低，PET-CT 检查在发现早期食管癌、食管癌远处转移及评估疗效方面优于普通 CT。食管内镜超声（endoscopic ultrasound，EUS）是目前评价食管癌临床分期最重要的检查方法，对 T 和

N 分期的准确性优于 PET-CT。

2. 细胞、组织病理学检查　因为食管拉网细胞学检查患者依从性差，近年来已逐渐弃用，目前纤维胃（食管）镜检查为食管癌诊断中常规首选检查手段。对食管癌诊断及手术方案选择有重要作用。EUS 引导下细针穿刺（fine needle aspiration，FNA）淋巴结活检可进一步提高 N 分期的准确性。胸腔镜、腹腔镜及纵隔镜检查也是评估食管癌分期的有效方法，较无创性检查更准确，但要选择好适应证。

（卢卫平）

8

参 考 文 献

[1] Amin MB, Stephen BE, Frederick LG, et al. AJCC cancer staging manual. 8th ed. New York: Springer, 2017.

[2] Rice TW, Ishwaran H, Ferguson MK, et al. Cancer of the esophagus and esophagogastric junction: an eighth edition staging primer. J Thorac Oncol, 2017, 12(1): 36-42.

[3] Rice TW, Apperson-Hansen C, DiPaola LM, et al. Worldwide Esophageal Cancer Collaboration: clinical staging data. Dis Esophagus (in press).

[4] Rice TW, Chen L-Q, Hofstetter WL, et al. Worldwide Esophageal Cancer Collaboration: pathologic staging data. Dis Esophagus (in press).

[5] Lowe VJ, Booya F, Fletcher JG, el al. Comparison of positron emission tomography, computed tomography, and endoscopic ultrasound in the initial staging of patients with esophageal cancer. Mol Imaging Biol, 2005, 7(6): 422-430.

[6] Kato H, Miyazaki T, Nakajima M, et al. The incremental effect of positron emission tomography on diagnostic ac-

curacy in the initial staging of esophageal carcinoma. Cancer,2005,103(1):148-156.

[7] Choi J,Kim SG,Kim JS,et al.Comparison of endoscopic ultrasonography(EUS),positron emission tomography (PET),and computed tomography(CT)in the preoperative locoregional staging of resectable esophageal caner. Surg Endosc,2010,24(6):1380-1386.

[8] Pech O,Gunter E,Dusemund F,et al.Accuracy of endoscopic ultrasound in preoperative staging of esophageal caner.Endoscopy,2010,42(6):456-461.

[9] Walker AJ,Spier BJ,Perlman SB,et al.Integrated PET/CT fusion imaging and endoscopic ultrasound in the preopera tive staging and evaluation of esophageal caner.Mol Imaging Biol,2010,12(Online First,DOI:10.1007/s11307-010-0306-0).

[10] Luketich JD,Meehan M,Nguyen NT,et al.Minimally invasive surgical staging for esophageal caner. Surg Endosc,2000,14(8):700-702.

胃　癌

　　胃癌是世界上最常见的恶性肿瘤之一，每年新发胃癌病例约 100 万。胃癌患者确诊时，通常已经处于进展期，其病死率高居癌症相关病死率第 3 位。胃癌 TNM 分期已经成为胃癌临床治疗决策的选择和预后判断的重要参考依据。在美国癌症联合委员会（AJCC）、国际抗癌协会（UICC）和国际胃癌协会（IGCA）的共同协助和推动下，通过胃癌大数据的积累和分析，于 2016 年年底出版了第 8 版胃癌 TNM 分期。第 8 版 TNM 分期系统可以指导医生制订更加合理的治疗方案，更为科学地评价治疗方案疗效，同时有助于预后评估的准确性。对推动胃癌诊疗水平的提高有重要指导价值。

【TNM 分期】

（一）原发肿瘤（T）

决定 T 分期的主要因素是癌穿透胃壁的深度。

Tx　原发肿瘤无法评估。

T0　无原发肿瘤的证据。

Tis　原位癌：上皮内肿瘤，未侵及固有层，高度不典型增生。

T1　肿瘤侵犯固有层、黏膜肌层或黏膜下层。

　T1a　肿瘤侵犯固有层或黏膜肌层。

　T1b　肿瘤侵犯黏膜下层。

T2　肿瘤侵犯固有肌层[*]。

T3　肿瘤穿透浆膜下结缔组织，而尚未侵犯脏腹膜或邻近结构[**,***]。

T4　肿瘤侵犯浆膜（脏层腹膜）或邻近结构[**,***]。

　　T4a　肿瘤侵犯浆膜（脏层腹膜）。

　　T4b　肿瘤侵犯邻近结构。

注：[*].肿瘤可以穿透固有肌层达胃结肠韧带或肝胃韧带或大小网膜，但没有穿透覆盖这些结构的脏腹膜，在这种情况下，原发肿瘤的分期为T3，如果穿透胃韧带或网膜的脏层腹膜应分为T4；

[**].胃的邻近结构包括脾、横结肠、肝、膈肌、胰腺、腹壁、肾上腺、肾、小肠、后腹膜；

[***].经胃壁内扩展至十二指肠或食管的肿瘤不考虑为侵犯邻近结构，而是应用任何这些部分的最大浸润深度进行分期。

（二）区域淋巴结（N）

决定N分期的主要因素是转移淋巴结情况。

Nx　区域淋巴结无法评估。

N0　区域淋巴结无转移。

N1　1~2个区域淋巴结转移。

N2　3~6个区域淋巴结转移。

N3　7个或7个以上区域淋巴结转移。

　　N3a　7~15个区域淋巴结转移。

　　N3b　16个或16个以上区域淋巴结转移。

（三）远处转移（M）

M0　无远处转移。

M1　有远处转移。

注：胃食管结合部癌选择食管癌TNM分期标准还是胃癌TNM分期标准：

1. 肿瘤中心距胃食管结合部（EGJ）大于2cm进入近端胃，应按胃进行TNM分期。

2. 不累及胃食管结合部（EGJ）的贲门癌（肿瘤中心距EGJ小于2cm），按胃进行TNM分期。

3. 累及胃食管结合部（EGJ）且肿瘤中心位于距EGJ小于2cm的近端胃，按食管癌进行TNM分期。

临床分期（cTNM）	
0 期	Tis N0 M0
Ⅰ 期	T1 N0 M0；T2 N0 M0
ⅡA 期	T1 N1-3 M0；T2 N1-3 M0
ⅡB 期	T3 N0 M0；T4a N0 M0
Ⅲ 期	T3 N1-3 M0；T4a N1-3 M0
ⅣA 期	T4b 任何 N M0
ⅣB 期	任何 T 任何 N M1

9

病理分期（pTNM）	
0 期	Tis N0 M0
Ⅰ A 期	T1 N0 M0
Ⅰ B 期	T1 N1 M0；T2 N0 M0
Ⅱ A 期	T1 N2 M0；T2 N1 M0；T3 N0 M0
Ⅱ B 期	T1 N3a M0；T2 N2 M0；T3 N1 M0； T4a N0 M0
Ⅲ A 期	T2 N3a M0；T3 N2 M0；T4a N1 M0； T4a N2 M0；T4b N0 M0
Ⅲ B 期	T1 N3b M0；T2 N3b M0；T3 N3a M0； T4a N3a M0；T4b N1 M0；T4b N2 M0
Ⅲ C 期	T3 N3b M0；T4a N3b M0；T4b N3a M0； T4b N3b M0
Ⅳ 期	任何 T 任何 N M1

新辅助治疗后分期（ypTNM）	
Ⅰ期	T1 N0 M0；T2 N0 M0；T1 N1 M0
Ⅱ期	T3 N0 M0；T2 N1 M0；T1 N2 M0；T4a N0 M0；T3 N1 M0；T2 N2 M0；T1 N3 M0
Ⅲ期	T4a N1 M0；T3 N2 M0；T2 N3 M0；T4b N0 M0；T4b N1 M0；T4a N2 M0；T3 N3 M0；T4b N2 M0；T4a N3 M0；T4b N3 M0
Ⅳ期	任何 T 任何 N M1

9

【组织学分级（G）】

Gx 分级无法评估；

G1 高分化；

G2 中分化；

G3 低分化，未分化。

胃癌 CT 分期征象及报告参考

CT 分期	病理学 定义	常规参考 征象[a]	辅助参考 征象[b]
cT1	侵犯黏膜或黏膜下层	内层高强化癌肿与外层稍高强化肌层间可见连续完整的低强化条带	高强化癌肿不超过胃壁总厚度的50%
cT2	侵犯固有肌层	中层低强化条带中断消失，外层残余部分稍高强化肌层	高强化癌肿超过胃壁总厚度的50%

CT 分期	病理学 定义	常规参考 征象[a]	辅助参考 征象[b]
cT3	肿瘤穿透浆膜下结缔组织，未侵犯脏层腹膜	高强化癌肿侵犯胃壁全层，浆膜面光滑或少许短细索条	浆膜模糊或短细索条范围 < 1/3 全部病变面积
cT4a	侵犯浆膜（脏层腹膜）但未侵犯邻近结构/器官	浆膜面不规则或结节样形态，周围脂肪间隙密集毛刺或条带状浸润	浆膜高强化线样征 断层分区法
cT4b	侵犯邻近结构/器官	与邻近脏器结构脂肪间隙消失，指状嵌插或直接浸润为确切侵犯征象	
cN 分期[c]	根据淋巴结转移数目分为 N0-N3	类圆形重大淋巴结，短径>1cm	高强化或强化不均短长径比 < 0.7 多发簇集
报告内容[c]	原发灶：部位（食管胃交界区、胃底、胃体、胃窦、幽门管、大弯、小弯、前壁、后壁），形态（肿块、局限溃疡、浸润溃疡、弥漫增厚），厚度，密度（黏液腺癌等特异征象），强化特征，黏膜及浆膜面情况，近/远端累及边界位置，与正常胃壁交界情况，与邻近脏器关系		

9

续表

CT分期	病理学定义	常规参考征象[a]	辅助参考征象[b]
报告内容[c]	淋巴结：参照日本胃癌学会胃癌处理规约分组报告，报告有明确转移征象的淋巴结的数目（或参照N分期的数目范围），最大淋巴结长短径，形态，边界，强化 远处转移：转移灶位置、分布、形态、大小、密度及强化特征，腹膜形态及腹水情况		

注：

[a]. 供临床 CT 分期时作为征象参考，应用该类征象，T 分期准确率报道 70%~90%，N 分期准确率 60%~70%；

[b]. 不常规征象或未经大样本多中心临床验证的征象，可作为征象不典型病例分期时的参考；

[c]. 主要涉及 Borrmann 分型和 cTNM 分期相关的内容，根据肿瘤位置和进展程度不同参考应用

胃癌超声内镜（EUS）分期征象

uT分期	病理学定义	主要参考征象	备注
uT1a	侵犯固有层或黏膜肌层	第二层（黏膜层）暗区增厚	采用高频（12MHz以上）EUS探头，理论上有助于区分 uT1a 与 uT1b
uT1b	侵犯黏膜下层	增厚的暗区自第二层（黏膜层）扩张至第三层（黏膜下层），但尚未达到第四层（固有肌层）	

续表

uT 分期	病理学定义	主要参考征象	备注
uT2	侵犯固有层	增厚的暗区达到但尚未穿透第四层，且外层保留有光滑的回声边界	
uT3	肿瘤穿透浆膜下结缔组织，未侵犯脏层腹膜	各层结构完全消失，但最外层保留有光滑的高回声带（浆膜层）	
uT4a	侵犯浆膜（脏层腹膜），但未侵犯邻近结构/器官	各层结构消失，同时浆膜层高回声带消失，或可见明确浆膜层强回声线突破的"毛刺征"或"蟹足征"	
uT4b	侵犯邻近结构/器官	全层受累且与邻近脏器结构（主动脉、胰腺、肝脏等）间的回声界线消失	
uN 分期	根据淋巴结转移数目分为 N0-N3	类圆形、边界清晰且直径大于10mm 的低回声结构通常提示恶性淋巴结	如果能够不经过瘤体实施穿刺，强烈推荐采用 EUS-FNA 明确淋巴结转移情况

续表

uT 分期	病理学定义	主要参考征象	备注
UM 分期	根据是否远处转移分为 M0 及 M1	EUS 有时探及部分肝内转移灶，或发现胃周腹水，这些有可能是 M1 的表现	肝内转移灶可通过 EUS-FNA 明确，但通过存在腹水征象诊断 M1 时并不可靠

9

胃癌标本 HER2 免疫组化检测结果判读和评分标准

手术标本（HER2）	活检标本（不考虑着色肿瘤细胞百分比）	评分	状态
无反应或 <10% 肿瘤细胞着色	任何肿瘤细胞无着色	0	阴性
≥10% 肿瘤细胞微弱或隐约可见膜染色；仅部分细胞膜染色	肿瘤细胞团微弱或隐约可见膜着色	1+	阴性
≥10% 肿瘤细胞弱至中度的基底侧膜、侧膜或完全性膜染色	肿瘤细胞团有弱到中度的基底侧膜、侧膜或完全性膜染色（至少有 5 个成簇的肿瘤细胞着色）	2+	不确定
≥10% 肿瘤细胞基底侧膜、侧膜或完全性强染色	肿瘤细胞的基底侧膜、侧膜或完全性膜染色（至少有 5 个成簇的肿瘤细胞着色）	3+	阳性

胃癌标本 HER2 原位杂交检测结果的判读

HER2 信号总数/CEP17 信号总数	评价
<1.8	阴性
1.8~2.0，再计数 20 个细胞或另一位医师计数<2.0	阴性
≥2.0	阳性
≥2.0	阳性

注：FISH 使用×100 物镜观察；SDISH 使用×（40~60）物镜观察。选择扩增程度最高区域，观察并计数至少 20 个连续肿瘤细胞核

【分期检查原则】

1. 多学科评估。

2. 病史及体格检查。

3. 上消化道内镜及活检。

4. 口服及静脉造影胸腹部增强 CT。

5. 盆腔 CT/彩超（女性）。

6. PET-CT 或 PET 扫描（可选）。

7. 全血细胞计数及生化检查。

8. 若无 M1 证据，可选超声内镜（EUS），有指征时细针穿刺（FNA）可选。

9. 怀疑转移性疾病时活检明确（必要时）。

10. 若已证实或怀疑转移性疾病应行 HER2-neu 检测。

（王立波）

参 考 文 献

[1] Seevaratnam R, Cardoso R, Mcgregor C, et al. How useful is preoperative imaging for tumor, node, metastasis (TNM) staging of gastric cancer? A meta-analysis. Gastric Cancer, 2012, 15 Suppl 1(1): S3-18.

[2] Kumano S, Murakami T, Kim T, et al. T staging of gastric

cancer: role of multi-detector row CT. Radiology, 2005, 237(3):961-966.

[3] Kim JW, Shin SS, Heo SH, et al. Diagnostic performance of 64-section CT using CT gastrography in preoperative T staging of gastric cancer according to 7th edition of AJCC cancer staging manual. Eur Radiol, 2012, 22(3):645-662.

[4] Hasegawa S, Yoshikawa T, Shirai J, et al. A prosperctive validation study to diagnose serosalinvasionand nodal metastases of gastric cancer by multidetector-row CT. Ann SurgOncol, 2013, 20(6):2016-2022.

[5] Habermann CR, Weiss F, Riecken R, et al. Preoperative staging of gastric adeno-carcinoma; comparison of helical CT and endoscopicUS. Radiology, 2004, 230(2):465-471.

[6] Kim TU, Kim S, Lee JW, et al. MDCT features in the differentiation of T4a gastric cancerfrom less-ad-vanced gastric cancer: significance of the hyper-attenuating serosa sign. Br J Radiol, 2013, 86(1029):20130290.

[7] Lee SL, Ku YM, Jeon HM, et al. Impact of the cross-setional location of multidetector computed tomography scans on prediction of serosal exposurein patients with advanced gastric cancer. Ann Surg Oncol, 2017, 24(4):1003-1009.

[8] Amin MB, Edge SB, Greene FL, et al. AJCC cancer staging manual. 8th ed. New York: Springer, 2017.

[9] Fukuya T, Honda H, Hayashi T, et al. Lymphnode metastases: efficacy for detection with helical CT in patients with gastric cancer. Radiology, 1995, 197(3):705-711.

[10] Robert MK, Thomas CK. Imaging in assessing lymph node status in gastric cancer. Gastric Cancer, 2009, 12:6-22.

[11] Barbour AP, Rizk NP, Gerdes H, et al. Endoscopic ultrasound predicts outcomes for patients with adenocarcinoma of the gastroesophageal junction. Journal of the

American College of Surgeons, 2007, 205 (4): 593-601.

[12] Blackshaw G, Lewis WG, Hopper AN, et al. Prospective comparison of endosonography, computed tomography, and histopathological stage of junctional oesphagogastric cancer. Clin Radiol, 2008, 63(10):1092-1098.

[13] Murata Y, Napoleon B, Odegaard S. High-frequency endoscopic ultrasonography in evaluation of super-ficial esophageal cancer. Endoscopy, 2003, 35(5):429-435, discussion 436.

[14] Mocellin S, Pasquali S. Diagnostic accuracy of endoscopic ultrasonography(EUS) for the preoperative locoregional staging of primary gastric cancer. Cochrane Database Syst Rev, 2015, 2:CD009944.

[15] Catalano MF, Sivak MV, Jr., Rice T, et al. Endosonographic features predictive of lymph node metastasis. Gastroin-testinal endoscopy, 1994, 40(4):442-446.

[16] Puli SR, Reddy JB, Bechtold ML, et al. Staging accuracy of esophageal cancer by endoscopic ultrasound: a meta-analysis and systemic review. World journal of gastroenterology: WJG, 2008, 14(10):1479-1490.

[17] TenBerge J, Hoffman BJ, Hawes RH, et al. EUS-guided fine needle aspiration of liver: indications, yield, and safety based on an international survey of 167 cases. Gastrointestinal endoscopy, 2002, 55(7):859-862.

[18] Lee YT, Ng EK, Hung LC, et al. Accuracy of endoscopic ultrasonography in diagnosing ascites and predicting peritoneal metastasis in gastric cancer patients. Gut, 2005, 54(11):1541-1545.

[19] Sultan J, Robinson S, Hayes N, et al. Endoscopic ultra-sonography-detected low-volume ascites as a predictor of inoperability for osephagogastric cancer. The British journal of surgery, 2008, 95(9):1127-1130.

9

10 胃肠间质瘤

胃肠间质瘤是消化道最常见的软组织肉瘤，最常起因于 *KIT* 及 *PDGFRA* 突变。GISTs 可起源于胃肠道的任何部位，但是胃（60%）及小肠（30%）是最常见的原发部位。十二指肠（4%~5%）和直肠（4%）原发GISTs 较少见，很小的一部分起源于食管（<1%）和阑尾（1%~2%）。可疑患有 GISTs 的患者可有不同的症状，包括早饱、腹痛或腹胀等腹部不适，腹腔内出血，消化道出血及贫血相关的疲乏。有部分患者表现为急腹症（由于肿瘤破裂、消化道梗阻或阑尾炎的疼痛），而常需要立即医治。肝转移和（或）腹腔种植播散是临床上最常见的恶性表现。淋巴结转移极少见，肺转移及腹腔外转移仅见于晚期患者。

【TNM 分期】

（一）原发肿瘤（T）

Tx 原发肿瘤无法评价。

T0 未见原发肿瘤。

T1 肿瘤≤2cm。

T2 肿瘤>2cm 但≤5cm。

T3 肿瘤>5cm 但≤10cm。

T4 肿瘤最大直径>10cm。

（二）区域淋巴结（N）

Nx 区域淋巴结无法评估。

N0 无区域淋巴结转移*。

N1 有区域淋巴结转移。

* . 如区域淋巴结未知，则用 N0，而非 Nx 表示。

（三）远处转移（M）

M0 无远处转移。

M1 有远处转移。

【组织分级（G）】

Gx 组织分级无法评估。

G1 低级；核分裂数≤5/50HPF。

G2 高级；核分裂数>5/50HPF。

【解剖分期/预后分组】

胃 GIST*

组	T	N	M	核分裂象
ⅠA 期	T1 或者 T2	N0	M0	低
ⅠB 期	T3	N0	M0	低
Ⅱ 期	T1	N0	M0	高
	T2	N0	M0	高
	T4	N0	M0	低
ⅢA 期	T3	N0	M0	高
ⅢB 期	T4	N0	M0	高
Ⅳ期	任何 T	N1	M0	任何数目
	任何 T	任何 N	M1	任何数目

小肠 GIST**

组	T	N	M	核分裂象
ⅠA 期	T1 或者 T2	N0	M0	低
Ⅱ期	T3	N0	M0	低
ⅢA 期	T1	N0	M0	高
	T4	N0	M0	低

续表

组	T	N	M	核分裂象
ⅢB 期	T2	N0	M0	高
	T3	N0	M0	高
	T4	N0	M0	高
Ⅳ期	任何 T	N1	M0	任何数目
	任何 T	任何 N	M1	任何数目

注：*. 同样适用于大网膜；

　　**. 同样适用于食管、结直肠、肠系膜和腹膜

10

【GIST 的基因检测】

绝大部分 GISTs 表达 KIT（CD117）。近 80%的 GISTs 在酪氨酸激酶受体编码基因 *KIT* 存在着突变；5%~10%在另外一个酪氨酸激酶受体相关编码基因 *PDGFRA* 存在着突变。10%~15%的 GISTs 无法检测出 *KIT* 及 *PDGFRA* 的突变（野生型 GIST）。其他一些高表达的标记物包括 CD34（70%）、SMA（25%）及 desmin（少于 5%）。

大多数的 *KIT* 突变位于跨膜区域外显子 11，还有一些位于细胞质区域外显子 9。此外，还有一些比较罕见的突变位于酪氨酸激酶区域（外显子 13 和外显子 17）。*PDGFRA* 的突变绝大部分位于酪氨酸激酶区域 2 外显子 18，还有很少一部分位于外显子 12（跨膜区）及外显子 14（酪氨酸激酶区 1）。所有 GISTs 最常见的突变位点位于 *KIT* 外显子 11，而 *KIT* 外显子 9 是小肠 GIST 比较特异的突变位点，*PDGFRA* 外显子 18 在 GISTs 比较常见。

（王锡山　程龙伟）

参 考 文 献

［1］Miettinen M，Lasota J.Gastrointestinal stromal tumors：pathology and prognosis at different sites. Semin Diagn Pathol, 2006, 23:70-83.

[2] Demetri GD, von Mehren M, Antonescu CR, et al. NCCN Task Force report: update on the management of patients with gastrointestinal stromal tumors. J Natl Compr Canc Netw, 2010, 8 Suppl 2: S1-41.

[3] Sepe PS, Moparty B, Pitman MB, et al. EUS-guided FNA for the diagnosis of GI stromal cell tumors: sensitivity and cytologic yield. Gastrointest Endosc, 2009, 70:254-261.

[4] Heinrich MC, Corless CL, Duensing A, et al. PDGFRA activating mutations in gastrointestinal stromal tumors. Science, 2003, 299:708-710.

[5] Janeway KA, Kim SY, Lodish M, et al. Defects in succinate dehydrogenase in gastrointestinal stromal tumors lacking KIT and PDGFRA mutations. Proc Natl Acad Sci USA, 2011, 108:314-318.

[6] Italiano A, Chen CL, Sung YS, et al. SDHA loss of function mutations in a subset of young adult wild-type gastrointestinal stromal tumors. BMC Cancer, 2012, 12:408.

[7] Oudijk L, Gaal J, Korpershoek E, et al. SDHA mutations in adult and pediatric wild-type gastrointestinal stromal tumors. Mod Pathol, 2013, 26:456-463.

10

11 小肠癌

尽管小肠是占据人体表面积最大的器官，但只有不到2%的胃肠道肿瘤发源于小肠。大多数的小肠肿瘤发生于十二指肠的第一段或第二段，且主要为腺癌。小肠可发生多种肿瘤，大约50%的原发癌是腺癌。源于小肠的原发腺瘤有很高的恶变率。21世纪初，美国每年大约新增5000例小肠癌患者，其中有1200例死亡，男女间的差异无显著性。小肠腺癌的局部生长转移方式同其他胃肠道恶性肿瘤相似。

本分期方法适用于小肠腺癌的临床与病理分期，而不适用于小肠其他类型的恶性肿瘤。

【区域淋巴结】

十二指肠的区域淋巴结包括胰十二指肠淋巴结、幽门淋巴结、肝淋巴结（胆总管周围淋巴结、胆囊淋巴结、肝门部淋巴结）、肠系膜上淋巴结。

空肠和回肠的区域淋巴结是肠系膜淋巴结，包括肠系膜上淋巴结。对于回肠末端，其区域淋巴结为包括盲肠后淋巴结的回结肠淋巴结。

【TNM 分期】

（一）原发瘤（T）

Tx 原发肿瘤无法评估。

T0 无原发肿瘤证据。

Tis 原位癌/高级别上皮内瘤变。

T1 肿瘤侵及固有膜或黏膜下层。

T1a 肿瘤侵及固有层。

T1b 肿瘤侵及黏膜下层。

T2 肿瘤侵及固有肌层。

T3 穿过浅肌层、固有肌层侵及浆膜下层或无腹膜覆盖的组织*（肠系膜或腹膜后）。

T4 穿透腹膜或直接侵及其他器官或结构（包括邻近小肠袢、肠系膜、腹膜后、经浆膜侵及腹壁；侵及胰腺或胆管（仅对十二指肠而言）。

注：*. T3 肿瘤包括无腹膜覆盖的组织是指空肠或回肠的系膜缘；十二指肠的腹膜后部分及十二指肠浆膜缺失部分，以及部分与胰腺连接部分的十二指肠。

（二）区域淋巴结（N）

Nx 淋巴结转移无法评估。

N0 无淋巴结转移。

N1 1~2 个区域淋巴结转移。

N2 ≥3 个区域淋巴结转移。

（三）远处转移（M）

M0 无远处转移。

M1 有远处转移。

【解剖分期/预后分组】

分期	T	N	M
0 期	Tis	N0	M0
Ⅰ 期	T1	N0	M0
	T2	N0	M0
Ⅱa 期	T3	N0	M0
Ⅱb 期	T4	N0	M0
Ⅲa 期	任何 T	N1	M0
ⅢB 期	任何 T	N2	M0
Ⅳ期	任何 T	任何 N	M1

【pTNM 病理学分期】

pT 和 pN 分期与 T 和 N 的分期相对应。

pN0 区域淋巴结切除标本的组织学检测通常包括 6 个或 6 个以上的淋巴结。

如果淋巴结是阴性的，但检查的数目没有达到要求，仍可归类为 pN0 分期。

pM：远处转移。

pM1：镜下证实有远处转移。

【组织分级（G）】

Gx 分级无法确定；

G1 高分化；

G2 中分化；

G3 低分化；

G4 未分化。

（程龙伟）

参 考 文 献

［1］ Brucher BL, Roder JD, Fink U, et al. Prognostic factors in resected primary small bowel tumors. Dig Surg, 1998, 15: 42-51.

［2］ Coit D. Cancer of the small intestine. In: DeVita VT, Hellman S, Rosenberg SA. Cancerprinciples and practice of oncology. Philadelphia: Lippincott-Raven, 1997: 1128-1143.

［3］ Crosby JA, Catton CN, Davis A, et al. Malignant gastrointestinal stromal tumors of the small intestine: a review of 50 cases from a prospective database. Ann Surg Oncol, 2001, 8: 50-59.

［4］ Greenlee RT, Hill-Harmon M, Murray T, et al. Cancer statistics, 2001. Ca Cancer J Clin, 2001, 51: 15-37.

[5] Ludwig DJ, Traverso LW. Gut stromal tumors and their clinical behavior. Am J Surg, 1997, 173:390-394.

[6] Minardi AH Jr, Zibari GB, Aultman DF, et al. Small-bowel tumors. J Am Coll Surg, 1998, 186:664-668.

[7] Negri E, Bosetti C, LaVecchia C, et al. Risk factors for adenocarcinoma of the small intestine. Int J Ca Epidemiol Bio Prev, 1998, 7:243-251.

11

12 结直肠癌

结直肠癌是常见的消化系统恶性肿瘤。结直肠癌预后与分期关系密切。精准分期是判断结直肠癌患者预后最主要的指标，其对治疗决策和临床研究至关重要。目前国际上通用的结直肠癌分期采用 TNM 分期系统，传统的结直肠癌分期为 Dukes 分期系统，我国一般沿用改良的 Dukes 分期。

【AJCC 第 8 版 TNM 分期】

（一）原发肿瘤（T）

Tx　原发肿瘤无法评价。

T0　无原发肿瘤证据。

Tis　 原位癌：局限于上皮内或侵犯黏膜固有层[*]。

T1　肿瘤侵犯黏膜下层。

T2　肿瘤侵犯固有肌层。

T3　肿瘤穿透固有肌层到达浆膜下层，或侵犯无腹膜覆盖的结直肠旁组织。

T4　肿瘤直接侵犯其他器官或结构和（或）穿透脏腹膜。

T4a　肿瘤穿透腹膜脏层[**]。

T4b　肿瘤直接侵犯或粘连于其他器官或结构[^,**]。

注：[*].Tis 包括肿瘤细胞局限于腺体基底膜（上皮内）或黏膜固有层（黏膜内），未穿过黏膜肌层到达黏膜下层。

[^].T4b 的直接侵犯包括穿透浆膜侵犯其他肠段，并得到镜下诊断的证实（如盲肠癌侵犯乙状结肠），或者位于腹膜后或腹膜下肠管的肿瘤，穿破肠壁固有肌层后直接侵犯其他的脏器或结构，例如降结肠后壁的肿瘤侵犯左肾或侧腹壁，或者中下段直肠癌侵犯前列腺、精囊腺、宫颈或阴道。

** . 肉眼可见肿瘤与其他器官或结构粘连则分期为 cT4b。但是，若显微镜下该粘连处未见肿瘤存在，则根据解剖浸润深度分为 pT1~4a。V 和 L 亚分期用于表明是否存在血管和淋巴管浸润，而 pN 则用以表示神经浸润。

（二）区域淋巴结（N）

Nx　区域淋巴结无法评价。

N0　无区域淋巴结转移。

N1　有 1~3 枚区域淋巴结转移。

　N1a　有 1 枚区域淋巴结转移。

　N1b　有 2~3 枚区域淋巴结转移。

　N1c　浆膜下、肠系膜、无腹膜覆盖结肠/直肠周围组织内有肿瘤沉积（tumor deposit，TD），无区域淋巴结转移。

N2　有 4 枚或以上区域淋巴结转移。

　N2a　4~6 枚区域淋巴结转移。

　N2b　7 枚或以上区域淋巴结转移。

注：肿瘤卫星灶种植受到关注，并将其定义为肿瘤种植位置特异因子（site-specific factor tumor deposits，TD），要求对其结构和数量加以描述。T1~2 肿瘤，即使没有区域淋巴结转移，但是如果存在肿瘤卫星灶种植（1 个或多个），分期被定义为 N1c。

（三）远处转移（M）

Mx　远处转移无法评价。

M0　无远处转移。

M1　有远处转移。

　M1a　远处转移局限于单个器官或部位（如肝、肺、卵巢、非区域淋巴结）。

　M1b　远处转移分布于一个以上的器官/部位，但没有腹膜转移。

　M1c　腹膜转移（无论是否合并其他器官部位的转移）。

注：第 8 版 AJCC 指南新增 M1c 定义的原因在于腹膜转移虽然仅仅见于约 5% 的结直肠癌患者及 44% 的复发结直肠癌患者，但其预后远远差于实质脏器转移 M1a 和 M1b 的患者。

【Dukes 分期系统】

A 期　肿瘤局限于肠壁内。

　A0 期　肿瘤局限于黏膜层或原位癌。

　A1 期　肿瘤侵及黏膜下层。

　A2 期　肿瘤侵犯肌层。

B 期　肿瘤穿透肠壁，侵入肠周脂肪结缔组织或邻近器官，无淋巴结转移，尚可切除者。

C 期　不论肿瘤局部浸润范围如何，已有淋巴侵犯者。

　C1 期　肿瘤局部淋巴结转移，仅限于肿瘤及肠旁淋巴结。

　C2 期　系膜和系膜根部淋巴结转移。

D 期　远处脏器有转移，如肝、肺、骨骼、脑等；远处淋巴结，如锁骨上淋巴结转移；肠系膜血管根部淋巴结伴主动脉旁淋巴结有转移；腹膜腔广泛转移；冰冻盆腔。

12

【解剖分期/预后分组】

分期	TNM	Dukes
0	Tis N0 M0	
I	T1 N0 M0	A
	T2 N0 M0	A
II A	T3 N0 M0	B
II B	T4a N0 M0	B
II C	T4b N0 M0	B
III A	T1～T2 N1/N1C M0	C
	T1 N2a M0	C
III B	T3～T4a N1/N1C M0	C
	T2～T3 N2a M0	C
	T1～T2 N2b M0	C
III C	T4a N2a M0	C
	T3～T4a N2b M0	C
	T4b N1～N2 M0	C
IV A	任何 T 任何 N M1a	—
IV B	任何 T 任何 N M1b	—

Dukes 分期系统临床运用比较方便，但 TMN 分期系统较详细，如 Dukes B 期包括预后较好的 T3 N0 M0 ⅡA 期和预后较差的 T4 N0 M0 ⅡB、ⅡC 期两类患者，Dukes C 期也同样包含了任何 T N1 M0 和任何 T N2 M0。

【pTNM 病理学分期】

pT、pN 和 pM 分类与 T、N、M 分类相同。

pN　病理区域淋巴结标本应包括 12 枚及以上的淋巴结，如果淋巴结为阴性，但检查的淋巴结数量未达到要求，则定义为 pN0。

【结直肠癌的淋巴结分组、部位及其代号】

大肠淋巴结的数目很多，系统也不一样，根据肠系膜上、下动脉系统，从末梢向中枢把淋巴结分为结肠壁（epicolic）淋巴结、结肠旁（paracolic）淋巴结、中间（intermediate）淋巴结和主（main）淋巴结。根据日本癌症登记淋巴结条例，1~10 以上的号为胃和乳腺，100 号以上用于食管，标记大肠淋巴结用 200 号以上的号码。在肠系膜上、下动脉系统，沿淋巴引流走行的位置用个位数字表示，结肠壁淋巴结和结肠旁淋巴结写为2△1，中间淋巴结为 2△2，主淋巴结为 2△3，主干动脉用十位数字表示，从右开始顺时针方向：回结肠动脉 200 以上，右结肠动脉 210 号以上，中结肠动脉 220 号以上，左结肠动脉 230 号以上，乙状结肠动脉 240 号以上，直肠上动脉 250 号以上，详见表 12-1。因为肠系膜上淋巴结在胃癌处理规约中规定为 14 号，所以大肠癌时规定为 214 号，此外，肠系膜下淋巴结要注意其与直肠上动脉的联系，作为 253 号。

髂内外动脉系统的淋巴结对近直肠壁的直肠旁淋巴结、直肠中淋巴结、直肠下淋巴结用 1 表示其末尾，用 2 表示其中间淋巴结，用 3 表示其中心侧（表 12-1、表 12-2）。无 300 号以上者，考虑到应尽可能沿淋巴引流方向排列数字，因此靠近骶骨前面的末尾部作为 0。髂总动脉以下的淋巴结，右侧者写作 R，左侧者写作 L。

12

表 12-1 肠系膜上、下动脉系统淋巴结

	结肠壁、结肠旁淋巴结	中间淋巴结	主淋巴结	肠系膜上淋巴结	主动脉旁淋巴结
肠系膜上动脉系统					
回结肠动脉	201	202 回结肠淋巴结	203 回结肠动脉根部淋巴结		
右结肠动脉	211	212 右结肠淋巴结	213 右结肠动脉根部淋巴结		
中结肠动脉	221	222 中结肠淋巴结	223 中结肠动脉根部淋巴结	214	
肠系膜下动脉系统					
右结肠动脉	231	232 右结肠淋巴结			

续表

	结肠壁、结肠旁淋巴结	中间淋巴结	主淋巴结	肠系膜上淋巴结	主动脉旁淋巴结
乙状结肠动脉 I支	241-1	242-1 第1乙状结肠淋巴结			216
II支	241-2	242-2 第2支乙状结肠淋巴结	253 肠系膜下淋巴结		
III支	241-3	242-3 第3支乙状结肠淋巴结			
直肠上动脉	251（直肠旁淋巴结）[1]	252 直肠上淋巴结[2] [3]、[4]			

注：[1]. 所谓直肠旁淋巴结是包含着 Sudeck 分歧部，且从此部沿直肠上动脉末梢的淋巴结和直肠壁淋巴结；

[2]. 盲肠（阑尾）、升结肠和横结肠的主淋巴结，在解剖学上是肠系膜上淋巴结，但本规约中把盲肠（阑尾）、升结肠、回结肠和右结肠动脉根部的淋巴结，以及中结肠动脉根部淋巴结，分别作为主淋巴结；

[3]. 肠系膜下淋巴结是沿肠系膜下淋巴分布的淋巴结，但不包括左结肠动脉分支部。直肠上淋巴结是包含各右结肠动脉分支部，并从此末梢的 Sudeck 分歧部，沿直肠上动脉分布的淋巴结；

[4]. 降结肠和乙状结肠的主淋巴结是沿肠系膜下淋巴结

表 12-2 髂内、外动脉系统淋巴结

淋巴结
直肠中动脉 201（R、L）（直肠中淋巴结）*
202（R、L）（直肠中动脉根部淋巴结）**
直肠下动脉 271（R、L）（直肠下淋巴结）
髂内动脉 272（R、L）（髂内淋巴结）
髂总动脉 273（R、L）（髂总淋巴结）
闭孔动脉 282（R、L）（闭孔淋巴结）
髂外动脉 292（R、L）（腹股沟淋巴结）
293（R、L）（髂外淋巴结）
骶正中动脉 270 （骶正中淋巴结）
主动脉分叉部 280 （主动脉分叉部淋巴结）
主动脉 216 （主动脉旁淋巴结）

*. 直肠中淋巴结是指沿直肠中动脉分布的淋巴结；

**. 直肠中动脉根部淋巴结是指同名动脉根部及其周围的淋巴结

【结直肠癌组织学分型、分级——评分标准】

结直肠癌（CRC）

非黏液性腺癌（1~3 分）

管状腺癌（1~3 分）

高度分化的管状腺癌（1 分）

中度分化的管状腺癌（2 分）

低度分化的管状腺癌（3 分）

筛状粉刺型腺癌（2 分）

髓样癌（2 分）

锯齿状腺癌（2 分）

微乳头状癌（3 分）

续表

黏液性腺癌（3~4分）

　黏液腺癌（3分）

　印戒细胞癌（4分）

鳞状细胞癌（1~3分）

　高分化鳞状细胞癌（1分）

　中分化鳞状细胞癌（2分）

　低分化鳞状细胞癌（3分）

神经内分泌肿瘤（1~4分）

　神经内分泌瘤

　　神经内分泌瘤G1（1分）

　　神经内分泌瘤G2（2分）

　神经内分泌癌（3~4分）

　　小细胞神经内分泌癌（3分）

　　大细胞神经内分泌癌（4分）

　混合型腺神经内分泌癌（为累积得分）

特殊类型的结直肠癌（4分）

　腺鳞癌（为累积得分）

　透明细胞癌（4分）

　梭形细胞癌（4分）

未分化癌（5分）

12

【影响预后的因素】

影响预后因素	证据等级
1. 手术前或预处理前血清癌胚抗原（CEA）水平	I
2. 肿瘤沉积（TD）	I
3. 环周切缘（CRM）	I
4. 神经周围浸润（PNI）	I

续表

影响预后因素	证据等级
5. 微卫星不稳定（MSI）	I
6. 新辅助治疗后肿瘤退缩评分（TRS）	II
7. *KRAS* 基因突变	I（用于疗效预测）
	II（用于预后风险）
8. *NRAS* 基因突变	II（用于预后风险）
9. *BRAF* 基因突变	I（用于疗效预测）
	II（用于预后风险）

【结直肠癌的基因检测】

所有转移性结直肠癌患者均应检测 *RAS* 基因状态（*KRAS* 和 *NRAS*），在第 7 版 AJCC 指南中"影响预后的因素"仅提到 *KRAS* 基因突变，而在第 8 版中该项在保留了 *KRAS* 基因外，还增加了 *NRAS* 基因突变及 *BRAF* 基因突变。*RAS* 基因是 *EGFR* 信号转导通路中一个重要的下游调控基因，突变型的 *RAS* 基因无需 *EGFR* 接受信号，能够自动活化该通路并启动下游信号的转导，因此只有野生型 *RAS* 基因的患者才对抗 *EGFR* 单克隆抗体的治疗有效，而存在 *KRAS* 突变（外显子 2 和非外显子 2）或 *NRAS* 突变的患者不能应用西妥昔单抗或帕尼单抗。

BRAF 基因也是 *EGFR* 信号转导通路中的下游基因，同样也影响抗 *EGFR* 单抗的疗效。在 2016 版 NCCN 指南中指出，*BRAF* 基因突变患者预后相对较差，*BRAF* 突变直肠癌患者接受 *EGFR* 单抗治疗的疗效不佳，但该指南中并未要求应用抗 *EGFR* 单抗前必须进行 *BRAF* 基因突变状态检测。

KRAS、*NRAS*、*BRAF* 突变检测应在经临床检验修正法规 1988（CLIA-88）认证，有能力进行复杂的临床检

验（分子病理学）的实验室进行，具体方法可采用基因测序、杂交等。检测可采用甲醛固定、石蜡包埋的组织标本，所取组织可以是原发结直肠癌组织和（或）转移灶，文献报道两种标本的 *KRAS* 突变情况相似。

（刘士新　杨永净）

参 考 文 献

[1] Siegel R, Ma J, Zou Z, et al. Cancer statistics, 2014. CA Cancer J Clin, 2014, 64(1):9-29.

[2] Edge SB, Compton CC. The American Joint Committee on Cancer: the 7th edition of the AJCC cancer staging manual and the future of TNM. Ann Surg Oncol, 2010, 17 (6):1471-1474.

[3] Puppa G. TNM staging system of colorectal carcinoma: surgical pathology of the seventh edition. Diag Histopath, 2011, 17(6):243-262.

[4] Lievre A, Bachatte J-B, Blige V, et al. KRAS mutations as an independent prognostic factor in patients with advanced colorectal cancer treated with Cetuximab. J Clin Oncol, 2008, 26(3):374-379.

[5] Amado RG, Wolf M, Peters M, et al. Wild-type KRAS is required for panitumumab efficacy in patients with metastatic colorectal cancer. J Clin Oncol, 2008, 26 (10): 1626-1634.

[6] Douilard JY, Oliner KS, Siena S, et al. Panitumumab efficacy in patients with metastatic colorectal cancer. J Clin Oncol, 2008, 26:1626-1634.

[7] Etienne-Grimaldi MC, Formento JL, Francoual M, et al. KRAS mutations in treatment outcome in colorectal cancer in patients receiving exclusive fluoropyrimidine. Clin Cancer Research, 2008, 14(15):4830-4835.

[8] Di Nicolantonio F, Martini M, Molinari F, et al. Wild-type BRAF is required for response to panitumumab or cetuximab in metastatic colorectal cancer. J Clin Oncol, 2008, 26(35):5705-5712.

[9] Bokmeyer C, Cutsem EV, Rougier P, et al. Addition of cetuximab to chemotherapy as first-line treatment for KRAS wide-type metastatic colorectal cancer: pooled analysis of the CRYSTAL and OPUS randomized clinical trails. Eur J cancer, 2012, 48(10):1466-1475.

[10] National Comprehensive Cancer Network. NCCN clinical practice guidelines in oncology: rectal cancer (2016 V1).

12

13 肛管癌

肛周可发生两类不同的肿瘤。发生于黏膜的（三种类型中的任何一种）称为肛管癌；发生于肛周皮肤或鳞状上皮与肛周皮肤真皮相连远侧的癌称为肛周癌。肛管癌采用 TNM 分期；肛周癌在生物学上同其他部位的皮肤肿瘤分期方法。由于肛管癌的基本治疗方法已由手术转向非手术，典型的临床分期是根据原发瘤的大小和扩展范围。因此，肛管癌患者分期依据其就诊时间、触诊和活组织检查（活检是必须的）、局部淋巴结触诊，胸部、盆腔和腹部的影像学检查。

【区域淋巴结】

肛管癌淋巴引流与淋巴结转移取决于原发癌的位置。齿状线以上的肿瘤淋巴转移主要扩展至肛直肠周围、直肠周围和椎骨旁淋巴结；而齿状线以下的肿瘤主要转移至腹股沟浅淋巴结。

【TNM 分期】

（一）原发瘤（T）

Tx 原发肿瘤无法评估。

T0 无原发肿瘤证据。

Tis 原位癌［鲍恩病（Bowen disease）、高级别鳞状上皮损害（HSIL），上皮内瘤变Ⅱ~Ⅲ（AIN Ⅱ~Ⅲ）］。

T1 肿瘤最大直径≤2cm。

T2 肿瘤最大直径为 2~5cm。

T3 肿瘤最大直径为>5cm。

　　T4　肿瘤无论大小侵及邻近器官，如阴道、尿道、膀胱 *。

　　注：*. 直接浸润直肠壁、肛周皮肤、皮下组织或括约肌不列为T4。

（二）区域淋巴结（N）

　　Nx　淋巴结转移无法评估。

　　N0　无局部淋巴结转移。

　　N1　腹股沟、直肠系膜、髂内外动脉旁淋巴结转移。

　　　N1a　腹股沟、直肠系膜、髂内动脉旁淋巴结转移。

　　　N1b　髂外动脉旁淋巴结转移。

　　　N1c　髂外动脉淋巴结转移伴随任何一个 N1a。

（三）远处转移（M）

　　M0　无远处转移。

　　M1　有远处转移。

13

【解剖分期/预后分组】

0 期	Tis	N0	M0
Ⅰ 期	T1	N0	M0
ⅡA 期	T2	N0	M0
ⅡB 期	T3	N0	M0
ⅢA 期	T1	N1	M0
ⅢA 期	T2	N1	M0
ⅢB 期	T4	N0	M0
ⅢC 期	T3	N1	M0
ⅢC 期	T4	N1	M0
Ⅳ 期	任何 T	任何 N	M1

【pTNM 病理学分期】

pT 和 pN 分期与 T 和 N 的分期相对应。

pN0　区域直肠周围/骨盆淋巴结切除标本的组织学检查通常包括 12 个或 12 个以上淋巴结；区域腹股沟淋巴结切除标本的组织学检查通常包括 6 个或 6 个以上淋巴结。

如果淋巴结是阴性的，但检查的数目没有达到要求，仍可归类为 pN0 分期。

pM　远处转移。

pM1　镜下证实有远处转移。

【组织学分级（G）】

Gx　分级不能评估；

G1　高分化；

G2　中分化；

G3　低分化；

G4　未分化。

（程龙伟）

参 考 文 献

[1] Cummings BJ. Anal canal carcinoma. In: Hermanek P, Co-spodarowicz MK, Henson DE, et al. Prognostic factors in cancer. Berlin: Springer-Verlag, 1995.

[2] Dean GT, McAleer JJA, Spence RAJ. Malignant anal tumors. Br J Surg, 1995, 81: 500-508.

[3] Fenger C, Frisch M, Marti MC, et al. Tumors of the anal canal. In: Hamilton SR, Aaltonen LA. World Health Organization classification of tumors: pathology and genetics of tumors of the digestive system. Lyon: IARC Press, 2000: 146.

[4] Flam MS, John M, Lovalvo LJ, et al.Definitive nonsurgical therapy of epithelial malignancies of the anal canal. Cancer, 1983, 51: 1378-1387.

[5] Nigro ND, Vaitkeviceus VK, Herskovic AM.Preservation of function in the treatment of cancer of the anus. Important Adv Oncol, 1989: 161-177.

[6] Pintor MP, Northover JM, Nicholls RJ.Squamous cell carcinoma of the anus at one hospital from 1948.Br J Surg, 1989, 76: 806-810.

[7] Ryan DP, Compton CC, Mayer RJ.Carcinoma of the anal canal.NEJM, 2000, 342(11): 792-800.

13

14 原发性肝癌

　　原发性肝癌（primary liver cancer，PLC），以下简称肝癌，是常见恶性肿瘤。全球每年肝癌新发病例数为78.25万人（男性55.44万人，女性22.81万人），位居所有癌症发病的第6位；其中中国每年肝癌新发病例数为39.48万人（男性29.33万人，女性10.15万人），位居所有癌症发病的第3位（GLOBOCAN 2012）。与GLOBOCAN 2008资料相比，全球及中国的肝癌发病数均有所增加。由于起病隐匿，早期没有症状或症状不明显，进展迅速，确诊时大多数患者已经达到局部晚期或发生远处转移，治疗困难，预后很差，如果仅采取支持对症治疗，自然生存时间很短，严重地威胁人民群众的身体健康和生命安全。原发性肝癌主要包括肝细胞癌（HCC）、肝内胆管细胞癌（ICC）和肝细胞癌-肝内胆管细胞癌混合型等不同病理类型，在其发病机制、生物学行为、组织学形态、临床表现、治疗方法以及预后等方面均有明显的不同；由于其中HCC占到90%以上，故本文所指的"肝癌"主要是指HCC。

【区域淋巴结】

　　包括肝门部淋巴结、沿肝固有动脉分布的肝淋巴结、沿门静脉分布的门脉周围淋巴结及那些沿肾静脉水平以上的下腔静脉分布的淋巴结（不包括膈下淋巴结）。

【TNM分期】

　　评价TNM分期的步骤如下：

T：体格检查、影像学检查、手术检查。

N：体格检查、影像学检查和（或）手术探查。

M：体格检查、影像学检查和（或）手术探查。

（一）原发肿瘤（T）

Tx　原发肿瘤无法评估。

T0　原发肿瘤无明显证据。

T1　单发肿瘤≤2cm，或单发肿瘤>2cm且没有血管侵犯。

　　T1a　单发肿瘤直径≤2cm。

　　T1b　单发肿瘤直径>2cm且没有血管侵犯。

　T2　单发肿瘤>2cm且伴有血管侵犯，或多发肿瘤，最大不超过5cm。

　T3　多个肿瘤，任何一个的最大直径>5cm。

　T4　无论肿瘤数目和肿瘤大小，只要有门静脉或肝静脉主要分支的血管侵犯；或肿瘤直接侵犯胆囊或者腹膜以外的其他脏器。

（二）区域淋巴结（N）

Nx　区域淋巴结无法评估。

N0　没有区域淋巴结转移。

N1　伴有区域淋巴结转移。

（三）远处转移（M）

M0　没有远处转移。

M1　伴有远处转移。

【pTNM病理学分期】

pT和pN的分期同T和N的分期相对应。

pM　远处转移※。

pM1　镜下证实有远处转移。

pN0　区域淋巴结切除标本的组织学检查通常包括3个或3个以上淋巴结。如果淋巴结检查阴性，但检查的淋巴结数目没有达到要求，仍可归类为pN0分期。

注：※．pM0和pMX不是有效分期。

【组织病理学分级】

肝细胞癌病理组织学分型采用 Edmondson、Sterner 分级，依次分为 1、2、3、4 级。

Gx 组织学分级无法评估。

G1 高分化。

G2 中分化。

G3 低分化。

G4 未分化。

【解剖分期/预后分组】

I 期	T1a	N0	M0
I B 期	T1b	N0	M0
II 期	T2	N0	M0
III A 期	T3	N0	M0
III B 期	T4	N0	M0
IV A 期	任何 T	N1	M0
IV B 期	任何 T	任何 N	M1

TNM 分期主要根据肿瘤的大小、数目、血管侵犯、淋巴结侵犯和有无远处转移而分为 I ~ IV 期，由低到高反映了肿瘤的严重程度；其优点是对肝癌的发展情况做了详细的描述，最为规范。然而，TNM 分期在国际上被认可程度却较低，原因在于：

1. 多数肝癌患者合并有严重的肝硬化，该分期没有对肝功能进行描述，而治疗 HCC 时非常强调肝功能代偿，肝功能显著地影响治疗方法的选择和预后的判断。

2. 对于 HCC 的治疗和预后至关重要的血管侵犯，在治疗前（特别是手术前）一般难以准确判断。

3. 各版 TNM 分期的变化较大，难以比较和评价。

【BCLC 分期（巴塞罗那临床肝癌分期，2010）（表 14-1）】

表 14-1　HCC 的 BCLC 分期

| 期别 | PS 评分 | 肿瘤状态 | | 肝功能状态 |
		肿瘤数目	肿瘤大小	
0 期：极早期	0	单个	<2cm	没有门脉高压
A 期：早期	0	单个	任何	Child-Pugh A-B
		3 个以内	<3cm	Child-Pugh A-B
B 期：中期	0	多结节肿瘤	任何	Child-Pugh A-B
C 期：进展期	1~2	门脉侵犯或 N1、M1	任何	Child-Pugh A-B
D 期：终末期	3~4	任何	任何	Child-Pugh C

14

　　BCLC 分期与治疗策略比较全面地考虑了肿瘤、肝功能和全身情况，与治疗原则联系起来，并且具有循证医学高级别证据的支持，目前已在全球范围被广泛采用。但是亚洲（不包括日本和印度尼西亚）与西方国家的 HCC 具有高度异质性，在病因学、分期、生物学恶性行为、诊治（治疗观念和临床实践指南）以及预后等方面都存在明显差异。同时，我国有许多外科医师认为 BCLC 分期与治疗策略对于手术指征控制过严。

　　依据中国的具体国情及实践积累，根据患者的全身状况、肝功能情况、肝外转移、血管侵犯、肿瘤数目、肿瘤大小等特征将肝癌进行分期，制定 2017 版原发性肝癌诊疗规范推荐肝癌的分期方案及治疗路线图（图 14-1），分期包括：Ⅰa 期、Ⅰb 期、Ⅱa 期、Ⅱb 期、Ⅲa 期、Ⅲb 期、Ⅳ期，同时基于不同分期列出了不同的治疗方法，其中适当扩大了肝癌手术切除的适应证，肝癌肝移植的适用条件也相应放宽,形成了一套为我国肝癌患者量身定制的肝癌分期和治疗选择系统。

【肝癌分期及治疗路线图 (图 14-1)】

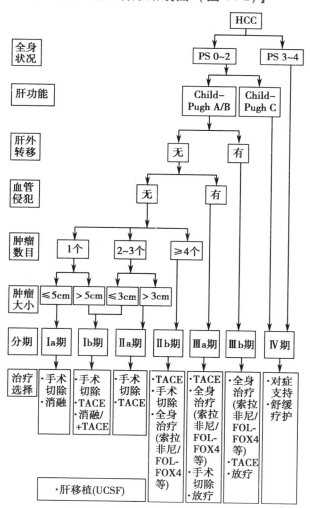

图 14-1　肝癌分期及治疗路线图

【肝脏储备功能评估】

通常采用 Child-Pugh 分级（表 14-2）和吲哚菁绿（ICG）清除试验等综合评价肝实质功能。肝脏体积可作为反映肝脏储备功能的一项重要指标，能够客观反映肝脏的大小和肝实质的容量，间接反映肝脏的血流灌注和代谢能力，客观评估患者肝脏对手术的承受能力，有助于指导选择合适的手术方式。对于肿瘤直径>3cm 的肝癌，可以采用 CT 和（或）MRI 扫描，计算预期切除后剩余肝脏的体积。标准残肝体积则是评估肝切除术患者肝脏储备功能的有效且简便的方法，对预测患者术后发生肝功能损害的程度及避免患者术后发生肝功能衰竭有重要的临床指导作用。已有研究表明，采用 CT 扫描测定国人的标准残肝体积（standard remnant liver volume，SRLV）<416ml/m^2 者，肝癌切除术后中、重度肝功能代偿不全发生率比较高。

表 14-2　肝功能 Child-Pugh 分级

	评分		
	1	2	3
总胆红素（μmol/L）	<34	34~51	>51
血清白蛋白（g/L）	>35	28~35	<28
凝血酶原时间延长	1~3s	4~6s	>6s
腹水	无	轻度	中等量
肝性脑病（级）	无	1~2	3~4

注：按积分法，5~6 分为 A 级，7~9 分 B 级，10~15 分 C 级

ICG 清除试验主要反映肝细胞摄取能力（有功能的肝细胞量）及肝血流量，重复性较好。一次静脉注射 0.5mg/kg，测定 15 分钟时 ICG 在血中的潴留率（ICG-R15），正常值<12%，或通过清除曲线可测定肝血流量。

（王　徽　孙志强）

参考文献

[1] Ferlay J, Soerjomataram I, Ervik M, et al. GLOBOCAN 2012v1.0 cancer incidence and mortality worldwide IARC CancerBase No.11 [EB/OL]. Lyon International Agency forResearch on Cancer http //globocan.iarc.fr 2014-04-08.

[2] Jemal A, Bray F, Center MM, et al. Global cancer statistics. CA Cancer J Clin, 2011, 61(2): 69-90.

[3] Ferlay J, Shin HR, Bray F, et al. Estimates of Worldwide burden of cancer in 2008: GLOBOCAN 2008. Int J Cancer, 2010, 127(2): 2893-2917.

[4] Edmondson HA, Steiner PE. Primary carcinoma of the liver: a study of 100 cases among 48 900 necropsies. Cancer, 1954, 7: 462-504.

[5] 中华人民共和国卫生和计划生育委员会医政医管局. 原发性肝癌诊疗规范(2017年版). 传染病信息, 2017, 16(3): 705-720.

14

15 胆囊癌

　　根据肿瘤沿胆囊壁浸润深度、向周围组织播散范围以及淋巴结转移情况对胆囊癌进行分期。肝脏是常见的受累部位，因此，肝脏受浸润情况决定胆囊癌的 T 分期情况。必须强调的是，由于胆囊近肝的脏面，没有浆膜，即使 T2 期肿瘤确认局限于胆囊壁内，单纯的胆囊切除并不能达到根治性切除的目的。十二指肠、横结肠等周围组织亦常受累及，直接侵犯结肠、十二指肠、胃、胆总管、腹壁及横膈也不列入远处转移，但要并入 T 分类中的 T3 或 T4。胆囊癌侵犯肝门（肝动脉、门静脉、总胆管）时常预示肿瘤无法切除。出现黄疸时提示肝门受累、癌症无法切除、预后差。约 50% 的胆囊癌是因胆囊结石手术后病理发现的。T1 期胆囊癌 5 年生存率约为 50%，T2 期胆囊癌 5 年生存率仅为 29%，对于 T2 期胆囊癌，更彻底的根治手术似可提高 5 年生存率。

　　在多数病例中，胆囊癌与胆囊结石密切相关。许多胆囊癌是胆囊切除术中或术后病理意外发现的。这类患者如果依从性好，在手术当时或手术后接受确定性的根治手术，则其预后是较好的。胆囊癌切除术中约 50% 是这些接受二次手术的病例。胆囊管若受累，可在确定性的根治手术中加行规范的胆管切除，以期获得阴性切缘。

　　AJCC 和 UICC 发布的 TNM 分期的第 8 版胆囊癌分期系统适用于胆囊癌；不适用于胆囊神经内分泌肿瘤（目前 AJCC 无参考的分期系统）和胆囊肉瘤（参见胸腹腔内脏器官肉瘤）。

　　主要修订部分：将 T2 分为 2 个亚组，肿瘤位于胆囊的腹膜侧为 T2a，肿瘤位于胆囊的肝脏侧为 T2b。区域淋巴结从原版的按部位分站划分改为按转移的淋巴结数量划分来判定转移的程度。修订后 N1 为有 1~3 枚淋巴结转移，N2 为有 4 枚及以上淋巴结转移。推荐手术清扫 6 枚以上淋巴结。

【区域淋巴结】

区域淋巴结为肝门淋巴结（包括胆总管周围淋巴结、肝动脉周围淋巴结、门静脉周围淋巴结和胆囊管周围淋巴结）。

【TNM 分期】

（一）原发肿瘤（T）

Tx   原发肿瘤无法评估。

T0   无原发肿瘤的证据。

Tis   原位癌。

T1   肿瘤侵犯固有层或肌层。

　　T1a   肿瘤侵犯固有层。

　　T1b   肿瘤侵犯肌层。

T2   肿瘤侵犯腹膜侧肌层周围结缔组织，但未侵犯浆膜层（脏层腹膜）或肿瘤侵犯肝侧肌层周围结缔组织，但未侵犯肝脏。

　　T2a   肿瘤侵犯腹膜侧肌层周围结缔组织，但未侵犯浆膜层（脏层腹膜）。

　　T2b   肿瘤侵犯肝侧肌层周围结缔组织，但未侵犯肝脏。

T3   肿瘤侵透浆膜（脏层腹膜）和（或）直接侵犯肝脏和（或）一个邻近器官或结构（胃、十二指肠、结肠、胰腺、网膜、肝外胆管）。

T4   肿瘤侵犯门静脉或肝动脉或侵犯 2 个或以上肝外器官或结构。

（二）区域淋巴结（N）

Nx   区域淋巴结无法评估。

15

N0　无区域淋巴结转移。

N1　1~3 枚淋巴结转移。

N2　4 枚及以上淋巴结转移。

（三）远处转移（M）

M0　无远处转移。

M1　有远处转移。

【解剖分期/预后分组】

T	N	M	分期
Tis	N0	M0	0
T1	N0	M0	I
T2a	N0	M0	II A
T2b	N0	M0	II B
T3	N0	M0	III A
T1~3	N1	M0	III B
T4	N0-1	M0	IV A
任何 T	N2	M0	IV B
任何 T	任何 N	M1	IV B

【组织病理学分级】

Gx　分化程度无法评价。

G1　高分化。

G2　中度分化。

G3　低分化。

【组织学类型】

乳头状腺癌预后较好，小细胞癌和未分化癌预后差。

（杨玉波　张学文）

参 考 文 献

[1] Shih SP, Schulick RD, Cameron JL, et al. Gallbladder cancer:the role of laparoscopy and radical resection.Annals of surgery,2007,245(6):893-901.

[2] Chijiiwa K, Noshiro H, Nakano K, et al.Role of surgery for gallbladder carcinoma with special reference to lymph node metastasis and stage using western and Japanese classification systems. World journal of surgery,2000,24(10):1271-1277.

[3] Liu GJ,Li XH,Chen YX,et al.Radical lymph node dissection and assessment:Impact on gallbladder cancer prognosis.World journal of gastroenterology:WJG,2013,19(31):5150-5158.

[4] Aloia TA,Jarufe N,Javle M,et al.Gallbladder cancer:expert consensus statement.HPB:the official journal of the International Hepato ancreato Biliary Association,2015,17(8):681-690.

[5] Shindoh J, de Aretxabala X, Aloia TA, et al. Tumor location is a strong predictor of tumor progression and survival in t2 gallbladder cancer:an international multicenter study.Annals of surgery,2015,261 (4):733-739.

[6] Fong Y,Wagman L,Gonen M,et al.Evidence-based gallbladder cancer staging:changing cancer staging by analysis of data from the National Cancer Database.Annals of surgery,2006,243(6):767-771

[7] Annunziata S,Pizzuto DA,Caldarella C,et al.Diagnostic accuracy of fluorine-18-fluorodeoxyglucose positron emission tomography in gallbladder cancer:A meta analysis.World journal of gastroenterology:WJG,2015,21 (40):11481-11488.

[8] D'Hondt M,Lapointe R,Benamira Z,et al.Carcinoma of

the gallbladder: patterns of presentation, prognostic factors and survival rate.An 11-year single centre experience.European Journal of surgical oncology: the journal of the European Society of Surgical Oncology and the British Association of Surgical Oncology, 2013, 39(6): 548-553.

[9] Kanthan R, Senger JL, Ahmed S, et al.Gallbladder Cancer in the 21st Century.J Oncol, 2015, 2015: 967472.

[10] Amin MB, Edge SB, Greene FL, et al.AJCC cancer staging manual.8th ed.New York: Springer, 2017.

15

16 肝内胆管癌

这是对 AJCC 之前的第 7 版 TNM 分期系统的首次改版，该分期系统仍是独立于原发性肝癌和肝外胆管癌（包括肝门部胆管癌）的分期系统。

原发性肝胆系恶性肿瘤包括来源于肝细胞的原发性肝癌、来源于胆管细胞的胆管癌和原发性神经内分泌肿瘤、来源于胆囊细胞的胆囊癌和来源于肝间质细胞的原发性肝肉瘤。本 TNM 分期适用于原发性肝内胆管癌，包括肝内胆管癌（IHCC）、混合型肝胆管细胞癌、原发性肝脏神经内分泌肿瘤；不适用于原发性肝脏肉瘤（参见胸腹腔内脏器官软组织肉瘤分期）、原发性肝细胞肝癌（参见原发性肝细胞肝癌分期）、肝门部胆管癌（参见肝门部胆管癌分期）和胆囊癌（参见胆囊癌分期）。

根据解剖学，胆管肿瘤可分为 3 类：肝内胆管癌、肝门周围胆管癌和远端胆管癌。肝内胆管癌占全部肝脏恶性肿瘤的 15%~20%，约占胆管和胆囊恶性肿瘤的 20%。

主要修订之处：根据预后影响因素（肿瘤的大小）将 T1 分类分为 T1a≤5cm 和 T1b>5cm。T2 分类包括具有同样预后价值的血管浸润和多发肿瘤。删除 AJCC 第 7 版 TNM 分期系统的 T4 关于肿瘤生长方式的描述，但仍推荐收集数据用于研究。

【区域淋巴结】

肝内胆管癌的淋巴结转移方式主要是侧方转移。肝左叶的肝内胆管癌主要转移途径是膈下淋巴结和胃小弯淋巴结,最后转移至腹腔干淋巴结;肝右叶的肝内胆管癌主要转移途径类似于胆囊癌,先转移到右侧肝门,之后转移至门腔静脉淋巴结。

右叶肝内胆管细胞癌的区域淋巴结包括肝门部淋巴结(包括胆总管周围淋巴结、肝动脉周围淋巴结、门静脉周围淋巴结和胆囊管周围淋巴结),十二指肠周围淋巴结及胰周淋巴结。

左叶肝内胆管癌的区域淋巴结包括膈下淋巴结、肝门部淋巴结及肝胃韧带淋巴结。

常见的肝外转移部位是腹膜、骨、肺和胸膜,分期为 M1,远处转移。肝内胆管癌扩散到腹腔干淋巴结、腹主动脉周围淋巴结和(或)腔静脉周围淋巴结的为远处转移(M1)。

【TNM 分期】

(一) 原发肿瘤(T)

Tx 原发肿瘤无法评估。

T0 无原发肿瘤的证据。

Tis 原位癌(胆管内肿瘤)。

T1 无血管浸润的单个肿瘤,≤5cm 或>5cm。

T1a 无血管浸润的单个肿瘤,≤5cm。

T1b 无血管浸润的单个肿瘤,>5cm。

T2 伴有血管浸润的单个肿瘤;伴有或不伴有血管浸润的多发肿瘤。

T3 肿瘤穿透脏层腹膜。

T4 肿瘤直接侵及局部肝外组织。

(二) 区域淋巴结(N)

Nx 区域淋巴结无法评估。

N0 无区域淋巴结转移。

N1 有区域淋巴结转移。

(三) 远处转移(M)

M0 无远处转移。

M1 有远处转移。

【解剖分期/预后分组】

T	N	M	分期
Tis	N0	M0	0
T1a	N0	M0	ⅠA
T1b	N0	M0	ⅠB
T2	N0	M0	Ⅱ
T3	N0	M0	ⅢA
T4	N0	M0	ⅢB
任何 T	N1	M0	ⅢB
任何 T	任何 N	M1	Ⅳ

【组织病理学分级】

Gx　分级无法评估。

G1　分化良好。

G2　中度分化。

G3　低分化。

（杨玉波）

16

参考文献

[1] El Rassi ZE, Partensky C, Scoazec JY, et al. Peripheral cholangiocarcinoma: presentation, diagnosis, pathology and management. European journal of surgical oncology: the journal of the European Society of Surgical Oncology and the British Association of Surgical Oncology, 1999, 25(4): 375-380.

[2] Shaib YH, El-Serag HB, Nooka AK, et al. Risk factors for intrahepatic and extrahepatic cholangiocarcinoma: a hospital-based casecontrol study. Am J Gastroenterol, 2007,

102(5):1016-1021.

[3] McGlynn KA, Tarone RE, El-Serag HB. A comparison of trends in the incidence of hepatocellular carcinoma and intrahepatic cholangiocarcinoma in the United States. Cancer epidemiology, biomarkers & prevention: a publication of the American Association for Cancer Research, cosponsored by the American Society of Preventive Oncology, 2006, 15(6): 1198-1203.

[4] Patel T. Increasing incidence and mortality of primary intrahepatic cholangiocarcinoma in the United States. Hepatology, 2001, 33(6): 1353-1357.

[5] Hirohashi K, Uenishi T, Kubo S, et al. Macroscopic types of intrahepatic cholangiocarcinoma: clinicopathologic features and surgical outcomes. Hepato-gastroenterology, 2002, 49(44): 326-329.

[6] Yamasaki S. Intrahepatic cholangiocarcinoma: macroscopic type and stage classification. Journal of hepato-biliary-pancreatic surgery, 2003, 10(4): 288-291.

[7] Rouviere H. Anatomie des lymphatiques de l'homme. Vol I. Paris: Mason, 1932.

[8] Blechacz B, Komuta M, Roskams T, et al. Clinical diagnosis and staging of cholangiocarcinoma. Nature reviews. Gastroenterology & hepatology, 2011, 8(9): 512-522.

[9] Baheti AD, Tirumani SH, Rosenthal MH, et al. Diagnosis and management of intrahepatic cholangiocarcinoma: a comprehensive update for the radiologist. Clin Radiol, 2014, 69(12): e463-470.

[10] Weber SM, Ribero D, O'Reilly EM, et al. Intrahepatic cholangiocarcinoma: expert consensus statement. HPB: the official journal of the International Hepato Pancreato Biliary Association, 2015, 17(8): 669-680.

[11] Amin MB, Edge SB, Greene FL, et al. AJCC cancer staging manual. 8th ed. New York: Springer, 2017.

16

17 肝门周围胆管癌

肝门周围胆管癌是指原发于胆囊管开口以上的肝总管和左右肝管黏膜上皮的恶性肿瘤，亦称 Klatskin 肿瘤。肝门周围胆管癌占胆道癌病例的 50%~70%。肝门周围胆管癌在美国的发病率不高，为（1~2）/10 万。病理学切缘阴性的完整切除方可获得长期生存。然而，由于肝门周围胆管癌所处的解剖学位置，即其紧邻肝动脉、门静脉分支及肝实质，从技术上讲完整切除是复杂的。最近的医学影像及手术技术的进步，特别是联合肝叶切除、扩大肝叶切除及全肝切除、肝移植技术使病理学切缘阴性的完整切除率明显提高。

AJCC 和 UICC 发布的 TNM 分期的第 8 版肝门周围胆管癌分期系统适用于肝门周围胆管癌或肝门胆管癌，或称 Klatskin 肿瘤。不适用于肝门胆管肉瘤（参见胸腹腔内脏器官肉瘤）和肝门胆管神经内分泌肿瘤（目前 AJCC 无参考的分期系统）。

主要修订部分：Tis 定义扩展，包括高级别胆管上皮内瘤变（Billn-3）和高级别不典型增生（原位生长的非侵入性肿瘤形成过程，等同于原位癌）。双侧的二级胆管浸润不再定义为 T4。修订后按淋巴结转移的数量进行 N 划分：N1 为有 1~3 枚淋巴结转移，N2 为有 4 枚及以上淋巴结转移。原 T4 肿瘤从 ⅣA 改订为 ⅢB。原 N1 从 ⅢB 改订为 ⅢC，N2 修订为 ⅣA。

【区域淋巴结】
包括肝门、胆囊管、总胆管、门静脉、肝动脉和胰十二指肠后的淋巴结。

【TNM 分期】

（一）原发肿瘤（T）

Tx 原发肿瘤无法评估。

T0 无原发肿瘤的证据。

Tis 原位癌/高级别上皮内瘤变。

T1 肿瘤局限于胆管内，可伴有肌层或纤维组织侵犯。

T2 肿瘤侵透胆管壁到达周围脂肪组织，或肿瘤侵及邻近肝实质。

T2a 肿瘤侵透胆管壁到达周围脂肪组织。

T2b 肿瘤侵及邻近肝实质。

T3 肿瘤侵及门静脉或肝动脉的单侧分支。

T4 肿瘤侵及门静脉主干或双侧分支或肝总动脉或单侧的二级胆管和对侧的门静脉或肝动脉受侵。

（二）区域淋巴结（N）

Nx 区域淋巴结无法评估。

N0 无区域淋巴结转移。

N1 1~3 枚淋巴结转移（包括沿肝门、胆囊管、总胆管、肝动脉、胰十二指肠后和门静脉分布的淋巴结）。

N2 4 枚及以上淋巴结转移（淋巴结分布区域同N1）。

（三）远处转移（M）

M0 无远处转移。

M1 有远处转移。

【解剖分期/预后分组】

T	N	M	分期
Tis	N0	M0	0
T1	N0	M0	I

续表

T	N	M	分期
T2a-b	N0	M0	Ⅱ
T3	N0	M0	ⅢA
T4	N0	M0	ⅢB
任何 T	N1	M0	ⅢC
任何 T	N2	M0	ⅣA
任何 T	任何 N	M1	ⅣB

【组织学分级】

Gx　分级无法评估。

G1　分化良好。

G2　中度分化。

G3　低分化。

（杨玉波　张学文）

参 考 文 献

［1］Nagino M,Ebata T,Yokoyama Y,et al.Evolution of surgical treatment for perihilar cholangiocarcinoma：a single-center 34-year review of 574 consecutive resections. Annals of surgery,2013,258(1):129-140.

［2］Natsume S,Ebata T,Yokoyama Y,et al.Clinical significance of left trisectionectomy for perihilar cholangiocarcinoma：an appraisal and comparison with left hepatectomy. Annals of surgery,2012,255(4):754-762.

［3］Croome KP,Rosen CB,Heimbach JK,et al.Is liver transplantation appropriate for patients with potentially resectable de novo hilar cholangiocarcinoma? Journal of the American College of Surgeons,2015,221(1):130-139.

17

［4］ Matsuo K, Rocha FG, Ito K, et al. The Blumgart preoperative staging system for hilar cholangiocarcinoma: analysis of resectability and outcomes in 380 patients. Journal of the American College of Surgeons, 2012 Sep, 215（3）: 343-355.

［5］ Juntermanns B, Sotiropoulos GC, Radunz S, et al. Comparison of the sixth and the seventh editions of the UICC classification for perihilar cholangiocarcinoma. Annals of surgical oncology, 2013, 20（1）: 277-284.

［6］ Carriaga MT, Henson DE. Liver, gallbladder, extrahepatic bile ducts, and pancreas. Cancer, 1995, 75（1 Suppl）: 171-190.

［7］ Razumilava N, Gores GJ. Classification, diagnosis, and management of cholangiocarcinoma. Clin Gastroenterol Hepatol, 2013, 11（1）: 13-21e11; quiz e13-14.

［8］ Blechacz B, Komuta M, Roskams T, et al. Clinical diagnosis and staging of cholangiocarcinoma. Nature reviews. Gastroenterology & hepatology, 2011, 8（9）: 512-522.

［9］ Ito T, Ebata T, Yokoyama Y, et al. The pathologic correlation between liver and portal vein invasion in perihilar cholangiocarcinoma: evaluating the oncologic rationale for the American Joint Committee on cancer definitions of T2 and T3 tumors. World journal of surgery, 2014, 38（12）: 3215-3221.

［10］ Amin MB, Edge SB, Greene FL, et al. AJCC cancer staging manual. 8th ed. New York: Springer, 2017.

17

18 远端胆管癌

恶性肿瘤可以发生在肝外胆管的任何部位。从解剖学和局部可切除性判断，肝外胆管癌可分为近端（肝门周围胆管）癌和远端癌。远端胆管癌指发生于胆囊管和总胆管汇合处至 Vater 壶腹（不包括 Vater 壶腹癌）的胆管癌，占胆管癌的 20%~30%。本 TNM 分期包括先天性胆管囊性扩张症癌变。所有的肝外胆管癌均可产生完全或不完全胆道梗阻。因胆管直径较细，当肿瘤较小时即可出现梗阻症状和体征。许多肿瘤侵犯总胆管的胰内段部分，因此，如果不做手术，原发于胰内段部分的胆管癌可能误被按照胰腺癌分期。这种情况无论从影像学或内镜都无法区别肿瘤是来源于胰腺段胆管、Vater 壶腹或胰腺。

AJCC 和 UICC 发布的 TNM 分期的第 8 版远端胆管癌分期系统适用于远端胆管癌、远端胆管上皮内瘤变、远端胆管高级别（分化差的）神经内分泌癌和远端胆管乳头状癌。不适用于来源于壶腹的肿瘤（参见壶腹癌），肉瘤（参见胸腹腔内脏器官肉瘤）和高分化（分化好的）神经内分泌肿瘤（carcinoid，良性肿瘤）（参见十二指肠及壶腹肿瘤）。

主要修订部分：Tis 定义扩展，包括高级别胆管上皮内瘤变（Billn-3）和高级别不典型增生（原位生长的非侵入性肿瘤形成过程，等同于原位癌）。根据肿瘤侵犯深度定义 T1、T2、T3（<5mm，5~12mm，>12mm），也应记录肿瘤侵犯范围，但肿瘤侵犯深度较肿瘤侵犯范围更能预测患者预后。修订后按淋巴结转移的数量进行 N

划分：N1 为有 1~3 枚淋巴结转移，N2 为有 4 枚及以上淋巴结转移。淋巴结转移的数量似更难预测预后。为了保持与胃肠及肝胆管神经内分泌癌的一致性，本章增加了高级别神经内分泌癌。大细胞和小细胞神经内分泌癌属于这种亚型。本次修订的组织学类型已经更新，并与 WHO 术语库匹配。

区域淋巴结同胰头癌，主要是位于胆总管周围、肝总动脉周围、胰十二指肠前后的淋巴结及肠系膜上动脉右侧壁的淋巴结。

【TNM 分期】

（一）原发肿瘤（T）

Tx 原发肿瘤无法评估。

T0 无原发肿瘤的证据。

Tis 原位癌/高级别上皮内瘤变。

T1 肿瘤侵犯胆管壁<5mm。

T2 肿瘤侵犯胆管壁 5~12mm。

T3 肿瘤侵犯胆管壁>12mm。

T4 肿瘤侵及腹腔干或肠系膜上动脉和（或）肝固有动脉。

（二）区域淋巴结（N）

Nx 区域淋巴结无法评估。

N0 无区域淋巴结转移。

N1 1~3 枚淋巴结转移。

N2 4 枚及以上淋巴结转移。

（三）远处转移（M）

M0 无远处转移。

M1 有远处转移。

【解剖分期/预后分组】

TNM			分期
Tis	N0	M0	0
T1	N0	M0	I
T1	N1	M0	II A
T1	N2	M0	III A
T2	N0	M0	II A
T2	N1	M0	II B
T2	N2	M0	III A
T3	N0	M0	II B
T3	N1	M0	II B
T3	N2	M0	III A
T4	N0	M0	III B
T4	N1	M0	III B
T4	N2	M0	III B
任何 T	任何 N	M1	IV

18

【组织病理学分级】

Gx　分级无法评估。

G1　分化良好。

G2　中度分化。

G3　低分化。

（杨玉波）

参 考 文 献

[1] Blechacz B, Komuta M, Roskams T, et al. Clinical diagnosis and staging of cholangiocarcinoma. Nature reviews. Gastroenterology & hepatology, 2011, 8(9):512-522.

[2] Al-Hawary MM, Francis IR, Chari ST, et al. Pancreatic ductal adenocarcinoma radiology reporting template: consensus statement of the Society of Abdominal Radiology and the American Pancreatic Association. Radiology, 2014, 270(1):248-260.

[3] Al-Hawary MM, Kaza RK, Wasnik AP, et al. Staging of pancreatic cancer: role of imaging. Seminars in roentgenology, 2013, 48(3):245-252.

[4] Tamm EP, Balachandran A, Bhosale PR, et al. Imaging of pancreatic adenocarcinoma: update on staging/resectability. Radiol Clin North Am, 2012, 50(3):407-428.

[5] Brook OR, Brook A, Vollmer CM, et al. Structured reporting of multiphasic CT for pancreatic cancer: potential effect on staging and surgical planning. Radiology, 2015, 274(2):464-472.

[6] Marcal LP, Fox PS, Evans DB, et al. Analysis of free-form radiology dictations for completeness and clarity for pancreatic cancer staging. Abdom Imaging, 2015, 40(7):2391-2397.

[7] Gottlieb R. CT Onco Primary Pancreas Mass. RSNA Radiology Reporting Templates 2012. Accessed 8/13/2015, 2015.

[8] Tempero MA, Malafa MP, Asbun H, et al. NCCN Guidelines Version 2.2015 Pancreatic Adenocarcinoma. NCCN Guidelines [pdf]. 2015; http://www.nccn.org/professionals/physician_gls/pdf/pancreatic.pdf. Accessed 10/16/2015, 2015.

[9] Varadhachary GR, Tamm EP, Abbruzzese JL, et al. Borderline resectable pancreatic cancer: definitions, management, and role of preoperative therapy. Annals of surgical oncology, 2006, 13(8): 1035-1046.

[10] Amin MB, Edge SB, Greene FL, et al. AJCC cancer staging manual. 8th ed. New York: Springer, 2017.

18

19 法特壶腹癌

　　法特壶腹癌（carcinoma of the ampulla of Vater）是指十二指肠乳头内胆管、乳头内胰管、胆胰管壶腹、十二指肠大乳头区的一种比较少见的恶性肿瘤。

　　本 TNM 分期系统适用于所有的来源于壶腹和十二指肠乳头的原发癌症。腺癌是最常见的组织类型。也可用于高级别（分化差的）神经内分泌癌，如大细胞和小细胞神经内分泌癌的分期。但不适用于高分化（分化好的）神经内分泌肿瘤（carcinoid，良性肿瘤）（参见十二指肠及壶腹肿瘤）。

　　主要修订部分：T1 被分为 T1a 和 T1b 两个亚组，T1a 指肿瘤仅局限于 Vater 壶腹或 Oddi 括约肌；T1b 指肿瘤侵犯超过 Oddi 括约肌（括约肌周围浸润）和（或）侵犯十二指肠黏膜下层。T2 定义为肿瘤侵犯十二指肠固有肌层。T3 被分为 T3a 和 T3b 两个亚组，T3a 指肿瘤直接侵犯胰腺（0.5cm 及以内）；T3b 指肿瘤直接侵犯胰腺0.5cm 以上或胰腺周围组织或十二指肠周围组织或十二指肠浆膜，但腹腔动脉干及肠系膜上动脉没有累及。修订后的 T4 与胰腺外分泌肿瘤分期一致，指肿瘤侵犯腹腔动脉干，肠系膜上动脉和（或）肝固有动脉（胰腺肿瘤分期一致）。修订后按淋巴结转移的数量进行 N 划分：N1 为有 1~3 枚淋巴结转移，N2 为有 4 枚及以上淋巴结转移。法特壶腹示意图见图 19-1。

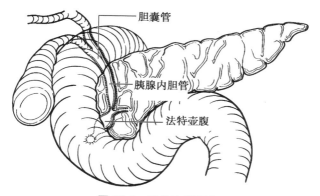

图 19-1　法特壶腹图示

【区域淋巴结】

胰周淋巴结、肝动脉周围淋巴结、门静脉周围淋巴结。

【TNM 分期】

（一）原发肿瘤（T）

Tx　原发肿瘤无法评估。

T0　无原发肿瘤的证据。

Tis　原位癌。

T1　肿瘤仅局限于 Vater 壶腹或 Oddi 括约肌；肿瘤侵犯超过 Oddi 括约肌（括约肌周围浸润）和（或）侵犯十二指肠黏膜下层。

T1a　肿瘤仅局限于 Vater 壶腹或 Oddi 括约肌。

T1b　肿瘤侵犯超过 Oddi 括约肌（括约肌周围浸润）和（或）侵犯十二指肠黏膜下层。

T2　肿瘤侵犯十二指肠固有肌层。

T3　肿瘤直接侵犯胰腺（0.5cm 及以内）；肿瘤直接侵犯胰腺 0.5cm 以上或胰腺周围组织或十二指肠周围组织或十二指肠浆膜，但腹腔动脉干及肠系膜上动脉没有累及。

T3a　肿瘤直接侵犯胰腺（0.5cm 及以内）。

T3b　肿瘤直接侵犯胰腺 0.5cm 以上或胰腺周围组

织或十二指肠周围组织或十二指肠浆膜，但腹腔动脉干及肠系膜上动脉没有累及。

T4 肿瘤侵犯腹腔动脉干，肠系膜上动脉和（或）肝固有动脉，与肿瘤大小无关。

（二）区域淋巴结（N）

Nx 区域淋巴结无法评估。

N0 无区域淋巴结转移。

N1 1~3 枚淋巴结转移。

N2 4 枚及以上淋巴结转移。

（三）远处转移（M）

M0 无远处转移。

M1 有远处转移。

【解剖分期/预后分组】

TNM			分期
Tis	N0	M0	0
T1a	N0	M0	ⅠA
T1a	N1	M0	ⅢA
T1b	N0	M0	ⅠB
T1b	N1	M0	ⅢA
T2	N0	M0	ⅠB
T2	N1	M0	ⅢA
T3a	N0	M0	ⅡA
T3a	N1	M0	ⅢA
T3b	N0	M0	ⅡB
T3b	N1	M0	ⅢA
T4	任何 N	M0	ⅢB
任何 T	N2	M0	ⅢB
任何 T	任何 N	M1	Ⅳ

19

【组织学分级】

G1　分化良好。

G2　中度分化。

G3　低分化。

（杨玉波）

参 考 文 献

[1] Adsay NV,Bagci P,Tajiri T,et al.Pathologic staging of pancreatic,ampullary. biliary. and gallbladder cancers：pitfalls and practical limitations of the current AJCC/UICC TNM staging system and opportunities for improvement. Paper presented at：Seininars in diagnostic pathology,2012.

[2] Ruemmele P,Dietmaier W,Terracciano L,et al.Histopathologic features and microsatellite instability of cancers of the papilla of vater and their precursor lesions.The American journal of surgical pathology,2009,33(5)：691-704.

[3] Kim WS,Choi DW,Choi SH,et al.Clinical significance of pathologic subtype in curatively resected ampulla of vater cancer. Journal of surgical oncology, 2012, 105（3）：266-272.

[4] Perysinakis I,Margaris I,Kouraklis G.Ampullary cancer—a separate clinical entity? Histopathology,2014,64(6)：759-768.

[5] Ang DC,Shia J,Tang LH,et al.The utility of immunohistochemistry in subtyping adenocarcinoma of the ampulla of vater. The American journal of surgical pathology, 2014,38(10)：1371-1379.

[6] Al-Hawary MM,Francis IR,Chari ST,et al.Pancreatic ductal adenocarcinoma radiology reporting template：consensus statement of the Society of Abdominal Radiology and the American Pancreatic Association. Radiology,

19

2014 Jan,270(1):248-260.

[7] Al-Hawary MM, Kaza RK, Wasnik AP, et al. Staging of pancreatic cancer: role of imaging. Seminars in roentgenology,2013,48(3):245-252.

[8] Tamm EP, Balachandran A, Bhosale PR, et al. Imaging of pancreatic adenocarcinoma: update on staging/resectability. Radiol Clin North Am,2012,50(3):407-428.

[9] Brook OR, Brook A, Vollmer CM, et al. Structured reporting of multiphasic CT for pancreatic cancer: potential effect on staging and surgical planning. Radiology, 2015, 274 (2): 464-472.

[10] Amin MB, Edge SB, Greene FL, et al. AJCC cancer staging manual. 8th ed. New York: Springer,2017.

19

20 胰腺癌

据世界卫生组织统计，2012 年全球胰腺癌发病率和病死率分别列恶性肿瘤第 13 位和第 7 位。2016 年最新统计数据显示，在发达国家（美国）胰腺癌新发估计病例数列男性第 11 位，女性第 9 位，占恶性肿瘤病死率的第 4 位。在我国，2015 年胰腺癌占我国总体恶性肿瘤发病率和病死率的第 9 位和第 6 位，在上海等经济发达地区，胰腺癌新发估计病例数列第 7 位，病死率列第 6 位，并且呈快速上升趋势。

【TNM 分期】

本 TNM 分期适用于胰外分泌部癌，主要包括：导管腺癌、腺泡细胞癌、导管内乳头状黏液性肿瘤伴浸润性癌、导管内管状乳头状肿瘤伴浸润性癌、胶样癌、黏液性囊性肿瘤伴浸润性癌、实性假乳头状瘤、大细胞神经内分泌癌、小细胞神经内分泌癌、胰母细胞癌。

（一）原发肿瘤（T）

Tx 原发肿瘤无法评估。

T0 无原发肿瘤。

Tis 原位癌。

T1 肿瘤最大直径≤2cm。

  T1a 肿瘤最大直径≤0.5cm。

  T1b 肿瘤最大直径>0.5cm 且<1.0cm。

  T1c 肿瘤最大直径≥1cm 且≤2cm。

T2 肿瘤最大直径>2cm 且≤4cm。

T3 肿瘤最大直径>4cm。

T4 肿瘤不论大小，侵犯腹腔干、肠系膜上动脉和（或）肝总动脉。

（二）区域淋巴结（N）

Nx 区域淋巴结无法评估。

N0 无区域淋巴结转移。

N1 1~3 个区域淋巴结转移。

N2 ≥4 个区域淋巴结转移。

（三）远处转移（M）

M0 无远处转移。

M1 有远处转移。

【解剖分期/预后分组】

分期	TNM		
0 期	Tis	N0	M0
Ⅰ A 期	T1	N0	M0
Ⅰ B 期	T2	N0	M0
Ⅱ A 期	T3	N0	M0
Ⅱ B 期	T1	N1	M0
	T2	N1	M0
	T3	N1	M0
Ⅲ 期	T4	任何 N	M0
	任何 T	N2	M0
Ⅳ 期	任何 T	任何 N	M1

20

【pTNM 病理学分期】

pT、pN 分期和 T、N 分期相对应。

pN0 区域淋巴结切除标本的组织学检查包括至少 10 个淋巴结。

如果淋巴结检查阴性，但是检查的淋巴结数目没有达到要求，仍可以归类 pN0 期。

pM 远处转移[※]。

pM1 镜下证实有远处转移。

注:※. pM0 和 pMX 不是有效分期。

【组织病理学分级】

G 组织学分级。

Gx 分化程度无法评价。

G1 高分化。

G2 中分化。

G3 低分化。

【解剖分区】

C25.0 胰头[1]

C25.1 胰体[2]

C25.2 胰尾[3]

C25.3 胰管

C25.7 胰的其他特殊部位

C25.8 胰腺重叠病变

C25.9 胰，NOS

注:[1] 胰头肿瘤发生于肠系膜上静脉左壁为分界的右侧胰腺，钩突为胰头的一部分。

[2] 胰体肿瘤发生于肠系膜上静脉左壁和主动脉左壁之间。

[3] 胰尾肿瘤发生于主动脉左壁和脾门之间。

【WHO 肿瘤分类】

8148 胰腺高级别上皮内瘤变（PanIN-3）

8453 高级别导管内乳头状黏液性肿瘤

8503 高级别导管内管状乳头状肿瘤

8470 高级别黏液性囊性肿瘤

8500 导管腺癌

8560 腺鳞癌

8576 肝样癌

8510 髓样癌

8480 黏液非囊性肿瘤（胶质瘤）

20

8490　印戒细胞癌

8020　未分化癌

8035　未分化癌伴破骨巨细胞样反应

8550　腺泡细胞癌

8551　腺泡细胞囊腺癌

8453　导管内乳头状黏液性肿瘤伴浸润性癌

8503　导管内管状乳头状肿瘤伴浸润性癌

8470　黏液性囊性肿瘤伴浸润性癌

8971　胰母细胞瘤

8441　浆液性囊腺癌

8452　实性—假乳头状肿瘤

8246　高级别神经内分泌癌

8041　小细胞神经内分泌癌

8013　大细胞神经内分泌癌

8552　混合性腺泡-导管癌

8154　混合性腺泡-神经内分泌癌

8154　混合性腺泡-神经内分泌-导管癌

8154 混合性导管-神经内分泌癌

【区域淋巴结】

区域淋巴结为胰腺周围淋巴结，可进一步分为：

上部　胰头及胰体上

下部　胰头及胰体下

前部　胰十二指肠前、幽门（仅限胰头肿瘤）和近端肠系膜

后部　胰十二指肠后、胆总管和近端肠系膜

脾　　脾门和胰尾（仅限胰体和胰尾肿瘤）

腹腔　（仅限胰头肿瘤）

【胰腺癌淋巴结分组】

目前国内外文献及指南多以日本胰腺协会（Japanese Pancreas Society）的分组为命名标准。

No. 5　幽门上淋巴结

20

No. 6　幽门下淋巴结

No. 7　胃左动脉旁淋巴结

No. 8a　肝总动脉上前淋巴结

No. 8p　肝总动脉后方淋巴结

No. 9　腹腔动脉干周围淋巴结

No. 10　脾门淋巴结

No. 11p　脾动脉近侧旁淋巴结

No. 11d　脾动脉远侧旁淋巴结

No. 12a　肝动脉旁淋巴结

No. 12p　门静脉旁淋巴结

No. 12b　胆总管旁淋巴结

No. 12c　胆囊管周围淋巴结

No. 13a　胰头背侧上缘淋巴结

No. 13b　胰头背侧下缘淋巴结

No. 14a-b　肠系膜上动脉右侧淋巴结

No. 14d-c　肠系膜上动脉左后侧淋巴结

No. 15　结肠中动脉旁淋巴结

No. 16　腹主动脉周围淋巴结

No. 17a　胰头腹侧上缘淋巴结

No. 17b　胰头腹侧下缘淋巴结

No. 18　胰腺下缘淋巴结

【胰腺癌患者的体能状况评估】

胰腺癌患者的体能状况评估有别于其他肿瘤，全面体能状态评估应该包括体能状态评分（performance status，PS）、疼痛、胆道梗阻和营养状况 4 个方面。

体能状态良好具体标准如下：①PS 评分 ≤2 分；②疼痛控制良好，疼痛数字分级法（NRS）评估值 ≤3；③胆道通畅；④体重稳定。

（张　越）

20

参 考 文 献

［1］ Roy AK.Cancer fact sheets.Globocan 2012.IARC,2015.

［2］ Siegel RL,Miller KD,Jemal A.Cancer statistics,2016.CA Cancer J Clin,2016,66(1):7-30.

［3］ Chen W,Zheng R,Baade PD,et al.Cancer statistics in China,2015.CA Cancer J Clin,2016,66(2):115-132.

［4］ Allen PJ,Kuk D,Castillo CF,et al.Multi-institutional validation study of the American Joint Commission on cancer (8th Edition) changes for T and N staging in patients with pancreatic adenocarcinoma.Ann Surg,2016.

［5］ Japan Pancreas Society.Classification of pancreatic carcinoma. Second English ed. Tokyo：Kanehara & Co., Ltd.,2003.

［6］ 中国临床肿瘤学会指南工作委员会.中国临床肿瘤学会(CSCO)乳腺癌诊疗指南 2018.V1.北京：人民卫生出版社,2018.

20

21 肺 癌

肺癌是最常见的严重威胁人类健康的恶性肿瘤，美国每年大约有22.2万的新发病例，约有15.6万人死于肺癌，男性肺癌发病率和死亡率分别占所有恶性肿瘤的19%和27%，女性肺癌的发病率和死亡率分别占恶性肿瘤的12%和25%。我国估计每年新诊断的肺癌约73万，死亡病例约61万，我国肺癌的发病率和病死率分别为19.9%和26.5%。肺癌按病理类型主要分为两大类：非小细胞肺癌（non-small cell lung cancer，NSCLC）约占83.8%（其中鳞癌占26.1%，腺癌占37.8%，大细胞癌占2.4%），小细胞肺癌（small cell lung cancer，SCLC）约占12.6%。

【TNM分期】

TNM分期系统适用于非小细胞肺癌、小细胞肺癌和肺类癌，不适用于肉瘤和其他罕见的肿瘤。TNM分期是基于解剖位置的分期，肿瘤的原发部位为T：肺的肿瘤来源于肺实质的肺泡内衬细胞或者是气管支气管的黏膜；区域淋巴结为N：从锁骨上区域延伸到横膈；肺癌出现转移为M，临床中最常见的转移部位包括：脑、骨、肾上腺、对侧肺、肝脏、心包、肾脏、皮下组织。目前的TNM分期未涵盖临床特征和肿瘤分子生物学特征等其他肿瘤相关因素。

2016年颁布的第8版肺癌TNM分期，收集了1999—2000年共16个国家35个中心共94 708例肺癌病例，46 560例患者来自欧洲，41 705例来自亚洲，4 660

例来自北美洲，1 593 例来自澳洲，190 例来自南美洲。99%的患者的数据通过联盟和登记系统。57.7%的患者接受手术治疗，27%的患者接受了手术联合化疗或者放疗，9.3%的患者仅接受了化疗，4.7%的患者接受放疗和化疗，1.5%的患者仅接受了放疗。经筛选有 77 156 例纳入分析，其中 NSCLC 68 463 例，SCLC 6189 例，40 263例无转移的患者进行了临床 T/N 分期，36 830 例无 M0 的病例进行了病理 T/N 分期，1059 例患者进行了 M0 分期，16 595 例患者进行了 T-any N-any M0 分期，882 例纳入了 T-any N-any M1 分期。各期患者 5 年的生存率分别为：Ⅰa1 期 92%，Ⅰa2 期 83%，Ⅰa3 期 77%，Ⅰb 期 68%；Ⅱa 期 60%，Ⅱb 期 53%；Ⅲa 期 36%，Ⅲb 期 26%，Ⅲc 期 13%；Ⅳa 期 10%，Ⅳb 期 0%。根据病理分期，各期患者的 5 年生存率：Ⅰa 期 73%，Ⅰb 期 68%；Ⅱa 期 46%，Ⅱb 期 36%；Ⅲa 期 24%，Ⅲb 期 9%；Ⅳ 期 13%。

【TNM 定义】

（一）原发肿瘤（T）

Tx　原发肿瘤不能评估或痰细胞学及支气管灌洗液发现癌细胞，但影像学或者支气管镜检查未见肿瘤。

T0　无原发肿瘤证据。

Tis　原位癌。

T1　肿瘤最大径 ≤3cm，周围包绕肺组织及脏层胸膜，支气管镜见肿瘤侵及叶支气管，未侵及主支气管。

T1mi　微浸润腺癌（minimally invasive adenocarcinoma, MIA）[a]。

T1a　肿瘤最大径 ≤1cm[b]。

T1b　肿瘤最大直径 >1cm 但 ≤2cm。

T1c　肿瘤最大直径 >2cm 但 ≤3cm。

T2　肿瘤直径 >3cm 但 ≤5cm；或肿瘤具有下列特征之一：

（1）累及主支气管但未及隆突；

（2）侵犯脏层胸膜；

（3）伴有扩展到肺门的肺不张或者阻塞性肺炎累及部分或者全肺。

T2a　肿瘤最大直径>3cm但≤4cm。

T2b　肿瘤最大直径>4cm但≤5cm。

T3　肿瘤最大直径>5cm但≤7cm或直接侵犯下列结构：壁层胸膜、胸壁（包括肺上沟癌）、膈神经、心包壁层；原发肿瘤同一肺叶出现卫星结节。

T4　肿瘤直径>7cm，侵犯下列任何结构之一：膈肌、纵隔、心脏、大血管、气管、喉返神经、食管、椎体，隆突，原发肿瘤同侧不同肺叶出现卫星结节。

（二）区域淋巴结（N）

Nx　区域淋巴结转移无法评估。

N0　无区域淋巴结转移。

N1　肿瘤转移到同侧支气管周围和（或）同侧肺门和肺内淋巴结，包括直接侵犯。

N2　肿瘤转移到同侧纵隔和（或）隆突下淋巴结。

N3　肿瘤转移到对侧纵隔、对侧肺门、同侧或对侧斜角肌或者锁骨上淋巴结。

（三）远处转移（M）

Mx　远处转移无法评估。

M0　无远处转移。

M1　有远处转移。

M1a　对侧肺叶内多发转移结节，胸膜或者心包的瘤结节或恶性胸膜（或心包）积液[c]。

M1b　单个胸外器官单个转移灶（包括单个非区域淋巴结的转移）。

M1c　胸外单个器官或者多个器官的多发转移。

[a].　肿瘤最大直径≤3cm，以贴肺泡壁生长为主且病灶中浸润成分的最大直径≤5mm。

[b].　任何大小的表浅的肿瘤浸润癌限于支气管壁的，即使延伸接近主支气管，也归为T1，这种情况非常少见。

21

ᶜ. 肺癌患者的胸腔或心包积液多数是由肿瘤所致，但有少数患者胸腔积液或心包积液多次细胞病理检查未找到癌细胞，且积液为非血性非渗出液，当有这些情况及临床判断积液为非肿瘤造成时，积液不能作为分期因素，患者应当归为 M0。

【解剖分期/预后分组】

TNM 描述及分期组合主要是根据患者的预后，因此 TNM 分期系统的主要目的是确定患者的预后，该分期对同质的患者规定了通用的命名，另外根据分期对患者进行治疗选择。

分期	T	N	M
隐性肺癌	Tx	N0	M0
0 期	Tis	N0	M0
Ⅰa1 期	T1mi	N0	M0
	T1a	N0	M0
Ⅰa2 期	T1b	N0	M0
Ⅰa3 期	T1c	N0	M0
Ⅰb 期	T2a	N0	M0
Ⅱa 期	T2b	N0	M0
Ⅱb 期	T1a	N1	M0
	T1b	N1	M0
	T1c	N1	M0
	T2a	N1	M0
	T2b	N1	M0
	T3	N0	M0
Ⅲa 期	T1a	N2	M0
	T1b	N2	M0

21

续表

分期	T	N	M
Ⅲa 期	T1c	N2	M0
	T2a	N2	M0
	T2b	N2	M0
	T3	N1	M0
	T4	N0	M0
	T4	N1	M0
Ⅲb 期	T1a	N3	M0
	T1b	N3	M0
	T1c	N3	M0
	T2a	N3	M0
	T2b	N3	M0
	T3	N2	M0
	T4	N2	M0
Ⅲc 期	T3	N3	M0
	T4	N3	M0
Ⅳa 期	任何 T	任何 N	M1a
	任何 T	任何 N	M1b
Ⅳb 期	任何 T	任何 N	M1c

【SCLC 分期】

小细胞肺癌临床上常采用 TNM 分期和美国退伍军人分期相结合的方法。

SCLC 局限期、广泛期的定义：

局限期：AJCC（第8版） Ⅰ～Ⅲ期（任何 T，任何 N，M0）能够安全地进行根治性放疗，排除多发肺结节或者肿瘤/结节过大不能包括在放疗计划内的 T3-4。

广泛期: AJCC（第 8 版）Ⅳ 期（任何 T，任何 N，M1a，b），或者多发肺结节或者肿瘤/结节过大不能包括在放疗计划内的 T3~4。

【ⅢaN2 非小细胞肺癌】

ⅢaN2 非小细胞肺癌又进一步细分为 Ⅲa1、Ⅲa2、Ⅲa3、Ⅲa4。

Ⅲa1：切除标本最后的病理学检查偶然发现的 N2 转移；

Ⅲa2：术中发现的单站淋巴结转移；

Ⅲa3：术前分期（纵隔镜、其他的淋巴结活检或 PET/CT）发现的单站或多站淋巴结转移；

Ⅲa4：巨块或固定的多站 N2 淋巴结转移（CT 扫描图上短径>2cm 的淋巴结）。

【国际肺癌研究协会（International Association for the Study of Lung Cancer，IASLC）纵隔淋巴结分组】

1 组：锁骨上淋巴结、下颈部、锁骨上与胸骨颈静脉切迹淋巴结；

2-4 组：上纵隔淋巴结。

2R：上气管旁淋巴结（右）；

2L：上气管旁淋巴结（左）；

3A：血管前淋巴结；

3P：气管后淋巴结；

4R：下气管旁淋巴结（右）；

4L：下气管旁淋巴结（左）。

5-6 组：主动脉淋巴结。

5 组：主动脉下淋巴结，位于主动脉窗肺动脉韧带外侧；

6 组：主动脉旁淋巴结，位于升主动脉与主动脉弓前方与外侧。

7-9 组：下纵隔淋巴结。

7 组：隆突下淋巴结；

8 组：食管旁淋巴结；

9 组：肺韧带淋巴结，位于肺韧带区。

10-14 组：N1 淋巴结，肺门、肺叶及其主要分支淋巴结。

10 组：肺门淋巴结；

11 组：叶间淋巴结；

12 组：叶支气管淋巴结；

13 组：段支气管周围淋巴结；

14 组：亚段支气管淋巴结。

【分期检查原则】

1. 基于危险因素和影像学检测高度怀疑 Ⅰ 期或 Ⅱ 期的患者在进行外科手术之前可不必行肺部肿瘤活检，但支气管镜检查是适合的。如果术前没有行组织病理学检查，再行肺叶或全肺切除之前必须进行术中诊断。

2. 对于临床分期为 Ⅰ 期或 Ⅱ 期的患者在手术之前推荐进行侵袭性纵隔分期（纵隔镜、纵隔切开术、支气管内超声（endobroncheal ultrasonography，EBUS）、内镜超声（endoscopic ultrasonography，EUS）、CT 引导下穿刺活检。

3. 对怀疑肺癌的患者，获得组织学诊断的有效方法包括痰细胞学检查、支气管镜病理或支气管镜细针穿刺病理、影像学引导下的穿刺病理、胸腔穿刺、纵隔镜、胸腔镜或外科手术取病理、EBUS 引导下取病理、导航支气管镜检查取病理。

【分期评估的类型】

不同的分期评估类型对分期的预后意义有很大的影响，最常见的两种分期评估类型是临床分期和病理分期。

21

前缀	命名	定义
c	临床	在各种治疗之前通过各种可以获得的所有信息（包括纵隔镜）进行的分期
p	病理	手术后基于病理评估进行的分期
y	再分期	部分或所有治疗后进行评估
r	复发	肿瘤复发时的再分期
a	解剖分期	根据解剖结果评估分期

【肺腺癌病理分类】

肺腺癌手术标本 IASLC/美国胸科学会（American Thoracic Society，ATS）/欧洲呼吸学会（European Respiratory Society，ERS）分类。

浸润前病变

非典型腺瘤性增生

原位腺癌（≤3cm 原来的 BAC）

非黏液性

黏液性

黏液/非黏液混合性

微浸润性腺癌（≤3cm 贴壁状为主的肿瘤，浸润灶 ≤5mm）

非黏液性

黏液性

黏液/非黏液混合性

浸润性腺癌

贴壁状为主（原来的非黏液性 BAC 生长方式，浸润灶>5mm）

21

续表

腺泡性为主
乳头状为主
微乳头状为主
实性为主伴有黏液产物
浸润性腺癌变型
浸润性黏液腺癌（原来的黏液性 BAC）
胶样型
胎儿型（低度和高度恶性）
肠型

【小活检和细胞学诊断肺癌的规定】

1. 如果诊断是通过小标本或细胞学标本获得的，应明确是否诊断仅建立在光学显微镜基础上还是同时应用了特殊染色。

2. 对于小标本和细胞学诊断为 NSCLC，如果可能，应进一步区分更具体的病理类型，如腺癌、鳞癌。

3. 由于组织学的异质性，小标本和细胞学标本不能代表整个肿瘤的情况，也可能与最终手术切除标本的病理诊断不一致。

4. 除用于病理诊断外，小活检和细胞学标本还应最大限度地留存一些标本做基因突变、扩增和染色体易位等分子检测。

5. AIS（原位腺癌）或 MIA（微小浸润腺癌）不应作为小标本和细胞学标本的诊断名称。如果在小标本中存在非浸润性生长方式，应该指明贴壁生长。

6. 大细胞癌通常不作为小标本和细胞学标本的诊断名称，仅限于手术切除标本。

7. 细胞学标本尽可能与组织学标本同时检测，有助于获得明确的一致的诊断。

21

【NSCLC 的分子分型】

NSCLC 不是单独一种疾病，而是根据不同的驱动基因分为不同的亚型，因此对于转移或复发的 NSCLC 建议进行分子检测，如有可能，考虑重复活检。

对于腺癌、大细胞癌、未分类的 NSCLC 行表皮生长因子受体（epidermal growth factor receptor，*EGFR*）、间变性淋巴瘤激酶（anaplastic lymphoma kinase，*ALK*）基因检测；对于鳞癌，尤其是不吸烟或活检小标本或混合组织学类型者，考虑进行 *EGFR*、*ALK* 基因检测。*EGFR*±*ALK* 作为 NSCLC 多基因检测或新一代测序的两个靶点进行检测。

对 *EGFR* 突变和 *ALK* 重排阴性患者，可考虑行其他突变检测（*ROS*1 重排、*RET* 重排、*BRAF* 突变、*KRAS* 突变、*HER*2）。

目前推荐的检测方法：①*EGFR* 突变检测：蝎形探针扩增阻滞突变系统（amplification refractory mutation system，ARMS）与测序法检测；②*ALK* 融合基因重排检测：荧光原位杂交方法（fluorescence in situ hybridization，FISH）和 VENTANA ALK 免疫组化。

【完全性切除手术（R0 手术）】

除完整切除原发病灶外，应当常规进行系统性肺门和纵隔各组淋巴结（N1 和 N2 淋巴结）切除，并标明位置送病理学检查。最少对 3 个纵隔引流区（N2 站）的淋巴结进行清扫或采样，尽量保证淋巴结整块切除。建议右胸淋巴结清除范围为 2R、3a、3p、4R、7-9 组淋巴结和周围软组织，左胸淋巴结清除范围为 4L、5-9 组淋巴结和周围软组织。

【肺结节评估】

在临床中，肺结节越来越常见。肺结节的大小和生长速度与恶性可能相关，为了评估肺结节恶性程度，决

21

定对肺结节的干预策略和在随访过程中观察肺结节动态改变需要准确测量肺结节的大小。第 8 版 AJCC 推荐采用 1mm 层厚的 CT 对肺结节进行评估，在肺窗进行测量，用 mm 记录肺结节的直径，对实质性结节和纯磨玻璃结节需要测量最长径和最短径，以显示结节的最大平均直径，在进行 T 分期时采用最长径；对于部分实质性结节，除了测量长径和短径外，还需测量实质成分的长径，进行 T 分期是用实质成分的长径。

【肺多发结节肺癌的诊断和分期】

第 8 版 TNM 分期中对以肺部多发结节表现的肺癌包括第二原发肺癌、多原发肺癌、肺炎性肺腺癌以及肺癌肺转移病灶如何分期进行了推荐。

	第二原发肺癌	多原发肺癌	肺炎性肺腺癌	肺癌肺转移
影像学特征	两个或多个肺部肿块	多发纯磨玻璃结节或者部分实质性结节	斑片状影像	典型的肺癌影像，分开的实质性结节
病理特征	具有不同的病理类型，不同的形态特征	腺癌（原位腺癌，微浸润腺癌，贴壁为主型腺癌）	具有相同的病理学特征（浸润性黏液性腺癌更常见）	具有相同的形态学特征

21

续表

	第二原发肺癌	多原发肺癌	肺炎性肺腺癌	肺癌肺转移
TNM分期	每个肿瘤分别进行TNM分期	T分期由最大的肺结节确定，并在括号内标注结节数目	T分期根据病灶大小决定，累及一个肺叶为T3，累及同侧不同肺叶为T4，累及对侧肺叶为M1a	T分期有原发病灶确定

（程 颖 张 爽）

参 考 文 献

[1] Siegel RL，Miller KD，Jemal A.Cancer statistics，2017.CA Cancer J Clin，2017，67（1）：7-30.

[2] Chen W，Zheng R，Baade PD，et al.Cancer statistics in China，2015.CA Cancer J Clin，2016，66（2）：115-132.

[3] Howlader N，NooneAM，Krapcho M，et al.SEER cancer statistics review，1975-2011，National Cancer Institute. Bethesda，MD，http：//seer.cancer.gov/csr/1975_2011/，based on November 2013 SEER data submission，posted to the SEER web site，April 2014.

[4] Rusch VW，Asamura H，Watanabe H，et al.The IASLC Lung Cancer Staging Project：a proposal for a new international lymphnode map in the forthcoming 7th edition of the TNM Classifi-cation for Lung Cancer.J ThoracOncol，

21

2009,4:568-577.

[5] Rami-Porta R, Bolejack V, Giroux DJ, et al. The IASLC lung cancer staging project: the new database to inform the eighth edition of the TNM classification of lung cancer. J Thorac Oncol, 2014, 9(11):1618-1624.

[6] Detterbeck FC, Chansky K, Groome P, et al. The IASLC Lung Cancer Staging Project: methodology and validation used in the development of proposals for revision of the stage classification of NSCLC in the forthcoming (eighth) edition of the TNM classification of lung cancer. J Thorac Oncol, 2016, 11(9):1433-1446.

[7] Nicholson AG, Chansky K, Crowley J, et al. The International Association for the Study of Lung Cancer Staging Project: proposals for the revision of the clinical and pathologic staging of small cell lung cancer in the forthcoming eighth edition of the TNM classification for lung cancer. J Thorac Oncol, 2016, 11(3):300-311.

[8] Amin MB, Edge SB, Greene FL, et al. AJCC cancer staging manual. 8th ed. New York: Springer, 2017.

[9] 吴一龙,蒋国梁,廖美琳,等.非小细胞肺癌ⅢA期N2之处理.循征医学,2008,8(2):113-117.

[10] Detterbeck FC, Boffa DJ, Tanoue LT. The new lung cancer staging system. Chest, 2009, 136(1):260-271.

[11] Travis WD, Brambilla E, Noguchi M, et al. International association for the study of lung cancer/american thoracic society/european respiratory society international multidisciplinary classification of lung adenocarcinoma. J Thorac Oncol, 2011, 6(2):244-285.

[12] 支修益,石远凯,于金明,等.中国原发性肺癌诊疗规范(2015年版).中华肿瘤杂志, 2015.1, 37(1):67-78.

[13] Travis William D, Asamura Hisao, Bankier Alexander A, et al. The IASLC Lung Cancer Staging Project: pro-

21

posals for coding T categories for subsolid nodules and assessment of tumor size in part-solid tumors in the forthcoming eighth edition of the TNM classification of lung cancer.J Thorac Oncol,2016,11(8):1204-1223.

[14] Detterbeck Frank C,Nicholson Andrew G,Franklin Wilbur A,et al.The IASLC Lung Cancer Staging Project: summary of proposals for revisions of the classification of lung cancers with multiple pulmonary sites of involvement in the forthcoming eighth edition of the TNM classification.J Thorac Oncol,2016,11(5):639-650.

21

22 恶性胸膜间皮瘤

（本分类适用于弥漫型恶性胸膜间皮瘤）

第 8 版恶性胸膜间皮瘤 TNM 分期的更新主要来源于国际肺癌研究组织（IASLC）的回顾性及前瞻性数据库。数据最早收集自 1995 年，多数仍来源于 2000—2013 年之间的来自横跨四大洲的 29 家医学中心。

恶性间皮瘤是一种比较罕见的高度侵袭性的恶性肿瘤，起源于胸膜、心包和腹膜腔的间皮层。发病率低于所有恶性肿瘤的 2%，最常见的致病因素是石棉暴露。石棉暴露与恶性胸膜间皮瘤之间的潜伏期为 20 年或更长。有关恶性胸膜间皮瘤（malignant pleural mesothelioma, MPM）的病理生理及自然病史人们知之甚少，直到 20 世纪 60 年代，有关南非矿工的流行病学研究发现了石棉暴露与 MPM 发生的关联性，因为该疾病的罕见性以及流传的治疗无效性，在很长时间内该病研究甚少。从 20 世纪 70 年代到 20 世纪 90 年代，针对 MPM 至少有 5 个分期系统，多数并不是基于 TNM 分期系统，故并没有被普遍接受。

1994 年，由 IASLC 和国际间皮瘤兴趣小组（IMIG）的 MPM 研究者分析了现存的外科数据库，建立了以 TNM 为基础的分期系统。随后，这个分期系统被 AJCC 和 UICC 所接受，作为 MPM 的第 6 版和第 7 版分期系统手册内容，广泛地应用于回顾性及前瞻性临床试验。但是，由于数据主要来自小样本、单中心外科数据回顾性分析，所以其适用性受到质疑。应用临床分期和源于肺癌的经验性的 N 分期越来越困难，可能与 MPM 不相关，多个研究者建议修订分期系统，但是这些研究往往局限于单中心或小样本研究。

【解剖】

（一）原发部位

间皮瘤位于肺及纵隔器官的表面及胸壁的内侧，由紧密而厚的一层扁平细胞组成。

（二）区域淋巴结

胸内淋巴结（包括内乳、横膈周围、心包脂肪垫和肋间淋巴结）。

斜角肌淋巴结。

锁骨上淋巴结。

间皮瘤分期系统的区域淋巴结分布图和命名方法与肺癌相似，MPM 也经常转移到肺癌不常累及的淋巴结，包括内乳淋巴结、横膈周围淋巴结、心包脂肪垫和肋间淋巴结，这些淋巴结目前被分类为胸内淋巴结，命名为 N1。

（三）远处转移

进展期恶性胸膜间皮瘤常发生较广泛的转移，甚至转移至不常见的部位，如脑、甲状腺或前列腺。最常转移的部位为对侧胸膜和肺、腹膜、胸外淋巴结、骨和肝。

【分期原则】

本分期系统适用于临床和病理分期。临床分期主要依赖于影像学检查，最常用的是 CT 检查，最近 FDG-PET 扫描应用增多。也有些医学中心使用 MRI 评价胸壁和横膈的潜在侵犯。如前所述，肿瘤的 CT 容积测量或单发肿瘤厚度在 CT 上的测量为临床分期提供帮助，侵袭性的分期检查，包括腹腔镜检查、胸外淋巴结活检、经支气管超声引导针吸活检术（EBUS-TBNA）和纵隔镜也被用于切除前的分期检查。

【影像学检查】

CT 增强是首选的评价 MPM 的放射学方法，其后

22

MRI 和 FDG PET/CT 也是术前检查和分期重要的一部分。这三种方法提供互补的信息，以判定是否可切除，协同核医学通气和灌注扫描，可用于选择最佳的手术方式。基于临床和病理分期的一致性较差，故更倾向于根据术前影像判定早期或晚期疾病。目前对于 T 分类的界定没有标准，"T"分类仅仅基于邻近结构的侵袭程度。胸部 MRI 被证实在鉴别跨胸膜病变、纵隔侵袭和多病灶胸壁侵袭上优于 CT。MR 影像对早期发现胸膜侵犯亦具有优势。尽管弥散加权 MRI 在预测 MPM 组织学类型上显示前景，但目前并没有可靠的影像学生物学标志物能有效地鉴别组织学亚型。即使良好的胸膜活检也很难做出诊断，尤其在一些早期患者。影像引导的胸膜活检并未常规实施，部分原因是由于针道种植的风险以及所取样本量太小，所以由于组织量不足而导致诊断困难。影像学检查容易低估 MPM 的疾病程度，导致可切除（T1～T3）和不可切除疾病的降期（T4）。如果肿瘤侵及叶间裂、肺实质或横膈肌肉，被分类为 T2。T3 包括侵及胸膜和（或）纵隔脂肪，但不包括通过心包或胸壁软组织沿单一病灶延伸的病灶。连续或直接的肿瘤胸壁广泛侵犯；臂丛神经、骨（肋骨或脊柱），纵隔器官，或对侧胸膜；或跨横膈或心包的侵犯被定义为 T4。纵隔和肺门短径大于 1cm 的结节通常被疑为转移。腹腔内播散与血行转移有时难以鉴别，尤其在晚期患者。中枢神经系统、骨、脑、肾、肾上腺、肺和对侧胸膜的转移容易发生在肉瘤样肿瘤或进展期的上皮或混合肿瘤。

MPM 的临床分期是描述性的，没有固定的标准。采用结构化的影像报告有助于诊断。因为对于 T 分类，存在不同程度的相同解剖结构的侵袭，例如横膈或心包。小于 1cm 的结节也可能是转移，但不一定在 PFT/CT 上有 FDG 的摄取，所以容易导致假阴性。另外，增大的摄取 FDG 的结节可能是反应性的或炎症性的，因为很多 MPM 患者行胸膜固定术和其他侵入性操作（例如胸膜活检和胸腔置管）也可能导致炎症反应，导致在 N 分期上出现假阳

22

性的结果。另外，肺门结节大小也很难准确评价，因为与邻近胸膜肿瘤很难区分。

【病理分类】

病理分类基于外科手术切除，手术前后疾病范围应被认真记录。有时，彻底的 N 分期也许是不可能的，尤其如果技术上不可切除，外科探查或预防性切除胸内淋巴结时发现肿瘤（T4），肿瘤是否侵及胸膜的判定最好在手术中，因为病理学家很难从组织学上评价。对于术后 N 分期，组织学的检查应包括：来自手术切除和淋巴结采样的所有胸内区域的淋巴结，对侧或锁骨上淋巴结也可能在 EBUS-TBNA、纵隔镜或外科淋巴结活检中获得。

【预后因素】

（一）来自分期协作组的预后因素

除去用于进行 TNM 分期的因素，协作组无额外的推荐。

（二）临床推荐的其他因素

最近在 IASLC MPM 数据库中有一些因素被报道具有预后意义。有 3 个确定的预后模型。

模型 A，包括临床和病理参数最大数量的信息：病理分期、病史、性别、年龄、手术类型、辅助治疗、白细胞和血小板计数。

模型 B，其中外科分期信息未纳入，定义以下为预后因素：临床分期、病史、性别、年龄、手术类型、辅助治疗、白细胞、血红蛋白和血小板计数。

模型 C，仅仅限于可获得的临床数据：病史、性别、年龄、白细胞、血红蛋白和血小板计数。

这三个模型所列的所有因素的预后意义与之前公布的文献是一致的，体力状态评分亦被列为预后因素之一，尽管在 IASLC 的数据库中不显著，因为大多数的患者考虑行手术，体力状态评分更适用于日常临床实践中的患者。

【风险评估模型】

AJCC 近期发布的一系列指南将用于评估统计预测模型以供临床使用。虽然这是迈向精准医学目标的重大一步，但是这项成果是最近才出版的。因此，现有的已发表或已用于临床的癌症模型尚未被 AJCC 精准医学中心评定。未来，此癌症统计预测模型将被重新评价，符合 AJCC 标准者将得到认可。

【AJCC TNM 分期】

（一）原发肿瘤（T）

Tx　原发肿瘤不能被评价。

T0　无原发肿瘤证据。

T1　肿瘤局限于同侧壁层胸膜，伴或不伴以下部位受侵：

● 脏层胸膜

● 纵隔胸膜

● 横膈膜

T2　肿瘤累及同侧胸膜表面之一（壁层、纵隔、横膈膜、脏层胸膜），并至少具有下列特征之一：

● 累及膈肌

● 肿瘤从脏层胸膜蔓延至肺实质

T3　局部进展但潜在可切除的肿瘤：肿瘤累及同侧壁层胸膜的任何部位（壁层胸膜、纵隔胸膜、横膈膜、脏层胸膜），并至少具有下列特征之一：

● 侵及胸内筋膜

● 侵及纵隔脂肪

● 侵及胸壁软组织的孤立性、完全可切除性肿瘤病灶

● 非透壁性心包受累

T4　局部进展非可切除性肿瘤：肿瘤累及同侧所有胸膜表面（壁层胸膜、纵隔胸膜、横膈膜、脏层胸膜），并至少具有下列特征之一：

22

• 胸壁弥漫性受累或多发性病灶，伴或不伴肋骨侵犯

• 肿瘤经膈肌直接侵犯腹膜

• 肿瘤直接侵犯对侧胸膜

• 肿瘤直接侵犯纵隔器官

• 肿瘤直接侵犯脊柱

• 肿瘤扩散至心包膜内表面，伴或不伴心包积液或肿瘤侵犯心肌

（二）区域淋巴结（N）

Nx　区域淋巴结不能评估。

N0　区域淋巴结无转移。

N1　同侧支气管、肺门或纵隔淋巴结转移（包括内乳、横膈周围、心包脂肪垫或肋间淋巴结）。

N2　对侧纵隔、同侧或对侧锁骨上淋巴结转移。

（三）远处转移（M）

Mx　远处转移不能确定。

M0　无远处转移。

M1　有远处转移。

【解剖分期/预后分组】

原发肿瘤（T）	区域淋巴结转移（N）	远处转移（M）	分期
T1	N0	M0	ⅠA
T2 或 T3	N0	M0	ⅠB
T1	N1	M0	Ⅱ
T2	N1	M0	Ⅱ
T3	N1	M0	ⅢA
T1~3	N2	M0	ⅢB
T4	任何 N	M0	ⅢB
任何 T	任何 N	M1	Ⅳ

【登记数据收集变量】

收集所有的 T、N、M 分类和分层预后因素相关的数据。

（1）组织学类型；

（2）性别；

（3）年龄；

（4）体力状态评分；

（5）实验室参数，包括白细胞、血小板和血红蛋白；

（6）根治性的外科切除（胸膜切除/剥脱术，扩大的胸壁切除/剥脱术或胸膜外的肺叶切除术）；

（7）多学科综合治疗的患者，应用化疗和（或）放疗。

【组织病理学分级】

Gx　分级不能被评价。

G1　高分化。

G2　中度分化。

G3　低分化。

G4　未分化。

【组织病理学类型】

恶性胸膜间皮瘤有 4 种病理类型。

（1）上皮型；

（2）混合型（上皮样和肉瘤样成分至少占 10%）；

（3）肉瘤样型；

（4）结缔组织增生型。

单纯上皮型肿瘤比混合型和肉瘤样型肿瘤预后更好。上皮型 MPM 的多形性亚型生存预后与混合型或肉瘤样 MPM 相似，但仍归类为上皮型 MPM，尽管结缔组织增生样肿瘤的组织学表现温和，但其预后更差。这些差异的生物学机制尚未阐明。

22

（柳　影）

参考文献

[1] Dimitrov N,McMahon S.Presentation,diagnostic methods, staging,and natural history of malignant mesotheliom a. Asbestosrelated malignancy.Orlando,FL:Gruñe and Stratton,1987:225-238.

[2] Chahinian A.Therapeutic modalities in malignant pleural mesothelioma.Diseases of the Pleura, New York, NY: Masson Publishers.1983.

[3] Butchart EG,Ashcroft T,Bam sley WC,et al.Pleuropneumonectomy in the management of diffuse malignant mesothelioma of the pleura. Experience with 29 patients. Thorax,1976,31(1):15-24.

[4] Tammilehto L,Kivisaari L,Saiminen US,et al.Evaluation of the clinical TNM staging system for malignant pleural mesothelioma:an assessment in 88 patients.Lung cáncer, 1995 Mar,12(1 -2):25-34.

[5] Rusch VW.A proposed new international TNM staging system for malignant pleural mesothelioma.From the International Mesothelioma Interest Group.Chest,1995,108 (4):1122-1128.

[6] Richards WG,Godleski JJ,Yeap BY,et al.Proposed adjustments to pathologic staging of epithelial malignant pleural mesotheliom a based on analysis of 354 cases. Cligna,2010,15;116(6):1510-1517.

[7] Nakas A,Black E,Entwisle J,et al.Surgical assessment of malignant pleural mesothelioma:have we reached acritical stage? European Journal of Cardio-Thoracic Surgery,2010,37(6):1457-1463.

[8] Cao C,Andvik SKK.Yan TD,et al.Staging of patients after extrapleural pneumonectomy for malignant pleural mesotheliom a-institutional review and current update.Inter-

active cardiovascular and thoracic surgery, 2011, 12 (5): 754-757.

[9] Flores RM, Zakowski M, Venkatraman E, et al. Prognostic factors in the treatment of malignant pleural mesothelioma at a large tertiary referral center. Journal of Thoracic Oncology, 2007, 2(10): 957-965.

[10] Gili RR, Gerbaudo VH, Sugarbaker DJ, et al. Current trends in radiologic management of malignant pleural mesothelioma. Semin Thorac Cardiovasc Surg, 2009, 21 (2): 111-120.

[11] Marom EM, Erasmus JJ, Pass HI, et al. The role of imaging in malignant pleural mesothelioma. Semin Oncol, 2002, 29(1): 26-35.

[12] Wang ZJ, Reddy GP, Gotway MB, et al. Malignant pleural mesothelioma: evaluation with CT, MR imaging, and PET. Radiographics: a review publieation of the Radiological Society of North America, Inc, 2004, 24(1): 105-119.

[13] Gil I, IncSamata H, et al. Diffusion-weighted MRI of malignant pleural mesothelioma: prelim inary assessment of apparent diffusion coefficient in histologic subtypes. AJR. American journal of roentgenology, 2010, 195(2): W125-130.

[14] De Rienzo A, Dong L, Yeap BY, et al. Fine-needle aspiration biopsies for gene expression ratio-based diagnostic and prognostic tests in m alignant pleural mesothelioma. Clin Cnzo A, Do, 2011, 17(2): 310-316.

[15] Sorensen JB, Ravn J, Loft A, et al. Preoperative staging procedures using 18F-FDG-Positron emission tomography computed tomography fused imaging (PET-CT-Scan) and mediastinoscopy compared to surgical-pathological findings in malignant pleural mesothelioma undergoing extrapleural pneumonectomy: P1-091. Journal of Thoracic Oncology, 2007,

22

2(8):S586.

[16] Erasmus JJ, Truong MT, Smythe W R, et al. Integrated computed tom ography-positron emission tom ography in patients with potentially resectable malignant pleural mesothelioma: Staging implications. J Thorac Cardiovasc Surg, 2005, 129(6): 1364-1370.

[17] Pass HI, Giroux D, Kennedy C, et al. Supplementary prognostic variables for pleural mesothelioma: a report from the IASLC staging committee. J Thorac Oncol, 2014, 9(6): 856-864.

[18] Kattan MW, Hess KR, Amin MB, et al. American Joint Committee on Cáncer acceptance criteria for inclusión of risk models for indivicualized prognosis in the practice of precisión medicine. CA Cáncer J Clin, Jan 19.doi: 10.3322/caac.21339. [Epub ahead of print].

[19] Rusch VW, Asamura H, Watanabe H, et al. The IASLC lung cancer staging project: a proposal for a new international lymph node map in the forthcoming seventh edition of the TNM classification for lung cncer stJ Thorac Oncol, 2009, 4(5): 568-577.

22

23 胸腺肿瘤

胸腺肿瘤占前纵隔肿瘤的 50%，在成人中占前纵隔肿瘤的 30%，在儿童中占前纵隔肿瘤的 15% 左右。而胸腺瘤和胸腺癌是最常见的胸腺肿瘤，胸腺瘤每年发病率约为 0.13/10 万。胸腺瘤多为良性，但临床上有潜在恶性，易局部侵犯，甚至出现远处转移；而胸腺癌则表现出癌的病理学特征，常见于疾病的进展期，常须与前上纵隔的其他肿瘤，如恶性淋巴瘤、类癌、生殖细胞瘤、纤维性间皮瘤等鉴别。约一半的胸腺瘤无症状，40% 的患者有重症肌无力（MG）症状。90% 胸腺瘤发生在前纵隔，而其余发生在颈部和纵隔其他区域，以往良性和恶性名称经常混淆胸腺瘤和胸腺癌的概念，目前多使用侵袭性和非侵袭性概念。非侵袭性胸腺瘤可以与邻近器官有黏连，但有完整包膜，可以切除。而侵袭性胸腺瘤即使有良性细胞学表现，但与周围组织关系密切，可以发生转移，胸膜种植，但胸腔外转移较少。由于胸腺瘤的分期较为混乱，世界卫生组织（WHO）胸腺瘤分类委员会建议对胸腺瘤采取新分类，具有相似预后细胞学特征的肿瘤归为一类。

【胸腺瘤到胸腺癌疾病谱的过渡】

由于胸腺瘤形态学的多样性、肿瘤细胞的异质性以及缺乏简单有效的观察指标分类等原因，其分类方法尚无统一依据。随着诊断技术的发展及肿瘤生物学研究的进步，几种关于胸腺瘤的分类方法先后被提出。

1961 年 Bernatz 等根据上皮细胞和淋巴细胞的比例及上皮细胞形状将胸腺瘤分为上皮细胞型、淋巴细胞型、混合细胞型和梭形细胞型 4 种，也称胸腺瘤的传统分类方法。但因分类方法没有考虑与胸腺发育因素的相关性，同样也没有考虑与临床相关性的因素，因此又相继出现其他的多种分类方法。

1978 年 Levine 等将胸腺瘤分为两大类：有包膜者归为良性胸腺瘤；所有具有侵袭性者被归为恶性胸腺瘤，按其恶性程度分类为Ⅰ型和Ⅱ型。

1985 年 Marino 和 Muller-Hermelink 分类系统将胸腺瘤分为髓质型、混合型、皮质为主型、皮质型、高分化胸腺癌。髓质型和混合型胸腺瘤即使有包膜侵犯也无复发危险；皮质为主型和皮质型胸腺瘤有中等程度侵袭性，有较低的复发危险性；高分化胸腺癌具有侵袭性，有高复发危险和致死性。

同年 Verley 等将胸腺瘤分为梭形细胞型、淋巴细胞为主型、分化好的上皮细胞型和低分化上皮细胞型，共 4 型。

Suster 和 Moran 为简化的胸腺瘤分类做了很多工作，根据胸腺瘤的分化程度分为胸腺瘤（分化良好型），不典型胸腺瘤（中度分化型），胸腺癌（分化差型）。

【来自 WHO 胸腺上皮肿瘤分型委员会的胸腺瘤的组织学分型】

世界卫生组织（World Health Organization，WHO）为规范胸腺瘤的分类，根据胸腺瘤上皮细胞形态及组织中淋巴细胞与上皮细胞的比例进行分类（表 23-1）。

表 23-1 胸腺瘤 WHO 分型（2015）

A 型胸腺瘤，包括非典型变异型	即髓质型或梭形细胞胸腺瘤。非典型 A 型胸腺瘤变异型，即肿瘤组织呈现程度不同的非典型，如富于细胞、核分裂增加（>4 个/mm²）及局灶性坏死

23

续表

AB 型胸腺瘤	由淋巴细胞较少的梭形细胞 A 型成分及丰富的 B 型样淋巴细胞成分组成，伴显著的未成熟性 T 细胞，2 种成分比例相对变化较大
B 型胸腺瘤	被分为 3 个亚型
B1 型胸腺瘤	即富含淋巴细胞的胸腺瘤、淋巴细胞型胸腺瘤或类器官胸腺瘤
B2 型胸腺瘤	与 B1 型相比，细胞更大更丰富，缺乏髓质分化区，而常见明显的血管外间隙
B3 型胸腺瘤	是一种上皮为主的胸腺上皮性肿瘤，由轻到中度非典型多边形肿瘤细胞组成，呈现片层状、实性生长方式
C 型胸腺瘤	即胸腺癌，组织学上此型较其他类型的胸腺瘤更具有恶性特征
伴淋巴间质的微小结节胸腺瘤	一种以小而多发的肿瘤岛组成为特征的胸腺上皮性肿瘤
化生型胸腺瘤	主要由上皮细胞及梭形细胞两种成分构成
其他罕见胸腺瘤	包括显微镜下胸腺瘤、硬化型胸腺瘤、脂肪纤维腺瘤

【胸腺瘤的分期系统】

1981 年，日本学者 Masaoka 等提出了手术所见与显微镜所见相结合的分期系统，该分期强调以下两点：①虽然肉眼观察肿瘤可能在包膜内，但镜下所见已超出胸腺包膜，分期应该有区别；②将具有恶性行为的胸腺瘤进一步细化。部分胸腺瘤病理可能无法证实胸腺瘤是否侵犯纵隔胸膜，但术中可以明确是否侵犯纵隔胸膜，

23

因此要求手术者有描述，并依据实际情况进行分期；对于侵袭性的肿瘤则依据局部侵犯或广泛侵犯分为Ⅲ期和Ⅳa 期，将远处转移的或任何纵隔淋巴结转移的胸腺瘤纳入Ⅳb 期。2017 版肿瘤学临床实践指南（NCCN）中推荐使用 Masaoka-Koga 分期分类（表 23-2），WHO 的TNM 分期很少被普遍使用。

表 23-2　修正的 Masaoka-koga 临床分期系统

分期	描述
Ⅰ期	肉眼和镜下肿瘤包膜完整，包括肿瘤侵犯但未侵透包膜，或肿瘤的包膜缺如但未侵犯周围组织
ⅡA 期	肿瘤镜下侵透包膜（非肉眼观察）
ⅡB 期	肉眼侵犯或大块紧邻周围脂肪组织，或肉眼粘连但未侵透纵隔胸膜或心包 肉眼肿瘤侵犯正常胸膜或胸膜周围脂肪（镜下证实）或与胸膜或心包粘连，需一同切除，而且镜下证实有胸腺周围侵犯（但是镜下未侵犯或侵透纵隔胸膜或侵犯心包的纤维层）
Ⅲ期	肉眼肿瘤侵犯邻近组织或器官，包括心包、肺及大血管 包括侵犯以下任何组织： 镜下侵犯纵隔胸膜（无论部分或侵透弹力蛋白质）； 或镜下侵犯心包（无论部分侵犯纤维层或侵透浆膜层）； 或镜下证实直接侵透脏器胸膜或侵犯肺实质； 或侵犯膈神经或迷走神经（镜下证实，仅粘连除外）； 或侵犯或侵透大血管结构（镜下证实）；

23

续表

分期	描述
Ⅲ期	与肺或周围器官纤维粘连，且必须侵犯纵隔胸膜或心包（镜下证实）
ⅣA 期	肿瘤广泛侵犯胸膜和（或）心包； 镜下证实与原发肿瘤分开的肿瘤结节，位于脏层或壁层胸膜表面，或心包表面
ⅣB 期	肿瘤扩散到远处器官； 任何淋巴结转移（如前纵隔、胸腔内、下颈部或前部淋巴结、任何胸外淋巴结）； 远处转移（如胸外和颈部胸腺组织以外的淋巴结）或肺实质结节（而非胸膜种植）

　　另一个分期系统是来自法国的肿瘤协作组织 GETT 于 1991 年提出的分期方法（表 23-3），数据来源于术后分期的病例，GETT 术后分期系统最重要的特点是根据分期推荐外科切除胸腺瘤的范围，与 Masaoka 分期系统比较将可手术切除的局部侵犯周围器官的患者降期。随着临床数据的积累，许多学者发现有一些胸腺瘤在切除的纵隔脂肪组织中发现了转移的淋巴结，与预后有一定相关性，因此有必要对胸腺瘤进行 TNM 分期。Yamakawa 和 Masaoka 等率先在 1991 年推出了胸腺瘤的（Y-M）TNM 分期（表 23-4），此分期的 T 完全运用了 Masaoka 分期方法，将淋巴结转移分为：N1 指前纵隔淋巴结转移，N2 指其他纵隔淋巴结（N1 除外）转移，N3 指胸腔外淋巴结转移，M1 指血行或远处转移。在 Y-M 胸腺瘤 TNM 分期中 T1N0M0 属于 Ⅰ 期，T2N0M0 属于 Ⅱ 期，T3N0M0 属于 Ⅲ 期，T4N0M0 属于 Ⅳa 期，任何 T、N1-N3、M0 或任何 T、任何 N、M1 均属于 Ⅳb 期。TNM 分期认为淋巴结转移和血行或远处转移一样，预后较差。

23

表 23-3　GETT 术后分期系统（1991 年）

分期	描述
Ⅰ-A	包膜内肿瘤，可完全切除
Ⅰ-B	肉眼观局限在包膜内，可完全切除，但术后怀疑纵隔粘连或可侵及包膜
Ⅱ	侵袭性肿瘤，可完全切除
Ⅲ-A	侵袭性肿瘤，次全切除
Ⅲ-B	侵袭性肿瘤，仅能行活检术
Ⅳ-A	锁骨上转移，或远处胸腔种植性转移
Ⅳ-B	远处转移

表 23-4　胸腺瘤 Y-M TNM 分期（1991 年）

分期	描述
T	
T1	瘤局限在胸腺内，肉眼及镜下均无包膜浸润
T2	肿瘤镜下超出胸腺包膜，侵犯邻近脂肪组织或纵隔胸膜
T3	肿瘤侵犯邻近组织或器官，包括心包、肺或大血管
T4	肿瘤广泛侵犯胸膜和（或）心包
N	
N0	无淋巴结转移
N1	前纵隔淋巴结转移
N2	胸腔内淋巴结转移（N1 除外）
N3	胸腔外淋巴结转移
M	
M0	无血行或远处转移
M1	有血行或远处转移

23

2004 年，世界卫生组织（World Health Organization，WHO）发表了胸腺瘤的 WHO 分期，它与 Masaoka 分期的不同点是关于 N1 的划分，WHO 分期将 N1 划分为Ⅲ期，而 Masaoka 分期中 N1 则属于Ⅳb 期（表 23-5）。在 WHO 胸腺瘤 TNM 分期中，T1N0M0 属于Ⅰ期。T2N0M0 属于Ⅱ期。T1N1M0、T2N1M0、T3N0M0、T3N1M0 均属于Ⅲ期、T4 任何 NM0、任何 TN2（或 N3）M0、任何 T 任何 NM1 均属于Ⅳb 期。

表 23-5　TNM 分型及分期系统（2017 年版 NCCN 指南）

TNM 分型	
T 分期	
Tx	原发肿瘤不能评估
T0	无原发肿瘤证据
T1	肿瘤局限在胸腺内或浸润到纵隔脂肪：可能累及纵隔胸膜 T1a：肿瘤未累及纵隔胸膜 T1b：肿瘤直接侵犯纵隔胸膜
T2	肿瘤侵犯心包
T3	肿瘤浸润邻近组织器官，如肺、头臂静脉、上腔静脉、膈神经、胸壁或心包外的肺动脉或静脉
T4	肿瘤直接侵犯下列部位：主动脉（升、降及主动脉弓）、心包内肺动脉、心肌、气管、食管
N 分期	
Nx	区域淋巴结不能评估
N0	无区域淋巴结转移
N1	前纵隔淋巴结转移
N2	除外前纵隔以外的其他胸腔内淋巴结转移

23

续表

TNM 分型	
M 分期	
M0	无胸膜、心包或远处转移
M1	胸膜、心包或远处转移
	M1a：孤立的胸膜或心包结节
	M1b：肺实质内结节或远处脏器转移

分期	T	N	M
Ⅰ 期	T1a, b	N0	M0
Ⅱ 期	T2	N0	M0
ⅢA 期	T3	N0	M0
ⅢB 期	T4	N0	M0
ⅣA 期	任何 T	N1	M0
	任何 T	N0, 1	M1a
ⅣB 期	任何 T	N2	M0, 1a
	任何 T	任何 N	M1b

采用 TNM 分期的方法逐渐得到广大学者的认同，2005 年 Bedini 等发表了最新胸腺瘤 TNM 分期系统，称之为 Istituto Nazionale Tumori（INT）（表 23-6），认为此分期方法更具有临床应用价值。但仍需要通过进行多中心前瞻性大规模临床研究来证实是否合理。此分期系统中 Ⅰ 期（局部早期病灶）T1～2、N0M0；Ⅱ 期（局部晚期病灶）T3～4、N0M0，或任何 T、N1-2M0；Ⅲ 期（系统性疾病）任何 T、N3M0，或任何 T 任何 N、M。虽然恶性肿瘤的 TNM 分期中 N 对肿瘤的分期起重要作用，但胸腺瘤的淋巴结转移非常罕见，Kondo 等总结了 1064 例胸腺瘤中，只有 16 例

（1.8%）有淋巴结转移。故胸腺瘤淋巴结转移的生物学行为仍需要进一步研究。

表 23-6　Istituto Nazionale Tumori（INT 分类，2005 年）

分期	描述
T1	肉眼包膜完整，镜检无包膜浸润
T2	镜下或肉眼肿瘤浸润包膜或侵犯周围脂肪组织或正常胸腺
T3	直接侵犯纵隔胸膜和（或）前心包
T4	T3+直接侵犯周围器官，如胸骨、大血管、肺等
N0	无淋巴结转移
N1	前纵隔淋巴结转移
N2	N1+胸内淋巴结转移
N3	前斜角肌或锁骨上淋巴结转移
M0	无远处转移
M1a	超出 T4 提到的部位，扩散到纵隔胸膜和心包
M1b	远处转移或转移至 N 系统未提到的其他部位的淋巴结
R0	无残留灶
R1	镜下残留灶
R2a	部分切除肿块（>80%）后局部肉眼残留灶
R2b	残留灶的其他特点

【副肿瘤综合征】

大约 40% 的胸腺瘤患者可出现副肿瘤综合征，但在胸腺癌和 WHO 分型中 A 型和 AB 型中发生率较低，副肿瘤综合征可能与异常 T 细胞成熟过程有关，但无循证医

23

学证据，胸腺瘤中最常见的副肿瘤综合征为重症肌无力，占胸腺瘤发病率的10%左右，但最终出现重症肌无力的胸腺瘤为30%～50%，一般在WHO分型中B型发生率较高，占60%～80%（表23-7）。

表23-7　胸腺瘤相关的副肿瘤综合征

重症肌无力	全血细胞减少症	硬皮病
兰伯特-伊顿综合征（Eaton-Lambert综合征）	红细胞增多症	艾迪生病（Addison disease）
强直性肌营养不良	巨核细胞减少症	甲状腺功能亢进症
肌炎	系统性红斑狼疮	甲状旁腺功能亢进症
僵人综合征	多发性肌炎	垂体功能减退
边缘脑病	心肌炎	肥大性肺性骨关节病
感觉运动神经根病	干燥综合征	肾病综合征
红细胞再生障碍性贫血	溃疡性结肠炎	微小病变性肾病
溶血性贫血	桥本甲状腺炎	无疱疮
免疫球蛋白低下	类风湿关节炎	慢性皮肤黏膜念珠菌病
T-细胞缺乏症	结节病	斑秃

23

（马丽霞）

参 考 文 献

［1］李敏.胸腺瘤的临床治疗进展.临床肿瘤学杂志,2013,
　　18（3）:273-278.

［2］汤钊猷.现代肿瘤学.第 3 版.上海:复旦大学出版
　　社,2011.

［3］Engel EA.Epidemiology of thymoma and associated ma-
　　lignancies.J Thorac Oncol,2010,5(10):S260-S265.

［4］Kirchner T,Schalke B,Buchwald J,et al.Well differenti-
　　ated thymic carcinoma.An organotypical lowgrade carci-
　　noma with relationship to cortical thymoma.Am J Surg
　　Pathol,1992,16:1153-1169.

［5］宋楠,姜格宁.胸腺瘤的分类进展.中国胸心外科临床
　　杂志,2009,16(2):132-136.

［6］Bernatz P E,Harrison E G,Clagett O T.Thymoma:a clinic
　　pathologic study.J Thorac Cardiovasc Surg,1961,42(10):
　　424-444.

［7］Levine G D,Rosai J.Thymic hyperplasia and neoplasia:a
　　review of current concepts.Hum Pathol,1978,9(5):
　　495-515.

［8］Marin D M,Muller-Hermelink H K.Thymoma and thymic
　　carcinoma.Relation of thymoma epithelial cells to the
　　conical and medullary differentiation of thymus.Virchows
　　Arch A Pathol Anat Histopathol,1985,407(2):119-149.

［9］Verley J M,Hollmann K H.Thymoma:a comparative study
　　of clinical stages,histologic features,and survival in 200 ca-
　　ses.Cancer,1985,55(5):1074-1086.

［10］Suster S,Moran CA.Thymoma,atypical thymoma,and
　　　thymic carcinoma.A novel conceptual approach to the
　　　classification of thymic epithelial neoplasms.Am J Clin
　　　Pathol,1999,111:826-833.

［11］Nemec A G.The IASLC/ITMIG Thymic Epithelial Tumors

23

Staging Project: proposal for an evidence-based stage classification system for the forthcoming (8th) edition of the TNM classification of malignant tumors. Journal of Thoracic Oncology, 2014, 9(9): S73-S80.

[12] Marx A, Ströbel P, Badve S S, et al. ITMIG consensus statement on the use of the WHO histological classification of thymoma and thymic carcinoma: refined definitions, histological criteria, and reporting. Journal of Thoracic Oncology Official Publication of the International Association for the Study of Lung Cancer, 2014, 9(5): 596-611.

[13] 艾则麦提·如斯旦木, 王永清. 胸腺瘤的分期进展. 中国肺癌杂志, 2011, 4(2): 170-172.

[14] Gamondes JP, Balawi A, Greenland T, et al. Seventeen years of surgical treatment of thymoma: factors influencing survival. Eur J Cardiothorac Surg, 1991, 5: 124-131.

[15] Yamakawa Y, Masaoka A, Hashimoto T, et al. A tentative tumor-nodemetastasis classification of thymoma. Cancer, 1991, 68(9): 1984-1987.

[16] Travis WD, Brambilla E, Mu ller-Hermelink HK, et al. Pathology and genetics of tumours of the lung, pleura, thymus and heart. Lyon: IARC Press, 2004: 147.

[17] Bedini AV, Andreani SM, Tavecchio L, et al. Proposal of a novel system for the staging of thymic epithelial tumors. Ann Thorac Surg, 2005, 80(6): 1994-2000.

[18] Kondo K, Monden Y. Lymphogenous and hematogenous metastasis of thymic epithelial tumors. Ann Thorac Surg, 2003, 76(6): 1859-1865.

23

24 骨 肿 瘤

　　凡发生在骨内或起源于各种骨组织成分的肿瘤，不论是原发性、继发性还是转移性肿瘤，统称为骨肿瘤。我国原发性骨肿瘤占全身肿瘤的 2%～3%。发病率为 1.060～1.112/（10 万人·年）。从性别上看，骨肿瘤以男性多见，男女比约 1.6：1。良性骨肿瘤的发病率明显高于恶性骨肿瘤。其中，骨软骨瘤发病率最高，占 38.5%，其次为骨巨细胞瘤 18.4%、软骨瘤 14.6%、骨瘤 9.0%。大部分良性骨肿瘤发病年龄的高峰在 11～20 岁，骨巨细胞瘤则好发于 21～40 岁。股骨和胫骨是良性骨肿瘤的好发部位，占 41.3%，其次是手骨、颌骨和肱骨；骨巨细胞瘤则以股骨下端和胫骨上端最为常见；软骨瘤则好发于指骨。在恶性骨肿瘤中，骨肉瘤发病率最高，占 44.6%，其余依次为软骨肉瘤 14.2%、骨纤维肉瘤 6.6%、骨髓瘤 6.0%、尤因肉瘤 4.6%、恶性骨巨细胞瘤 4.0%。恶性骨肿瘤的好发年龄为 11～30 岁，占 56.5%，在此年龄组的骨肉瘤发生率为 77%，尤因肉瘤为 71.5%。恶性骨肿瘤最好发于股骨和胫骨，共占 54%，其次是肱骨、骨盆、颌骨和脊椎骨。按照总的发病率排列，在我国，最常见的骨肿瘤是骨软骨瘤，其次为骨肉瘤、骨巨细胞瘤、软骨瘤、骨瘤、软骨肉瘤。

【Enneking 分期】

　　目前临床上使用最为广泛的分期系统是 Enneking 提出的外科分期系统，于 1980 年正式提出，此分期系统与肿瘤预后有很好的相关性，被美国骨骼肌肉系统肿瘤协会（Musculoskeletal Tumor Society，MSTS）及国际保肢协会所采纳，又称为 MSTS 外科分期。

Enneking 分期系统适用于骨及软组织肿瘤。它将肿瘤的组织学分级及肿瘤的大小、深度、局部淋巴结转移情况和远处转移情况相结合，能反映出肿瘤的全面情况，具有指导临床治疗及预后的价值。

骨肿瘤的外科分期系统包括：

肿瘤组织学分级，用 G 表示，分级主要决定于组织学形态，也包括影像学特点、临床表现和化验检查等变化。G0 为良性，G1 为低度恶性，G2 为高度恶性。

肿瘤局部累及范围，用 T 表示，以肿瘤囊和间室为界，可分为囊内、间室内和间室外肿瘤。T0 为囊内，T1 为间室内，T2 为间室外。

区域或远处转移用 M 表示。M0 无转移，M1 有区域或远处转移。

据此将良性骨肿瘤分为 3 期，用阿拉伯数字 1、2、3 表示。

1 期为静止性病变：G0T0M0。

2 期为活跃性病变：G0T0M0。

3 期为侵袭性病变：G0T1-2M0-1。

恶性骨肿瘤外科分期用罗马数字 Ⅰ、Ⅱ、Ⅲ 表示。

每一期又分为 A（间室内）、B（间室外）两组。

Ⅰ A 期：G1T1M0。

Ⅰ B 期：G1T2M0。

Ⅱ A 期：G2T1M0。

Ⅱ B 期：G2T2M0。

Ⅲ A 期：G1-2T1M1。

Ⅲ B 期：G1-2T2M1。

24

恶性肿瘤约 30% 属 Ⅰ 期，其中 Ⅰ A 占 67%，Ⅰ B 占 33%；60% 属 Ⅱ 期，其中 Ⅱ A 占 10%，Ⅱ B 占 90%；10% 属 Ⅲ 期。

良性骨肿瘤分期

分期	分级	部位	转移
1（静止性）	G0	G0	M0
2（活跃性）	G0	T0	M0
3（侵袭性）	G0	T0-1	M0-1

恶性骨肿瘤的分期

分期	分级	部位	转移
ⅠA	G1	T1	M0
ⅠB	G1	T2	M0
ⅡA	G2	T1	M0
ⅡB	G2	T2	M0
ⅢA	G1-2	T1	M1
ⅢB	G1-2	T2	M1

【AJCC 恶性骨肿瘤分期系统】

AJCC 恶性骨肿瘤分期系统适用于所有的骨恶性肿瘤（原发恶性淋巴瘤及多发骨髓瘤不包括在内）。

TNM 定义

（一）原发肿瘤（T）

1. 四肢骨及躯干、颅骨、颌面骨

Tx　　　原发肿瘤无法评估

T0　　　无原发肿瘤

T1　　　肿瘤最大径≤8cm

T2　　　肿肿瘤最大径>8cm

T3　　　原发部位的不连续肿瘤

2. 脊柱

Tx　　　原发肿瘤无法评估

T0　　　无原发肿瘤

24

T1	肿瘤局限于 1 个椎体节段或两个相邻节段
T2	3 个相邻节段
T3	4 个或更多相邻节段或任何不相邻节段
T4	延伸到椎管或大血管
T4a	延伸入椎管
T4b	微血管受侵或大血管瘤栓

3. 骨盆

Tx	原发肿瘤无法评估
T0	无原发肿瘤
T1	局限于 1 个节段，无骨外延伸
T1a	≤8cm
T1b	>8cm
T2	1 个节段有骨外延伸或 2 个节段，无骨外延伸
T2a	≤8cm
T2b	>8cm
T3	跨越 2 个节段有骨外延伸
T3a	≤8cm
T3b	>8cm
T4	跨越 3 个节段或穿过骶髂关节
T4a	涉及骶髂关节并且越过中线延伸到骶椎间孔
T4b	肿瘤包绕髂外血管或骨盆大血管瘤栓

（二）区域淋巴结（N）

Nx	区域淋巴结无法评估
N0	无区域淋巴结转移
N1	有区域淋巴结转移

注：因为肉瘤的淋巴结转移很少见，所以 Nx 的说法可能不合适，如果没有临床证据，Nx 可被认为是 N0

（三）远处转移（M）

M0	无远处转移
M1	有远处转移
M1a	肺转移

24

M1b　　　其他远处转移

病理学分级（G）

GX　　　不能评价病理学分级

G1　　　高分化

G2　　　中分化

G3　　　低分化

解剖分期/预后分组

分期	部位	区域淋巴结	远处转移	病理分级
Ⅰ A 期	T1	N0	M0	G1（低级别），GX
Ⅰ B 期	T2	N0	M0	G1（低级别），GX
	T3	N0	M0	G1（低级别），GX
Ⅱ A 期	T1	N0	M0	G2,3（高级别）
Ⅱ B 期	T2	N0	M0	G2,3（高级别）
Ⅲ 期	T3	N0	M0	G2,3（高级别）
Ⅳ A 期	任何 T	N0	M1a	任何 G
Ⅳ B 期	任何 T	N1	任何 M	任何 G
	任何 T	任何 N	M1b	任何 G

分期检查原则

所有疑似恶性骨肿瘤患者的标准诊断步骤应包括：①体格检查；②原发病灶影像学检查［X 线平片、局部 CT 和（或）MRI］；③骨扫描；④胸部影像学检查（CT 是发现肺转移首选的影像学检查手段）；⑤实验室检查（血常规、乳酸脱氢酶和碱性磷酸酶）；⑥活检获得组织学诊断，最后完成恶性骨肿瘤的分期。有条件者可考虑

24

应用 PET-CT 对肿瘤进行辅助分期及疗效评估。

活检常用穿刺活检。穿刺点应选择位于最终手术的切口线部位，以便手术时能够切除穿刺道。一般来说，不适当的活检程序可能引致不良的治疗效果。因此，建议在拟行外科治疗的医院由最终手术的医生或其助手进行活检术。活检时注意避免骨折，推荐使用带芯针吸活检，穿刺活检失败后可行切开活检，尽量避免切除活检。不推荐冰冻活检，其原因为污染范围大，组织学检测不可靠。活检应尽量获得较多的组织，便于常规的病理检查，还可以对新鲜的标本进行生物学分析。

（池晓峰）

参 考 文 献

［1］吴在德,吴肇汉.外科学.6 版.北京:人民卫生出版社, 2003:933-937.

［2］蔡郑东,郑方.实用骨肿瘤学.北京:人民军医出版社,2004.

［3］胥少汀,葛宝丰.实用骨科学.2 版.北京:人民军医出版社,1995:1278.

［4］田伟.实用骨科学.北京:人民卫生出版社,2008:860.

［5］徐万鹏,冯传汉.骨科肿瘤学.2 版.北京:人民军医出版社,2008:13.

［6］Virkus WW, Marshall D, Enneking WF, et al. The effect of contaminated surgical marginsrevisited. Clin Orthop Relat Res,2002,397:89-94.

［7］Enneking WF, Spanier SS, Goodman MA. A system for the surgical staging of musculoskeletal sarcoma. Clin Orthop Relat Res,2003,415:4-18.

［8］Wolf RE, Enneking WF. The staging and surgery of musculoskeletal neoplasms. The Orthop Clin North Am, 1996,27(3):473-481.

24

[9] Maki RG, Moraco N, Antonescu CR, et al. Toward better softtissue sarcoma staging: building on American Joint Committee on Cancer staging systems versions 6 and 7. Ann Surg Oncol, 2013, 20(11): 3377-3383.

[10] Federman N, Bernthal N, Eilber FC, et al. The multidisciplinary management of osteosarcoma. Curr Treat Options Oncol, 2009, 10(1-2): 82-93.

[11] Saeter G. Osteosarcoma: ESMO clinical recommendations for diagnosis, treatment and follow-up. Ann Oncol, 2007, 18(Suppl 2): 77-78.

[12] Jaffe N. Osteosarcoma: review of the past, impact on the future. The American experience. Cancer Treat Res, 2009, 152: 239-262.

[13] Fletcher BD. Imaging pediatric bone sarcomas diagnosis and treatment-related issues. Radiol Clin North Am, 1997, 35(6): 1477-1494.

[14] 张清, 徐万鹏, 郭卫, 等. 我国骨肉瘤治疗现状及改进建议——17 家骨肿瘤治疗中心 1992-2008 年资料分析. 中国骨肿瘤骨病, 2009, 8(3): 129-132.

[15] Ta HT, Dass CR, Choong PFM, et al. Osteosarcoma treatment: state of the art. Cancer Metastasis Rev, 2009, 28(1-2): 247-263.

[16] Geller DS, Gorlick R. Osteosarcoma: a review of diagnosis, management, and treatment strategies. Clin Adv Hematol Oncol, 2010, 8(10): 705-718.

[17] Nagarajan R, Weigel BJ, Thompson RC, et al. Osteosarcoma in the first decade of life. Med Pediatric Oncol, 2003, 41(5): 480-483.

[18] Ferrari S, Balladelli A, Palmerini E, et al. Imaging in bone sarcomas. The chemotherapist's point of view. Eur J Radiol, 2011[2012-08-10]. http://www.ncbi.nlm.nih.gov/pubmed/22209429.

[19] Errani C, Kreshak J, Ruggieri P, et al. Imaging of bone

24

tumors for the musculoskeletal oncologic surgeon.Eur J Radiol,2011[2012-08-10].http://www.ncbi.nlm.nih.gov/pubmed/22209430.

[20] Eftekhari F.Imaging assessment of osteosarcoma in childhood and adolescence:diagnosis,staging,and evaluating response to chemotherapy.Cancer Treat Res,2009,152:33-62.

[21] Kilpatrick SE,Ward WG,Bos GD,et al.The role of fine needle aspiration biopsy in the diagnosis and management of osteosarcoma.Pediatr Pathol Mol Med,2001,20(3):175-187.

[22] Agarwal S,Agarwal T,Agarwal R,et al.Fine needle aspiration of bone tumors.Cancer Detect Prev,2000,24(6):602-609.

[23] Ward WG Sr,Kilpatrick S.Fine needle aspiration biopsy of primary bone tumors.Clin Orthop Relat Res,2000,373:80-87.

[24] Nanda M,Rao ES,Behera KC,et al.Fine needle aspiration cytology(FNAC)in malignant bone tumours.Indian J Pathol Microbiol,1994,37(3):247-253.

[25] Raymond AK,Simms W,Ayala AG.Osteosarcoma specimen management following primary chemotherapy. Hematol Oncol Clin North Am,1995,9(4):841-867.

[26] Hudson TM,Schiebler M,Springfield DS,et al.Radiologic imaging of osteosarcoma:role in planning surgical treatment.Skeletal Radiol,1983,10(3):137-146.

[27] Delling G,Krumme H,Salzer-Kuntschik M.Morphological changes in osteosarcoma after chemotherapy—COSS 80.J Cancer Res Clin Oncol,1983,106(Suppl):32-37.

24

25 软组织肿瘤

软组织是指机体非上皮性的骨外组织，不包括单核巨噬细胞系统、神经胶质细胞和各个实质器官的支持组织。软组织肿瘤是指发生于上述组织的肿瘤。软组织主要来源于中胚层，部分来源于神经外胚层。软组织肿瘤真正的发病率没有明确报道。良性明显高于恶性，约为 100 : 1。软组织肉瘤的年发病率为（2.4~5）/10 万，约占成人恶性肿瘤 1%，约占儿童恶性肿瘤 15%。软组织肉瘤可以发生于任何年龄，好发年龄为 30~50 岁，男性略高于女性。约 60% 发生于肢体部位，19% 发生在躯干部，其他部位还有腹膜后、颈部等。目前已知软组织肉瘤有 19 个组织类型及 100 多种亚型，最常见的亚型为多形性未分化肉瘤（undifferentiated pleomorphic sarcoma，UPS），占 25%~35%；其次是脂肪肉瘤（liposarcoma，LPS），占 25%~30%；平滑肌肉瘤（leiomvosarcoma，LMS），占 12%；滑膜肉瘤（synovialsarcoma，SS），占 10%；恶性周围神经鞘膜瘤（malignant peripheral nerve sheath tumor，MPNST），占 6%。滑膜肉瘤好发于青年人，脂肪肉瘤和平滑肌肉瘤好发于中年人，而老年人则多发生多形性未分化肉瘤。软组织肉瘤最常见的转移方式为血行转移至肺。

【Enneking 分期】

Enneking 分期系统适用于骨及软组织肿瘤。根据肿瘤组织学分级（G），肿瘤局部累及范围（T），区域或远处转移（M）分期。

据此将良性软组织肿瘤分为 3 期，用阿拉伯数字 1、

2、3 表示。

　　1 期为静止性病变：G0T0M0。

　　2 期为活跃性病变：G0T0M0。

　　3 期为侵袭性病变：G0T1-2M0-1

　　软组织肉瘤外科分期用罗马数字Ⅰ、Ⅱ、Ⅲ表示。

　　Ⅰ A 期：G1T1M0。

　　Ⅰ B 期：G1T2M0。

　　Ⅱ A 期：G2T1M0。

　　Ⅱ B 期：G2T2M0。

　　Ⅲ A 期：G1-2T1M1。

　　Ⅲ B 期：G1-2T2M1。

　　软组织肉瘤总的 5 年生存率为 60%～80%。影响软组织肉瘤预后的主要因素有：年龄、肿瘤部位、大小、组织学分级和是否存在转移及转移部位等。Edge 等报道 Enneking（MSTS）分期Ⅰ期、Ⅱ期和Ⅲ期的 5 年总生存率分别为 90%、81% 和 56%。

良性软组织肿瘤的分期

分期	分级	部位	转移
1（静止性）	G0	T0	M0
2（活跃性）	G0	T0	M0
3（侵袭性）	G0	T1-2	M0-1

恶性软组织肿瘤的分期

分期	分级	部位	转移
Ⅰ A	G1	T1	M0
Ⅰ B	G1	T2	M0
Ⅱ A	G2	T1	M0
Ⅱ B	G2	T2	M0
Ⅲ A	G1-2	T1	M1
Ⅲ B	G1-2	T2	M1

25

【AJCC 软组织肉瘤分期系统】

AJCC 软组织肉瘤分期系统适用于所有的软组织肉瘤〔（卡波西肉瘤（Kaposi's sarcoma）、皮肤纤维肉瘤、婴幼儿纤维肉瘤和血管肉瘤、硬膜内肉瘤〕，实质脏器和空腔脏器起源的肉瘤不适合应用本分期系统。

【TNM 定义】

躯干和四肢软组织肿瘤

（一）原发肿瘤（T）

Tx 原发肿瘤无法评估。

T0 无原发肿瘤。

T1 肿瘤最大径≤5cm。

T2 肿瘤最大径>5cm 且≤10cm。

T3 肿瘤最大径>10cm 且≤15cm。

T4 肿瘤最大径>15cm。

（二）区域淋巴结（N）

Nx 区域淋巴结无法评估。

N0 无区域淋巴结转移。

N1 有区域淋巴结转移。

（三）远处转移（M）

M0 无远处转移。

M1 有远处转移。

【病理学分级（G）】

Gx 不能评价病理学分级。

G1 肿瘤变异，核分裂。肿瘤坏死分数总计 2 或 3。

G2 肿瘤变异，核分裂。肿瘤坏死分数总计 4 或 5。

G3 肿瘤变异，核分裂。肿瘤坏死分数总计 6、7 或 8。

25

【解剖分期/预后分组】

分期	部位	区域淋巴结	远处转移	病理分级
I A 期	T1	N0	M0	G1, Gx
I B 期	T2	N0	M0	G1, Gx
	T3	N0	M0	G1, GX
	T4	N0	M0	G1, GX
II 期	T1	N0	M0,	G2, G3
III A 期	T2	N0	M0,	G2, G3
III B 期	T3	N0	M0,	G2, G3
	T4	N0	M0	G2, G3
IV期				
	任何 T	任何 N1	M0	任何 G
	任何 T	任何 N	M1	任何 G

【组织病理分类】

2013 WHO 软组织肿瘤分类

（一）脂肪细胞肿瘤（**adipocytic tumours**）

良性

脂肪瘤（lipoma）

脂肪瘤病（lipomatosis）

神经脂肪瘤病（lipomatosis of nerve）

脂肪母细胞瘤（lipoblastoma）/脂肪母细胞瘤病（lipoblastomatosis）

血管脂肪瘤（angiolipoma）

平滑肌脂肪瘤（myolipoma）

软骨样脂肪瘤（chondroid lipoma）

肾外血管平滑肌脂肪瘤（extrarenal angiomyolipoma）

肾上腺外髓性脂肪瘤（extra-adrenal myelolipoma）

25

梭形细胞/多形性脂肪瘤（spindle/pleomorphic lipoma）

冬眠瘤（hibernoma）

中间性（局部侵袭性）

非典型脂肪瘤性肿瘤（atypical lipomatous tumour）/分化好的脂肪肉瘤（well differetiated liposarcoma）

恶性

去分化脂肪肉瘤（dedifferentiated liposarcoma）

黏液样脂肪肉瘤（myxoid liposarcoma）

多形性脂肪肉瘤（pleomorphic liposarcoma）

混合型脂肪肉瘤（mixed-type liposarcoma）

脂肪肉瘤，无其他特异性（liposarcoma, not otherwise specified）

（二）纤维母细胞/肌纤维母细胞肿瘤（**fibroblastic/myofibroblastic tumours**）

良性

结节性筋膜炎（nodular fasciitis）

增生性筋膜炎（proliferative fasciitis）

增生性肌炎（proliferative myositis）

骨化性肌炎（myositis ossificans）

指（趾）纤维骨性假瘤（fibro-osseous pseudotumour of digits）

缺血性筋膜炎（ischaemic fasciitis）

弹力纤维瘤（elastofibroma）

婴儿纤维性错构瘤（fibrous hamartoma of infancy）

颈纤维瘤病（fibromatosis colli）

幼年性透明性纤维瘤病（juvenile hyaline fibromatosis）

包涵体纤维瘤病（inclusion body fibromatosis）

腱鞘纤维瘤（fibroma of tendon sheath）

纤维组织增生性纤维母细胞瘤（desmoplastic fibroblastoma）

乳腺型肌纤维母细胞瘤（mammary-type myo fibroblastoma）

钙化性腱膜纤维瘤（calcifying aponeurotic fibroma）

25

血管肌纤维母细胞瘤（angiomyo fibroblastoma）

细胞性血管纤维瘤（cellular angiofibroma）

项型纤维瘤（nuchal-type fibroma）

Gardner 纤维瘤（Gardner fibroma）

钙化性纤维性肿瘤（calcifying fibrous tumour）

中间性（局部侵袭性）

掌/跖纤维瘤病（palmar/plantar fibromatoses）

韧带样型纤维瘤病（desmoid-type fibromatoses）

脂肪纤维瘤病（lipofibromatosis）

巨细胞纤维母细胞瘤（giant cell fibroblastoma）

中间性（偶见转移型）

隆突性皮肤纤维肉瘤

纤维肉瘤样隆突性皮肤纤维肉瘤

色素性隆突性皮肤纤维肉瘤

孤立性纤维性肿瘤（solitary fibrous tumour）

恶性孤立性纤维性肿瘤（solitary fibrous tumour, malignant）

炎性肌纤维母细胞性肿瘤（inflammatory myofibroblastic tumour）

低级别肌纤维母细胞肉瘤（low grade myofibroblastic sarcoma）

黏液样炎性纤维母细胞肉瘤（myxoinflammatory fibroblastic sarcoma）/非典型性黏液样炎性纤维母细胞肿瘤（atipical myxoinflammatory fibroblastic tumor）

婴儿纤维肉瘤（infantile fibrosarcoma）

恶性

成人纤维肉瘤（adult fibrosarcoma）

黏液纤维肉瘤（myxo fibrosarcoma）

低级别纤维黏液样肉瘤（low grade fibromyxoid sarcoma）

透明性梭形细胞肿瘤（hyalinizing spindle cell tumour）

硬化性上皮样纤维肉瘤（sclerosing epithelioid fibrosarcoma）

（三）所谓的纤维组织细胞性肿瘤（so-called fibrohistiocytic tumours）

良性

腱鞘巨细胞肿瘤（tenosynovial giant cell tumour）

局限型（localized type）

弥漫型（diffuse type）

恶性（malignant）

深部良性纤维组织细胞瘤（deep benign fibrous histiocytoma）

中间性（偶见转移型）

丛状纤维组织细胞肿瘤（plexiform fibrohistiocyticv tumour）

软组织巨细胞肿瘤（giant cell tumour of soft tissues）

（四）平滑肌肿瘤（smooth muscle tumours）

良性

深部平滑肌瘤（deep leiomyoma）

恶性

平滑肌肉瘤（leiomyosarcoma）（不包括皮肤）

周细胞（血管周细胞）肿瘤［pericytic（perivascular）tumoues］

血管球瘤（和变型）（glomus tumour and variants）

血管球血管瘤病（glomangiomatosis）

恶性血管球瘤（malignant glomus tumour）

肌周细胞瘤（myopericytoma）

肌纤维瘤（myofibroma）

肌纤维瘤病（myofibromatosis）

血管平滑肌瘤（angioleiomyoma）

（五）骨骼肌肿瘤（skeletal muscle tumours）

良性

横纹肌瘤（rhabdomyoma）

成人型（adult type）

胎儿型（fetal type）

生殖道型（genital type）

25

恶性

胚胎性横纹肌肉瘤（embryonal rhabdomyosarcoma）（包括葡萄簇状、间变性）

腺泡状横纹肌肉瘤（alveolar rhabdomyosarcoma）（包括实性、间变性）

多形性横纹肌肉瘤（pleomorphic rhabdomyosarcoma）

梭形细胞/硬化性横纹肌肉瘤（spindle cell/sclerosing rhabdomyosarcoma）

（六）脉管肿瘤（vascular tumours）

良性

血管瘤（haemangiomas）

滑膜（synovial）

静脉性（venous）

动静脉性（arteriovenous）

肌内（intramuscular）

上皮样血管瘤（epithelioid haemangioma）

血管瘤病（angiomatosis）

淋巴管瘤（lymphangioma）

中间性（局部侵袭性）

卡波西样血管内皮瘤（Kaposiform haemangioendothelioma）

中间性（偶见转移性）

网状血管内皮瘤（retiform haemangioendothelioma）

淋巴管内乳头状内皮瘤（papillary intralymphatic angioendothelioma）

组合性血管内皮瘤（composite haemangioendothelioma）

假肌源性（上皮样肉瘤样）血管内皮瘤［pseudomyogenic（epithelioid sarcoma-like）haemangioendothelioma］

卡波西肉瘤（Kaposi's sarcom）

恶性

上皮样血管内皮瘤（epithelioid haemangioendothelioma）

软组织血管肉瘤（angiosarcoma of soft tissue）

（七）软骨-骨肿瘤（**chondro-osseous tumours**）

软组织软骨瘤（soft tissue chondroma）

骨外间叶性软骨肉瘤（extraskeletal mesenchymal chondrosarcoma）

骨外骨肉瘤（extraskeletal osteosarcoma）

（八）胃肠道间质肿瘤（**gastrointestinal stromal tumors**）

良性胃肠道间质瘤（gastrointestinal stromal tumor）

胃肠道间质瘤，不能确定恶性潜能（gastrointestinal stromal tumor, uncertain malignant potential）

恶性胃肠间质瘤（gastrointestinal stromal tumor, malignant）

（九）神经鞘膜肿瘤（**nerve sheath tumours**）

良性

神经鞘瘤（及其变型）［Schwannoma（including variants）］

色素性神经鞘瘤（melanotic Schwannoma）

神经纤维瘤（及其变型）［neurofibroma（including variants）］

丛状神经纤维瘤（plexiform neurofibroma）

神经束膜瘤（perineurioma）

恶性神经束膜瘤（malignant perineurioma）

颗粒细胞瘤（granular cell tumour）

皮肤神经鞘黏液瘤（dermal nerve sheath myxoma）

孤立性局限性神经瘤（solitary circumscribed neuroma）

异位脑膜瘤（ectopic meningioma）

鼻神经胶质异位（nasal glial heterotopia）

良性蝾螈瘤（benign Triton tumour）

混杂性神经鞘肿瘤（hybrid nerve sheath tumours）

恶性

恶性外周神经鞘膜瘤（malignant peripheral nerve sheath tumour）

上皮样恶性外周神经鞘膜瘤（epithelioid malignant

25

peripheral nerve sheath tumour）

恶性蝾螈瘤（malignant Triton tumour）

恶性颗粒细胞瘤（malignant granular cell tumour）

间叶瘤（ectomesenchymoma）

（十）不能确定分化的肿瘤（tumours of uncertain differentiation）

良性

肢端纤维黏液瘤（acral fibromyxoma）

肌内黏液瘤（包括细胞性变型）（intramuscular myxoma，including cellular variant）

关节旁黏液瘤（juxta-articular myxoma）

深部（"侵袭性"）血管黏液瘤［deep（'aggressive'）angiomyxoma］

多形性透明变性血管扩张性肿瘤（pleomorphic hyalinizing angiectatic tumour）

异位错构瘤性胸腺瘤（ectopic haemartomatous thymoma）

中间性（局部侵袭性）

含铁血黄素沉着性纤维组织细胞脂肪瘤性肿瘤（hemosiderotic fibrohistiocytic lipomatous tumor）

中间性（偶见转移性）

非典型性纤维黄色瘤（atypical fibroxanthoma）

血管瘤样纤维组织细胞瘤（angiomatoid fibrous histocytoma）

骨化性纤维黏液样肿瘤（ossifying fibromyxoid tumour）

恶性骨化性纤维黏液样肿瘤（ossifying fibromyxoid tumour，malignant）

混合瘤，非特殊性（mixed tumour，NOS）

恶性混合瘤，非特殊性（mixed tumour NOS，malignant）

肌上皮瘤（myoepithelioma）

高磷酸盐尿性间叶组织肿瘤，良性（phosphaturic

mesenchymal tumour, benign)

高磷酸盐尿性间叶组织肿瘤，恶性（phosphaturic mesenchymal tumour, malignant）

恶性

滑膜肉瘤，非特殊性（synovial sarcoma NOS）

滑膜肉瘤，梭形细胞型（synovial sarcoma, spindle cell）

滑膜肉瘤，双相分化（synovial sarcoma, biphasic）

上皮样肉瘤（epithelioid sarcoma）

腺泡状软组织肉瘤（alveolar soft-part sarcoma）

软组织透明细胞肉瘤（clear cell sarcoma of soft tissue）

骨外黏液样软骨肉瘤（extraskeletal myxoid chondrosarcoma）

骨外尤因肿瘤（extraskeletal Ewing sarcoma）

促纤维组织增生性小圆细胞肿瘤（desmoplastic small round cell tumour）

肾外横纹样肿瘤（extra-renal rhabdoid tumour）

恶性间叶瘤（malignant mesenchymoma）

具有血管周上皮样细胞分化的肿瘤（neoplasms with perivascular epithelioid cell differentiation, PEComa）

良性具有血管周上皮样细胞分化的肿瘤（PECOma NOS, benign）

恶性具有血管周上皮样细胞分化的肿瘤（PECOma NOS, malignant）

血管内膜肉瘤（intimal sarcoma）

未分化/不能分类的肉瘤（undifferentiated/ unclassified sarcomas）

未分化梭形细胞肉瘤（undifferentiated spindle cell sarcoma）

未分化多形性肉瘤（undifferentiated pleomorphic sarcoma）

未分化圆形细胞肉瘤（undifferentiated round cell sar-

25

coma)

未分化上皮样肉瘤（undifferentiated epithelioid cell sarcoma）

未分化肉瘤，非特殊性（undifferentiated sarcoma NOS）

【分期检查原则】

所有疑似软组织肉瘤患者的标准诊断步骤应包括：①体格检查；②原发病灶影像学检查，包括 X 线平片、MRI 或 CT、局部及淋巴结 B 超；③胸部影像学检查（CT 是首选的用于发现肺转移的影像学检查手段）；④组织学活检和病理诊断。有条件者可考虑应用 PET-CT 对肿瘤进行辅助分期及疗效评估。所有疑似软组织肉瘤患者应进行活检或手术明确病理类型和分级，如单纯依靠形态学不能直接确定诊断，可进一步行免疫组化、分子遗传学和基因分析等。目前遗传学检测可用于透明细胞肉瘤、滑膜肉瘤和腺泡状肉瘤等多种软组织肉瘤的辅助诊断。最后完成软组织肉瘤的分期。

活检常用穿刺活检。穿刺点应选择位于最终手术的切口线部位，以便手术时能够切除穿刺道。一般来说，不适当的活检程序可能引致不良的治疗效果，因此，建议在拟行外科治疗的医院由最终手术的医生或其助手进行活检术。推荐使用带芯针吸活检，穿刺活检失败后可行切开活检。尽量避免切除活检，符合下列条件者可考虑切除活检：①病灶小（<5cm）；②浅层肿瘤，良性肿瘤可能性大；③即使术后病理报告为恶性肿瘤，也宜行扩大切除术。不推荐冰冻活检，其原因为污染范围大，组织学检测不可靠。推荐行粗针活检，以尽量获得较多的组织，便于进行免疫组化、分子生物学等分析。病理形态学评估仍然是软组织肉瘤诊断的金标准。

（池晓峰）

25

参考文献

［1］徐万鹏,冯传汉.骨科肿瘤学.2 版.北京:人民军医出版社,2008:574.

［2］Weiss SW,Goldblum JR.Enzinger and Weiss's Soft Tissue Tumors.5th ed.New York:Mosby Elsevier,2008.

［3］Ahmedin Jemal DVM,Tiwari RC,Murray T,et al.Cancer statistics,2004.CA Cancer J Clin,2004,54(1):8-29.

［4］Fletcher CD,Organization WH.Cancer IARC.WHO classification of tumours of soft tissue and bone.4th ed.Lyon:IARC Press,2013.

［5］Virkus WW,Marshall D,Enneking WF,et al.The effect of contaminated surgical marginsrevisited. Clin Orthop Relat Res,2002,397:89-94.

［6］Enneking WF,Spanier SS,Goodman MA.A system for the surgical staging of musculoskeletal sarcoma.Clin Orthop Relat Res,2003,415:4-18.

［7］Wolf RE,Enneking WF.The staging and surgery of musculoskeletal neoplasms. The Orthop Clin North Am,1996,27(3):473-481.

［8］Atean I,Pointreau Y,Rosset P,et al.Prognostic factors of extremity soft tissue sarcoma in adults.A single institutional analysis.Cancer Radiother,2012,16(8):661-666.

［9］Edge SB,Compton CC.The American Joint Committee on Cancer:the 7th edition of the AJCC cancer staging manual and the future of TNM.Ann Surg Oncol,2010,17(6):1471-1474.

［10］Guillou L,Coindre JM,Bonichon F,et al.Comparative study of the National Cancer Institute and French Federation of Cancer Centers Sarcomn Group grading systems in a population of 410 adult patients with soft tissue sarcoma.J Clin Oncol,1997,15(1):350-362.

25

[11] Zagars GK, Ballo MT, Pisters PW, et al. Prognostic factors for patients with localized soft-tissue sarcoma treated with conservation surgery and radiation therapy. Cancer, 2003, 97(10): 2530-2543.

[12] Ramanathan RC, AHern R, Fisher C, et al. Modified staging system for extremity soft tissue sarcomas. Ann Surg Oncol, 1999, 6(6): 57-69.

[13] Sobin LH, Gospodarowicz MK, Wittekind C. TNM classification of malignant tumours. John Wiley & Sons, 2011.

[14] Maki RG, Moraco N, Antonescu CR, et al. Toward better soft tissue sarcoma staging: building on American Joint Committee on Cancer staging systems versions 6 and 7. Ann Surg Oncol, 2013, 20(11): 3377-3383.

[15] Maurer HM, Ruymann FB, Pochedly CE. Rhabdomyosarcoma and related tumors in children and adolescents. CRC Press, 1991: 472.

[16] Brandts CH, Schulz C, Willich N, et al. Adjuvant therapy for resectable high-risk soft tissue sarcoma: feasibility and efficacy of asandwich chemoradiotherapy strategy. Cancer Chemother Pharmacol, 2012, 69(3): 613-620.

[17] O'Sullivan B, Griffin AM, Dickie CI, et al. Phase 2 study of preoperative image-guided intensity-modulated radiation therapy to reduce wound and combined modality morbidities in lower extremity soft tissue sarcoma. Cancer, 2013, 119(10): 1878-1884.

[18] Yan J, Jones RL, Lewis DH, et al. Impact of 18F-FDG PET/CT imaging in therapeutic decisions for malignant solitary fibrous tumor of the pelvis. Clin Nucl Med, 2013, 38(6): 453-455.

[19] Group EESNW. Soft tissue and visceral sarcomas: ESMO Clinical Practice Guidelines for diagnosis, treatment and follow-up. Ann Oncol, 2012, 23(Suppl 7): 92-99.

[20] Adams SC, Potter BK, Pitcher DJ, et al. Office-based core

25

needle biopsy of bone and soft tissue malignancies: an accurate alternative to open biopsy with infrequent complications. Clin OrthopRelat Res, 2010, 468 (10): 2774-2780.

[21] Binitie O, Tejiram S, Conway S, et al. Adult soft tissue sarcomalocal recurrence after adjuvant treatment without resection of coreneedle biopsy tract. Clin Orthop Relat Res, 2013, 471(3): 891-898.

[22] Casali PG, Blay JY. Soft tissue sarcomas: ESMO Clinical Practice Guidelines for diagnosis, treatment and follow-up. Ann Oncol, 2010, 21(5): 198-203.

[23] Grimer R, Judson I, Peake D, et al. Guidelines for the management of soft tissue sarcomas. Sarcoma, 2010: 506182.

26 皮肤基底细胞癌

皮肤基底细胞癌（cutaneous basal cell carcinoma, cBCC）又称皮肤基底细胞上皮瘤（cutaneous basal cell epithelioma），是皮肤表皮细胞的一种恶性肿瘤，属于非黑素瘤皮肤癌，是最常见的皮肤恶性肿瘤，发病率每年上升3%~7%。多见于60岁上老年人，男性多于女性，好发于光暴露部位，尤其面部最常受累。近年来基底细胞癌的发病逐渐年轻化，年轻人发病可能与强日晒、吸烟等因素相关，儿童及婴幼儿少见，但亦可发病。基底细胞癌是局部浸润性肿瘤，极少发生转移，但发生于阴囊部位的基底细胞癌容易发生转移。局部手术切除后生存率较高，预后良好，但发生深部浸润的基底细胞癌病死率升高，尤其面部皮损可向下侵犯骨，甚至沿神经穿过骨缝隙入颅内。对于发生于难以切除干净部位的肿瘤（如鼻部）和组织病理为浸润型、微结节型、硬化型而难以准确估计手术切缘的肿瘤，复发的风险加大。基底细胞癌按病理类型主要分为以下9类：浅表型基底细胞癌（10%~30%）、结节型基底细胞癌（60%~80%）、微结节型基底细胞癌、浸润型基底细胞癌、纤维上皮瘤型基底细胞癌、基底细胞癌伴附属器分化、鳞状细胞基底细胞癌、角化型基底细胞癌及其他亚型（囊性、腺样、硬化型、漏斗状囊性、色素性、杂类）。

一、AJCC 对于皮肤基底细胞癌的 TNM 分期

26

美国肿瘤联合委员会（American Joint Committee on Cancer，AJCC）2017 年发布第 8 版恶性肿瘤 TNM 分期，对于头颈部非黑素性肿瘤进行了 TNM 分期的界定，包括位于红唇的肿瘤（但不包括口腔内），基底细胞癌分期可参照于此。对于眼睑、肛周、会阴部及阴茎的 cBCC 不遵循此分期方法，具体参考相应部位的肿瘤分期原则。头颈部以外的皮肤基底细胞癌不在 AJCC 的 TNM 分期体系内。

【TNM 定义】

（一）原发肿瘤（T）*

Tx 原发肿瘤不能确定。

Tis 原位癌。

T1 肿瘤最大直径<2cm。

T2 肿瘤最大直径≥2cm 且<4cm。

T3 肿瘤最大直径≥4cm 或有微小的骨侵蚀、周围神经受累或深层浸润*。

T4 肿瘤侵犯骨密质、骨髓、颅底和（或）颅底孔受累。

　　T4a 肿瘤侵犯骨密质、骨髓。

　　T4b 肿瘤侵犯颅底和（或）颅底孔受累。

*．深层浸润指浸润深度超过皮下脂肪或>6mm（从邻近的正常上皮颗粒层到肿瘤基底部测量）；T3 期的周围神经浸润定义是在真皮下的神经鞘内发现肿瘤细胞或测量神经干直径≥0.1mm，临床或影像学显示知名神经受累不伴有颅底侵犯、穿越。

（二）区域淋巴结（N）

包括耳前、下颌下、颈部和锁骨上淋巴结。

Nx 区域淋巴结转移不确定。

N0 无区域淋巴结转移。

N1 同侧单个淋巴结转移，最大直径≤3cm，且

175

ENE（-）。

N2　同侧单个淋巴结转移，最大直径>3cm 且≤6cm 且 ENE（-）；或同侧多个淋巴结转移，最大直径≤6cm 且 ENE（-）；或对侧淋巴结或双侧淋巴结转移，最大直径≤6cm 且 ENE（-）。

N2a　同侧单个淋巴结转移，最大直径>3cm 且≤6cm 且 ENE（-）。

N2b　同侧多个淋巴结转移，最大直径≤6cm 且 ENE（-）。

N2c　对侧或双侧淋巴结转移，最大直径≤6cm 且 ENE（-）。

N3　转移淋巴结最大直径>6cm 且 ENE（-）；或任意淋巴结转移且 ENE（+）。

N3a　转移淋巴结最大直径>6cm 且 ENE（-）。

N3b　任意淋巴结转移且 ENE（+）。

* ENE：淋巴结外侵犯

（三）远处转移（M）

M0　无远处转移。

M1　有远处转移。

【pTNM 病理学分型】

pT 和与 T 分类一致。

pM　远处转移。

　　pM1　镜下可确定的远处转移。

　　pM0 和 pMx 为无效分类。

pN

pNx　区域淋巴结转移不确定。

pN0　无区域淋巴结转移。

pN1　同侧单个淋巴结转移，最大直径≤3cm，且 ENE（-）。

pN2　同侧单个淋巴结转移，最大直径≤3cm，且 ENE（+）；或最大直径>3cm 且≤6cm 且 ENE（-）；或同侧多个淋巴结转移，最大直径≤6cm 且 ENE（-）；或对侧淋巴结或双侧淋巴结转移，最大直径≤6cm 且 ENE（-）。

N2a 同侧单个淋巴结转移，最大直径≤3cm，且 ENE（+）；或同侧单个淋巴结转移，最大直径>3cm 且 ≤6cm 且 ENE（-）。

N2b 同侧多个淋巴结转移，最大直径≤6cm 且 ENE（-）。

N2c 对侧或双侧淋巴结转移，最大直径≤6cm 且 ENE（-）。

pN3 转移淋巴结最大直径>6cm 且 ENE（-）；或同侧单个淋巴结最大直径>3cm 且 ENE（+），或同侧多个、对侧或双侧淋巴结转移且 ENE（+）。

N3a 转移淋巴结最大直径>6cm 且 ENE（-）。

N3b 同侧单个淋巴结最大直径>3cm 且 ENE（+）；或同侧多个、对侧或双侧淋巴结转移且 ENE（+）。

【解剖分期/预后分组】

	T	N	M
0	Tis	N0	M0
I	T1	N0	M0
II	T2	N0	M0
III	T3	N0	M0
	T1	N1	M0
	T2	N1	M0
	T3	N1	M0
IV	T1	N2	M0
	T2	N2	M0
	T3	N2	M0
	任何 T	N3	M0
	T4	任何 N	M0
	任何 T	任何 N	M1

【组织病理学分级】

Gx　级别不能确定。

G1　高分化。

G2　中分化。

G3　低分化。

G4　未分化。

二、UICC 对于非头颈部皮肤基底细胞癌（不包括眼睑、外阴、阴茎及肛周）的 TNM 分期

国际抗癌联盟（Union for International Cancer Contral，UICC）2017 年发布了第 8 版恶性肿瘤 TNM 分期，与 AJCC 分期基本一致，但对非头颈部皮肤恶性肿瘤，包括皮肤基底细胞癌进行了分期的界定，适用于皮肤非黑素来源的肿瘤，不包括梅克尔细胞癌。其区域淋巴结对应肿瘤原发部位：

胸部——同侧的腋窝淋巴结；

上肢——同侧肱骨内上髁及腋窝淋巴结；

腹部、耻骨区、臀部——同侧的腹股沟淋巴结；

下肢——同侧的腘窝及腹股沟淋巴结。

【TNM 定义】

（一）原发肿瘤（T）[*]

Tx　原发肿瘤不能确定。

T0　无原发肿瘤证据。

Tis　原位癌。

T1　肿瘤最大直径≤2cm。

T2　2cm<肿瘤最大直径≤4cm。

T3　肿瘤最大直径大于 4cm 或有微小的骨侵蚀、周围神经受累或深层浸润[*]。

T4a　肿瘤侵犯骨密质、骨髓。

T4b　肿瘤侵犯中轴骨，包括孔隙和（或）侵犯椎

26

孔达硬膜外腔。

＊．深层浸润指浸润深度超过皮下脂肪或>6mm（从邻近的正常上皮颗粒层到肿瘤基底部测量）；T3 期的周围神经浸润定义临床或影像学显示知名神经受累不伴有孔隙或颅底侵犯、穿越。

（二）区域淋巴结（N）

Nx　区域淋巴结转移不确定。

N0　无区域淋巴结转移。

N1　同侧单个淋巴结转移，最大直径≤3cm。

N2　同侧单个淋巴结转移，最大直径>3cm 且≤6cm；或同侧多个淋巴结转移，最大直径≤6cm。

N3　转移淋巴结最大直径>6cm。

（三）远处转移（M）

M0　无远处转移。

M1　有远处转移。

注：对侧淋巴结在非头颈部的非黑素性肿瘤中定义为远处转移。

【pTNM 病理学分型】

pT 和与 T 分类一致。

pM——远处转移

pM1　镜下可确定的远处转移。

pM0 和 pMX 为无效分类。

【解剖分期/预后分组】

	T	N	M
0	Tis	N0	M0
I	T1	N0	M0
II	T2	N0	M0

续表

	T	N	M
Ⅲ	T3	N0	M0
	T1	N1	M0
	T2	N1	M0
	T3	N1	M0
ⅣA	T1、T2、T3	N2、N3	M0
	T4	任何 N	M0
ⅣB	任何 T	任何 N	M1

【组织病理学分级】

Gx　级别不能确定。

G1　高分化。

G2　中分化。

G3　低分化。

G4　未分化。

三、皮肤基底细胞癌的复发风险因素

病史和体格检查	低危因素	高危因素
部位/大小	L 部位<20mm M 部位<10mm[1]	L 部位≥20mm M 部位≥10mm H 部位[3]
边界	清楚	不清
原发或复发	原发	复发
免疫抑制	(−)	(+)
先前放疗部位	(−)	(+)

续表

病史和体格检查	低危因素	高危因素
病理		
亚型	结节型、浅表型[2]	侵袭生长型[4]
周围神经受累	(-)	(+)

L 部位：躯干和四肢（除外胫前、手、足、指甲及脚踝）；

M 部位：面颊部、前额、头皮、颈部及胫前；

H 部位：面部"面具区"（包括面中部、眼睑、眉部、眶周、鼻部、唇部—包括皮肤部和红唇部、下颏、下颌、耳前及耳后、颞部、耳部），外阴，手，足。

[1]. 在某些临床情况中，与肿瘤大小无关的一些部位可能成为高危因素。

[2]. 低风险的病理亚型包括结节型、浅表型和其他非侵袭性生长型，包括角化型、漏斗状囊性型、Pinkus 纤维上皮瘤型。

[3]. H 区域基于其位置而构成高风险因素，与肿瘤大小无关。出于解剖和功能考虑的窄边切除增加了复发率，完全切缘阴性的评估方法如 Mohs 显微描记手术可达有效的肿瘤切除以及最大限度的组织保全。对于<6mm 的肿瘤，无其他高危因素，其他的治疗方法如果能达到至少扩大到肿瘤边缘 4mm 而不引起显著的解剖和功能破坏即可采用。

[4]. 包括硬斑病样型、基底鳞状细胞型（变异型）、硬化型、混合浸润型和微小结节型的肿瘤发生于任何部位。在一些病例中，基底鳞状细胞型预后与鳞状细胞癌相似。

四、分期检查原则

对临床表现可疑基底细胞癌的皮损，需进行以下检查，进行疾病危险因素的划分。

1. 病史和体格检查。

2. 完整的皮肤检查。

3. 组织病理学检查 若非浅表型的皮损，应报浸润真皮网状层的深度。

4. 影像学检查 用于明确可疑浸润性生长的基底细

26 胞癌，其深部软组织、骨和周围神经是否受累。若周围神经受累，需要进行 MRI 检查。

（李　雪　姚春丽　李福秋）

参 考 文 献

［1］Phillip H.McKee，Eduardo Calonje，Scott R，Granter.皮肤病理学：与临床的联系.朱学俊，孙建方，主译.3 版.北京：北京大学医学出版社，2007.

［2］Phillip E，LeBoit，Gunter Burg，David Weedon，et al.皮肤肿瘤病理学和遗传学.廖松林，主译.北京：人民卫生出版社，2006.

［3］Amin MB，Edge SB，Greene FL，et al.AJCC cancer staging manual.8th ed.New York：Springer，2017.

［4］NCCN.org.NCCN clinical practice guidelines in oncology-Basal Cell and Squamous Cell Skin Cancers. Version I，2018.

［5］James D，Brierley，Mary K.UICC TNM Classification of Malignant Tumours.eighth ed.2017.

27 皮肤鳞状细胞癌

皮肤鳞状细胞癌（cutaneous squamous cell carcinoma，cSCC）是皮肤表皮细胞的一种恶性肿瘤，占非黑素瘤皮肤癌的20%，其发生率在表皮肿瘤中居第2位。多见于50岁以上老年人，男性多于女性，好发于头颈部等光暴露部位。其5年复发率和转移率分别为8%和5%，85%的转移病例出现区域淋巴结转移。与高分化鳞癌相比，低分化鳞癌的局部复发率是其2倍，转移率是其3倍。皮肤鳞状细胞癌的病死率与其分级具有重要相关性。低分化鳞状细胞癌经治疗后5年生存率为61.5%，高分化鳞状细胞癌经治疗后的5年生存率为94.6%。在美国，其治愈率达90%以上，每年的病死率大约为1%。

一、AJCC 对于皮肤鳞状细胞癌的 TNM 分期

美国肿瘤联合委员会（American Joint Committee on Cancer，AJCC）2017年发布第8版恶性肿瘤TNM分期，对于头颈部皮肤鳞状细胞癌及其他头颈部非黑素性肿瘤进行了TNM分期的界定，包括位于红唇的肿瘤（但不包括口腔内）。对于眼睑、肛周、会阴部及阴茎的肿瘤部的cSCC不遵循此分期方法，具体参考相应部位的肿瘤分期原则。头颈部以外的皮肤鳞状细胞癌和皮肤基底细胞癌不在AJCC的TNM分期体系内。

【TNM 定义】

（一）原发肿瘤（T）*

Tx 原发肿瘤不能确定。

Tis 原位癌。

T1 肿瘤最大直径<2cm。

T2 2cm≤肿瘤最大直径<4cm。

T3 肿瘤最大直径≥4cm 或有微小的骨侵蚀、周围神经受累或深层浸润*。

T4 肿瘤侵犯骨密质、骨髓、颅底和（或）颅底孔受累。

T4a 肿瘤侵犯骨密质、骨髓。

T4b 肿瘤侵犯颅底和（或）颅底孔受累。

*. 深层浸润指浸润深度超过皮下脂肪或>6mm（从邻近的正常上皮颗粒层到肿瘤基底部测量）；T3 期的周围神经浸润定义是在真皮下的神经鞘内发现肿瘤细胞或测量神经干直径≥0.1mm，临床或影像学显示知名神经受累不伴有颅底侵犯、穿越。

（二）区域淋巴结（N）

包括耳前、下颌下、颈部和锁骨上淋巴结。

Nx 区域淋巴结转移不确定。

N0 无区域淋巴结转移。

N1 同侧单个淋巴结转移，最大直径≤3cm，且 ENE（−）。

N2 同侧单个淋巴结转移，最大直径>3cm 且≤6cm 且 ENE（−）；或同侧多个淋巴结转移，最大直径≤6cm 且 ENE（−）；或对侧淋巴结或双侧淋巴结转移，最大直径≤6cm 且 ENE（−）。

N2a 同侧单个淋巴结转移，最大直径>3cm 且≤6cm，ENE（−）。

N2b 同侧多个淋巴结转移，最大直径≤6cm 且 ENE（−）。

N2c 对侧或双侧淋巴结转移，最大直径≤6cm 且 ENE（−）。

27

N3 转移淋巴结最大直径>6cm 且 ENE（-）；或任意淋巴结转移且 ENE（+）。

 N3a 转移淋巴结最大直径>6cm 且 ENE（-）。

 N3b 任意淋巴结转移且 ENE（+）。

* ENE：淋巴结外侵犯

（三）远处转移（M）

M0 无远处转移。

M1 有远处转移。

【pTNM 病理学分型】

pT 和与 T 分类一致。

pM——远处转移

 pM1 镜下可确定的远处转移。

 pM0 和 pMX 为无效分类。

pN

pNx 区域淋巴结转移不确定。

pN0 无区域淋巴结转移。

pN1 同侧单个淋巴结转移，最大直径 ≤3cm 且 ENE（-）。

pN2 同侧单个淋巴结转移，最大直径 ≤3cm 且 ENE（+）；或最大直径>3cm 且 ≤6cm，ENE（-）；或同侧多个淋巴结转移，最大直径 ≤6cm 且 ENE（-）；或对侧淋巴结或双侧淋巴结转移，最大直径 ≤6cm 且 ENE（-）。

 N2a 同侧单个淋巴结转移，最大直径 ≤3cm 且 ENE（+）；或同侧单个淋巴结转移，最大直径>3cm 且 ≤6cm 且 ENE（-）。

 N2b 同侧多个淋巴结转移，最大直径 ≤6cm 且 ENE（-）。

 N2c 对侧或双侧淋巴结转移，最大直径 ≤6cm 且 ENE（-）。

 pN3 转移淋巴结最大直径>6cm 且 ENE（-）；或同侧单个淋巴结最大直径>3cm 且 ENE（+），或同侧多个、对侧或双侧淋巴结转移且 ENE（＋）。

　　N3a　转移淋巴结最大直径>6cm 且 ENE（－）。

　　N3b　同侧单个淋巴结最大直径>3cm 且 ENE（＋），
或同侧多个、对侧或双侧淋巴结转移且 ENE（＋）。

【解剖分期/预后分组】

	T	N	M
0	Tis	N0	M0
I	T1	N0	M0
II	T2	N0	M0
III	T3	N0	M0
	T1	N1	M0
	T2	N1	M0
	T3	N1	M0
IV	T1	N2	M0
	T2	N2	M0
	T3	N2	M0
	任何 T	N3	M0
	T4	任何 N	M0
	任何 T	任何 N	M1

【组织病理学分级】

Gx　级别不能确定。

G1　高分化。

G2　中分化。

G3　低分化。

G4　未分化。

二、UICC 对于非头颈部皮肤鳞状细胞癌（不包括眼睑、外阴、阴茎及肛周）的 TNM 分期

27

国际抗癌联盟（Union for International Cancer Contral，UICC）2017 年发布了第 8 版恶性肿瘤 TNM 分期，与 AJCC 分期基本一致，但对非头颈部皮肤恶性肿瘤，包括皮肤鳞状细胞癌进行了分期的界定，适用于皮肤非黑素来源的肿瘤，不包括梅克尔细胞癌。其区域淋巴结对应肿瘤原发部位：

胸部——同侧的腋窝淋巴结；

上肢——同侧肱骨内上髁及腋窝淋巴结；

腹部、耻骨区、臀部——同侧的腹股沟淋巴结；

下肢——同侧的腘窝及腹股沟淋巴结。

【TNM 定义】

（一）原发肿瘤（T）*

Tx   原发肿瘤不能确定。

T0   无原发肿瘤证据。

Tis   原位癌。

T1   肿瘤最大直径≤2cm。

T2   2cm<肿瘤最大直径≤4cm。

T3   肿瘤最大直径>4cm 或有微小的骨侵蚀、周围神经受累或深层浸润*。

T4a   肿瘤侵犯骨密质、骨髓。

T4b   肿瘤侵犯中轴骨，包括孔隙和（或）侵犯椎孔达硬膜外腔。

*．深层浸润指浸润深度超过皮下脂肪或>6mm（从邻近的正常上皮颗粒层到肿瘤基底部测量）；T3 期的周围神经浸润定义临床或影像学显示知名神经受累不伴有孔隙或颅底侵犯、穿越。

（二）区域淋巴结（N）

Nx   区域淋巴结转移不确定。

27

N0　无区域淋巴结转移。

N1　同侧单个淋巴结转移，最大直径≤3cm。

N2　同侧单个淋巴结转移，最大直径>3cm 且≤6cm；或同侧多个淋巴结转移，最大直径≤6cm。

N3　转移淋巴结最大直径>6cm。

（三）远处转移（M）

M0　无远处转移。

M1　有远处转移

注：对侧淋巴结在非头颈部的非黑素性肿瘤中定义为远处转移。

【pTNM 病理学分型】

pT 和与 T 分类一致。

pM——远处转移

　pM1　镜下可确定的远处转移。

　pM0 和 pMX 为无效分类。

【解剖分期/预后分组】

	T	N	M
0	Tis	N0	M0
I	T1	N0	M0
II	T2	N0	M0
III	T3	N0	M0
	T1	N1	M0
	T2	N1	M0
	T3	N1	M0
IVA	T1、T2、T3	N2、N3	M0
	T4	任何 N	M0
IVB	任何 T	任何 N	M1

【组织病理学分级】

Gx 级别不能确定。

G1 高分化。

G2 中分化。

G3 低分化。

G4 未分化。

三、局部复发和转移风险因素

病史和体格检查	低危因素	高危因素
病史 & 查体	L 部位<20mm	L 部位≥20mm
部位/大小[1]	M 部位<10mm	M 部位≥10mm
		H 部[4]
边界	清楚	不清
原发或复发	原发	复发
免疫抑制	(−)	(+)
先前放疗部位或慢性炎症过程	(−)	(+)
肿瘤快速生长	(−)	(+)
神经症状	(−)	(+)
病理		
分化程度	高分化或中分化	低分化
棘层松解型、腺鳞癌、结缔组织增生型、化生型	(−)	(+)
深度[2,3]：浸润深度或 Clark 分级[5]	< 2mm 或 I、II、III	>2mm 或 IV、V

续表

病史和体格检查	低危因素	高危因素
周围神经、淋巴管或血管受累	（－）	（＋）

L 部位：躯干和四肢（除外胫前、手、足、指甲及脚踝）。

M 部位：面颊部、前额、头皮、颈部及胫前。

H 部位：面部（包括面中部、眼睑、眉部、眶周、鼻部、唇部—包括皮肤部和红唇部、下颏、下颌、耳前及耳后、颞部、耳部），外阴，手，足。

¹. 需包括边缘及红晕。

². 如果活检不能明确需进行窄边切除活检。

³. 改良的 Breslow 深度测量包括角化不全及痂，如存在溃疡则从其基底测量。

⁴. H 区域基于其位置而构成高风险因素，与肿瘤大小无关。出于解剖和功能考虑的窄边切除增加了复发率，完全切缘阴性的评估方法如 Mohs 显微描记手术可达有效的肿瘤切除以及最大限度的组织保全。对于<6mm 的肿瘤，无其他高危因素，其他的治疗方法如果能达到至少扩大到肿瘤边缘 4mm 而不引起显著的解剖和功能破坏即可采用。

⁵. Clark 分级：按浸润程度分为 5 级。

Ⅰ级：肿瘤限定在皮肤最外层，即表皮层；

Ⅱ级：肿瘤浸润到皮肤第二层，即真皮层；

Ⅲ～Ⅳ级：肿瘤通过真皮侵犯到更深层次，但仍限定在皮肤内；

Ⅴ级：肿瘤侵犯到真皮下的脂肪组织，即进入皮肤的第三层，即皮下组织。

四、分期检查原则

对临床表现可疑皮肤鳞癌的皮损，需进行以下检查：

1. 病史和体格检查。

2. 完整的皮肤科检查和区域淋巴结检查。

3. 组织病理学检查：若非浅表型的皮损，应报浸润真皮网状层的深度。

4. 如果怀疑存在广泛病变，则应进行必要的影像学检查。广泛病变包括深层结构浸润（如骨等）、周围神经病变、深部软组织病变。如果怀疑存在周围神经病变，建议进行 MRI 检查。

（李　雪　姚春丽　李福秋）

参 考 文 献

［1］ Edge SE，Byrd DR，Compton CC，et al.AJCC cancer staging manual.7th ed.New York：Springer，2010.

［2］ Samarasinghe V，Madan V.Nonmelanoma skin cancer.J Cutan Aesthet Surg，2012，5：3-10.

［3］ Alam M，Ratner D.Cutaneous squamous-cell carcinoma.N Engl J Med，2001，13：975-983.

［4］ P.J.F.Quaedvlieg，D.H.K.V.Creytens，G.G.Epping，et al.Histopathological characteristics of metastasizing squamous cell carcinoma of the skin and lips.Histopathology，2006，49（3）：256-264.

［5］ NCCN.org.NCCN clinical practice guidelines in oncology.Version I，2018.

［6］ Leslie Sobin，Mary Gospodarowicz，Christian Wittekind.UICC TNM classification of malignant tumours.7th ed Wiley-Blackwell，Chichester.2009.

［7］ James D，Brierley，Mary K，Gospidarowicz and Wittekind.UICC TNM classification of malignant tumours.8th ed，Wiley-Blackwell，Chichester 2017.

［8］ Amin MB，Edge SB，Greene FL，et al.AJCC cancer staging manual.8th ed.New York：Springer，2017.

28 眼睑皮肤肿瘤

眼睑皮肤肿瘤包括基底细胞癌、鳞状细胞癌、皮脂腺癌以及其他罕见肿瘤（比如各种汗腺来源肿瘤：黏液表皮样癌、原发外分泌腺癌、微囊肿性附属器癌、腺样囊性癌等）。其他头颈部肿瘤累及眼睑分期包含在头颈部皮肤鳞状细胞癌分期中，眼睑梅克尔细胞癌分期包含在梅克尔细胞癌分期中，眼睑黑色素瘤分期已包含在皮肤黑素瘤分期中。

【TNM 分期】

（一）原发肿瘤（T）

Tx   原发肿瘤无法确定。

T0   无原发肿瘤证据。

Tis   原位癌。

T1   肿瘤最大直径≤10mm。

   T1a   未侵犯睑板或睑缘。

   T1b   侵犯睑板或睑缘。

   T1c   累及眼睑全层。

T2   10mm<肿瘤最大直径≤20mm。

   T2a   未侵犯睑板或睑缘。

   T2b   侵犯睑板或睑缘。

   T2c   累及眼睑全层。

T3   20mm<肿瘤最大直径≤30mm。

   T3a   未侵犯睑板或睑缘。

   T3b   侵犯睑板或睑缘。

   T3c   累及眼睑全层。

T4　任意大小的眼睑肿瘤侵犯眼球、眼眶、颅面部结构。

T4a　肿瘤累及眼及眶内结构。

T4b　肿瘤累及或穿过眶窝骨壁或延伸至鼻旁窦或累及泪囊、鼻泪管或脑。

（二）区域淋巴结（N）

区域淋巴结是指耳前、颌下和颈部淋巴结。

Nx　区域淋巴结转移无法确定。

N0　无区域淋巴结转移。

N1　有同侧单个局部区域淋巴结转移，直径≤3cm。

N1a　临床评估或影像学检查发现有同侧单个局部区域淋巴结转移。

N1b　淋巴结活检发现有同侧单个局部区域淋巴结转移。

N2　有同侧单个局部区域淋巴结转移，直径>3cm或有双侧、对侧淋巴结转移。

N2a　临床评估或影像学检查发现有同侧单个局部区域淋巴结转移，直径>3cm或有双侧、对侧淋巴结转移。

N2b　淋巴结活检发现有同侧单个局部区域淋巴结转移，直径>3cm或有双侧、对侧淋巴结转移。

（三）远处转移（M）

M0　无远处转移。

M1　有远处转移。

【pTNM 病理学分型】

pT 和 pN 分类与 T 和 N 分类一致。

pM——远处转移。

pM1　镜下可确定的远处转移。

pM0 和 pMX 为无效分类。

【解剖分期/预后分组】

	T	N	M
0	Tis	N0	M0
Ⅰ A	T1	N0	M0
Ⅰ B	T2a	N0	M0
Ⅱ A	T2b，T2c，T3	N0	M0
Ⅱ B	T4	N0	M0
Ⅲ A	任何 T	N1	M0
Ⅲ B	任何 T	N2	M0
Ⅳ	任何 T	任何 N	M1

【组织病理学分级】

Gx　级别不能确定。

G1　高分化。

G2　中分化。

G3　低分化。

G4　未分化。

【分期检查原则】

T 分期：体格检查；

N 分期：体格检查；

M 分期：体格检查和影像学。

（李　雪　姚春丽　李福秋）

参 考 文 献

［1］James D，Brierley，Mary K，et al.UICC TNM classification of malignant tumours.8th ed，2017.

［2］Amin MB，Edge SB，Greene FL，et al.AJCC cancer staging manual.8th ed.New York：Springer，2017.

28

29 皮肤恶性黑色素瘤

皮肤黑色素瘤（malignant melanoma of skin）是来源于皮肤黑素细胞的恶性肿瘤。从全球范围看，皮肤黑色素瘤并不是一种常见的恶性肿瘤，但近年来却成为发病率增长最快的恶性肿瘤之一，年增长率为3%～5%。在发达国家，皮肤黑色素瘤是一种常见的恶性肿瘤，据统计，2013年美国皮肤黑色素瘤发病率和病死率分别为20.7/10万和2.7/10万。在中国，近年来皮肤黑色素瘤发病成倍增长，每年的新发病例数约为2万例，成为增加民众健康负担的疾病之一。2003—2007年全国32个肿瘤登记地区数据显示，登记地区皮肤黑色素瘤发病率为0.49/10万，病死率为0.24/10万。

黑色素瘤的临床组织学分型主要采用Clark分型：恶性雀斑样黑色素瘤（lentigo maligna melanoma，LMM）、浅表扩散型黑色素瘤（superficial spreading melanoma，SSM）、肢端雀斑样黑色素瘤/黏膜黑色素瘤（acral lentiginous/mucosal melanoma，ALM）、结节型黑色素瘤（nodular melanoma，NM）。在患恶性黑色素瘤的白种人中，约70%为SSM，而在黑色素瘤的亚洲人群中ALM可占50%之多。此外，分子病理学分型采用Bastian分型，此分型对今后的靶向治疗具有指导意义，包括4型：非慢性阳光损伤型（non-CSD melanoma）、慢性阳光损伤型（CSD melanoma）、肢端型（acral melanoma）、黏膜型（mucosal melanoma）。

【TNM分期】
皮肤黑色素瘤的分期按照AJCC第8版分期（TNM

分期）。除了来源于眼的黑色素瘤（结膜、眼睑和脉络膜），黏膜黑色素瘤没有统一的明确分期。

（一）原发灶

皮肤黑色素瘤可以发生在全身皮肤的任何部位，最常发生在女性的四肢和男性的躯干。

（二）区域淋巴结

区域淋巴结是最常见的转移部位，指原发病灶发生转移后累及的首站或二级淋巴结，一般认为下肢（包括足）的区域淋巴结为同侧腹股沟区域，上肢的区域淋巴结为同侧腋窝淋巴结。

淋巴管内和区域内转移包括：①卫星灶，原发灶周围 2cm 范围内发生的转移结节；②微卫星灶指直径大于 0.05mm，距原发灶至少 0.3mm 的真皮网状层、脂膜或脉管中的瘤巢；③移行转移：指原发病灶（周围直径 2cm 以外）与第 1 站区域淋巴结之间，通过淋巴管转移的皮肤、皮下或软组织转移结节。

（三）转移病灶

黑色素瘤几乎可以转移至任何脏器，最常转移至皮肤、软组织、肺和肝，也可以发生于骨、脑和其他脏器。

恶性黑色素瘤 WHO 病理分型

组织学分型	ICDO 编码
恶性黑色素瘤	8720
痣样黑色素瘤	8720
结节型黑色素瘤	8721
恶性雀斑样黑色素瘤	8742
浅表扩散型黑色素瘤	8743
肢端雀斑样黑色素瘤	8744
促结缔组织增生性黑色素瘤	8745
来源于巨大先天痣的黑色素瘤	8761
来源于蓝痣的黑色素瘤	8780

【TNM 定义】

（一）原发肿瘤（T）

Tx　原发灶无法评价。

T0　无原发肿瘤证据。

Tis　原位癌。

T1　肿瘤厚度≤1.0mm。

T1a　肿瘤厚度≤0.8mm 无溃疡。

T1b　肿瘤厚度≤0.8mm 有溃疡。

肿瘤厚度 0.8~1.0mm，有或无溃疡。

T2　肿瘤厚度>1.0~2.0mm。

T2a　肿瘤厚度>1.0~2.0mm 不伴溃疡。

T2b　肿瘤厚度>1.0~2.0mm 伴溃疡。

T3　肿瘤厚度>2.0~4.0mm。

T3a　肿瘤厚度>2.0~4.0mm 不伴溃疡。

T3b　肿瘤厚度>2.0~4.0mm 伴溃疡。

T4　肿瘤厚度>4.0mm。

T4a　肿瘤厚度>4.0mm 不伴溃疡。

T4b　肿瘤厚度>4.0mm 伴溃疡。

（二）区域淋巴结（N）

Nx　区域淋巴结无法评价。

N0　无淋巴结转移。

N1　1 个淋巴结转移或移行转移或卫星灶、微卫星转移但无淋巴结转移。

N1a　隐性转移（病理诊断）。

N1b　显性转移（临床诊断）。

N1c　移行转移或卫星灶、微卫星转移但无淋巴结转移。

N2　2~3 个淋巴结转移或移行转移或卫星灶、微卫星转移且有 1 个淋巴结转移。

N2a　隐性转移（病理诊断）。

N2b　显性转移（临床诊断）。

N2c　移行转移或卫星灶、微卫星转移且有 1 个淋巴结转移。

N3 ≥4 个淋巴结转移或移行转移或卫星灶、微卫星转移且有 ≥2 个淋巴结转移或者任何数量的淋巴结转移有或没有移行转移或卫星灶、微卫星转移。

N3a 隐性转移（病理诊断）。

N3b 显性转移（临床诊断）。

N3c 移行转移或卫星灶、微卫星转移且有 ≥2 个淋巴结转移。

（三）远处转移（M）

M0 无远处转移，任何 LDH 状态。

M1 有证据的远处转移，LDH 状态见下文。

M1a 皮肤、皮下组织（包括肌肉），伴有或不伴有区域淋巴结转移，LDH 未记录或未详细说明。

M1a（0） LDH 未升高。

M1a（1） LDH 升高。

M1b 肺转移伴有或不伴有 M1a，LDH 未记录或未详细说明。

M1b（0） LDH 未升高。

M1b（1） LDH 升高。

M1c 除了脑转移以外的其他内脏转移伴有或不伴有 M1a 或 M1b，LDH 未记录或未详细说明。

M1c（0） LDH 未升高。

M1c（1） LDH 升高。

M1d 脑转移伴有或不伴有 M1a、M1b 或 M1c，LDH 未记录或未详细说明。

M1d（0） LDH 未升高。

M1d（1） LDH 升高。

M 分期后缀：（0）LDH 未升高，（1）LDH 升高。

M 分期无后缀：LDH 未记录或未详细说明。

【解剖分期/预后分组】

【临床分期】

分期	TNM
0	Tis, N0, M0
I A	T1a, N0, M0
I B	T1b, N0, M0
	T2a, N0, M0
II A	T2b, N0, M0
	T3a, N0, M0
II B	T3b, N0, M0
	T4a, N0, M0
II C	T4b, N0, M0
III	任何 T, N1, M0
	任何 T, N2, M0
	任何 T, N3, M0
IV	任何 T, 任何 N, M1

【病理分期】

分期	TNM
0	Tis, N0, M0
I A	T1a, N0, M0
	T1b, N0, M0
I B	T2a, N0, M0
II A	T2b, N0, M0
	T3a, N0, M0

续表

分期	TNM
ⅡB	T3b，N0，M0
	T4a，N0，M0
ⅡC	T4b，N0，M0
ⅢA	T1-2a，N1a，M0
	T1b，N2a，M0
ⅢB	T2b-3a，N1a-2b，M0
	T1a/b-2a，N2b，M0
	T1a/b-2a，N1b/c，M0
	T0，N1b，M0
	T0，N1c，M0
ⅢC	T0，N2b．2c．3b．3c，M0
	T1a-3a，N2c．3a/b/c，M0
	T4b，N1a-2c，M0
	T3b/4a，任何≥N1，M0
Ⅳ	任何T，任何N，M1

注意：

1. 临床分期包括原发灶微分期和临床、影像学所确认的转移灶。常规来说，应在原发灶切除和分期检查完成后确定分期。

2. 病理分期包括原发灶微分期，部分或完全区域切除的病理情况。

【前哨淋巴结活检】

（一）前哨淋巴结活检的指征

对于厚度<1.0mm 的 ⅠA 或 ⅠB 患者，不推荐行前

哨淋巴结活检；对于厚度>1mm 的患者，可考虑行前哨淋巴结活检，可于完整切除的同时或分次进行；合并溃疡的病例，推荐进行前哨淋巴结活检。

（二）前哨淋巴结定位

29

原发病灶部位	前哨淋巴结部位
上肢、手	腋顶
躯干前侧、胸部	腋窝下群、前锯肌表面
躯干背侧、肩下	腋窝下群、背阔肌边缘
腰部、臀部	腹股沟上群、腹股沟韧带表面、外环
下肢、足	腹股沟中下、卵圆孔

【病理分级】

1. **按侵袭深度分级** Clark（1969）在研究了黑色素瘤侵袭深度与预后的关系后，根据侵袭深度将黑色素瘤分为 5 级。分级越高，预后越差。

Ⅰ级：瘤细胞限于基底膜以上的表皮内。

Ⅱ级：瘤细胞突破基底膜侵犯到真皮乳头层。

Ⅲ级：瘤细胞充满真皮乳头层，并进一步向下侵犯，但未到真皮网状层。

Ⅳ级：瘤细胞已侵犯到真皮网状层。

Ⅴ级：瘤细胞已穿过真皮网状层，侵犯到皮下脂肪层。

2. **按垂直厚度分级** Breslow（1970）研究了黑色素瘤垂直厚度与预后的关系，根据目镜测微器测量的黑色素瘤最厚部分（从颗粒层到黑色素瘤最深处的厚度），将黑瘤分为 5 级：小于 0.75mm、0.76~1.50mm、1.51~3.00mm、3.01~4.50mm 和大于 4.50mm。厚度越大，预后越差。这一显微分级法以后被广泛采用，并被证实对判断预后具有重要价值。

第 8 版 AJCC 更新要点：T 分期调整

第 7 版	第 8 版
T1 肿瘤厚度 ≤1.0mm	T1 肿瘤厚度 ≤1.0mm
T1a 无溃疡，有丝分裂率 <1 /mm²	T1a 肿瘤厚度 ≤0.8mm 无溃疡
T1b 有溃疡，有丝分裂率 ≥1 /mm²	T1b 肿瘤厚度 ≤0.8mm 有溃疡，厚度 0.8~1.0mm，有或无溃疡

29

N 分期调整

第 7 版	第 8 版
N1：1 个淋巴结转移	N1：1 个淋巴结转移或移行转移或卫星灶、微卫星转移但无淋巴结转移
无 N1c	N1c：移行转移或卫星灶、微卫星转移但无淋巴结转移
N2：2~3 个淋巴结转移	N2：2~3 个淋巴结转移或移行转移或卫星灶、微卫星转移且有 1 个淋巴结转移
N2c：移行转移或卫星灶，但无淋巴结转移	N2c：移行转移或卫星灶、微卫星转移且有 1 个淋巴结转移
N3：≥4 个淋巴结转移或淋巴结融合，或区域淋巴结转移伴移行转移/卫星灶	N3：≥4 个淋巴结转移或移行转移或卫星灶、微卫星转移且有 ≥2 个淋巴结转移或者任何数量的淋巴结转移有或没有移行转移或卫星灶、微卫星转移

续表

第 7 版	第 8 版
无 N3a、N3b、N3c	N3a：隐性转移（病理诊断） N3b：显性转移（临床诊断） N3c：移行转移或卫星灶、微卫星转移且有 ≥2 个淋巴结转移

M 分期调整

第 7 版	第 8 版
M1a：皮肤、皮下组织或远处淋巴结转移	M1a：皮肤、皮下组织（包括肌肉），或远处淋巴结转移
无 M1a（0）、M1a（1）	M1a（0） LDH 正常 M1a（1） LDH 升高
M1b：肺转移	M1b：肺转移
无 M1b（0）、M1b（1）	M1b（0） LDH 正常 M1b（1） LDH 升高
M1c：其他内脏转移或任何远处转移伴 LDH 升高	M1c：除了脑转移以外的其他内脏转移或任何远处转移伴 LDH 升高
无 M1c（0）、M1c（1）	M1c（0） LDH 正常 M1c（1） LDH 升高
无 M1d	M1d：脑转移
	M1d（0） LDH 正常 M1d（1） LDH 升高

（杨　焱　郭忠威）

参 考 文 献

［1］郭军.黑色素瘤.北京:人民卫生出版社,2014.

［2］中国临床肿瘤学会指南工作委员会.中国临床肿瘤学会(CSCO)黑色素瘤诊疗指南 2018.Vi.北京:人民卫生出版社,2018.

［3］SD Singh,SJ Henley,AB Ryerson.Surveillance for Cancer Incidence and Mortality—United States,2013.Morbidity and Mortality Weekly Report,Surveillance Summaries,January 27,2017,66(4).

［4］陈万青,张思维,曾红梅,等.中国 2010 年恶性肿瘤发病与死亡.中国肿瘤,2014,23(1):1.

［5］Edge SB,Byrd DR,Carducci MA,et al.AJCC Cancer Stagging Manual.7th editon.New York:Springer,2009.

［6］曾红梅,张思维,郑荣寿,等.2003—2007 年中国皮肤黑色素瘤发病与死亡分析.中国肿瘤,2012,21(3):183.

30 皮肤梅克尔细胞癌

皮肤梅克尔细胞癌（Merkel cell carcinoma）又称皮肤神经内分泌癌，是一种罕见的、好发于日晒部位的高度侵袭性的皮肤原发性肿瘤。多见于70岁以上老年人，男性略高于女性（1.5~2：1），儿童罕见。发病的危险因素包括日光照射、免疫抑制（如HIV感染、器官移植等）。好发部位依次为：头颈部特别是眼睑及眶周（50%）、四肢（40%）、躯干及生殖器（10%），偶可见于非暴露部位（口腔、鼻黏膜、会阴部）。梅克尔细胞癌复发率约40%，局部扩散率为15%，远处转移率为35%，主要转移至肝、骨、肺。本病病死率较高，1年存活率为88%，2年为72%，3年为55%。病理分类为：小梁型、中间型及小细胞型，以中间型最常见。

【TNM 分期】

梅克尔细胞癌是依据美国肿瘤联合委员会（American Joint Committee on Cancer，AJCC）2010年第7版对皮肤鳞状细胞癌及其他皮肤非黑素性肿瘤的划分标准进行TNM分期的。TNM分期是基于解剖位置的分期，分期因素包括肿瘤厚度、Clark's Level、有/无侵犯周围神经、原发部位、组织学分期以及转移淋巴结的大小等，未涵盖临床特征和肿瘤分子生物学特征等其他肿瘤相关因素。

一、TNM 定义

（一）原发肿瘤（T）

Tx 原发肿瘤不能确定。

T0 无原发肿瘤证据。

Tis 原位癌。

T1 肿瘤最大直径≤2cm。

T2 肿瘤最大直径>2cm，但≤5cm。

T3 肿瘤最大直径>5cm。

T4 肿瘤侵犯骨骼、肌肉、筋膜或软骨。

（二）区域淋巴结（N）

Nx 区域淋巴结转移无法确定。

N0 无区域淋巴结转移。

cN0 临床检查示淋巴结未受累 *（未做淋巴结病理检查）。

pN0 病理检查示淋巴结未受累。

N1 有区域淋巴结转移。

N1a 微灶转移 **。

N1b 肉眼可见的转移 ***。

N2 途中转移 ****。

*. 临床检查需通过视诊、触诊和（或）影像学检查。

**. 微灶转移通过前哨或选择性淋巴结切除确诊。

***. 肉眼可见的转移定义为通过对临床可见的淋巴结转移进行治疗性淋巴结切除或针刺活检确诊。

****. 途中转移：与原发病灶截然不同的肿瘤，位于原发灶和局部淋巴结的引流区或在原发病灶的远端。

（三）远处转移（M）

M0 无远处转移。

M1 远处转移超过区域淋巴结。

M1a 转移至皮肤、皮下组织或远处淋巴结。

M1b 转移至肺。

M1c 转移至所有其他脏器。

二、解剖分期/预后分组

【临床分期】

临床 TNM 分期	T	N	M
0	Tis	N0	M0
ⅠB	T1	N0	M0
ⅡB	T2/T3	N0	M0
ⅡC	T4	N0	M0
ⅢB	任何 T	N1b/N2	M0
Ⅳ	任何 T	任何 N	M1

【病理分期】

病理 TNM 分期	T	N	M
0	Tis	N0	M0
ⅠA	T1	pN0	M0
ⅠB	T1	cN0	M0
ⅡA	T2/T3	pN0	M0
ⅡB	T2/T3	cN0	M0
ⅡC	T4	N0	M0
ⅢA	任何 T	N1a	M0
ⅢB	任何 T	N1b/N2	M0
Ⅳ	任何 T	任何 N	M1

【分期检查原则】

基于梅克尔细胞癌的局部复发率、区域淋巴结转移率以及发生血行及淋巴结转移率都很高，需要全面细致的检查。根据以下方面划分梅克尔细胞癌分期：

1. 病史和体格检查。

2. 完整的皮肤科检查和区域淋巴结检查；决定治疗方案和分期要常规做附属淋巴结扫描。

3. 组织病理学检查及免疫组织化学检查（包括CK20 及 TTF-1）。

4. 影像学检查，包括 CT、MR 和 PET-CT，用于明确肿瘤原发灶及是否存在远处转移。同时可用于评价肿瘤的皮肤转移源于非皮肤原发神经内分泌肿瘤的可能（如小细胞肺癌），尤其在 CK-20 阴性的情况下。

（李福秋　姚春丽）

参 考 文 献

［1］Phillip H. McKee, Eduardo Calonje, Scott R, Granter. 皮肤病理学:与临床的联系.朱学俊,孙建方,主译.3 版.北京:北京大学医学出版社,2007.

［2］Phillip E, LeBoit, Gunter Burg, David Weedon, et al. 皮肤肿瘤病理学和遗传学.廖松林,主译.北京:人民卫生出版社,2006.

［3］Edge SE, Byrd DR, Compton CC, et al. AJCC cancer staging manual.7th editon.New York:NY,Springer,2010.

［4］Agelli M,Clegg LX,Becker JC,et al.The etiology and epidemiology of merkel cell carcinoma.Curr Probl Cancer,2010,34:14-37.

［5］Agelli M,Clegg LX.Epidemiology of primary Merkel cell carcinoma in the United States. J Am Acad Dermatol,2003,49:832-841.

［6］NCCN.org.NCCN clinical practice guidelines in oncology-Merkel Cell Carcinoma.Version I,2012.

31 乳 腺 癌

乳腺癌是女性最常见的恶性肿瘤，并已成为全球女性健康的首要威胁，在全美女性恶性肿瘤中，乳腺癌的发病和死亡人数分别占 29.0% 和 15.0%，每年有超过 23 万新发病例，约 4 万人死于该病。中国乳腺癌新发数量和死亡数量分别占世界的 12.2% 和 9.6%，根据中国国家肿瘤登记中心发布的《2014 年中国肿瘤登记年报》数据显示，乳腺癌已高居中国癌症发病率的第 2 位（发病率 25.89/10 万）和病死率的第 6 位（病死率 6.56/10 万），全中国恶性肿瘤构成中，乳腺癌的发病和死亡人数分别约占 6.83% 和 2.91%，全国女性癌症统计数据显示，乳腺癌已位列女性癌症发病率的第 1 位和病死率的第 4 位，并且仍有逐年上升的趋势。乳腺癌按病理类型主要分为两大类：非浸润性癌（non-invasive breast cancer，NIBC）与浸润性癌（invasive breast cancer，IBC）。

【分子分型】
2015 年召开的 ST. Gallen 国际乳腺癌会议上，专家们对乳腺癌分子分型进行了重新讨论，根据雌激素受体（estrogen receptor，ER）、孕激素受体（progestrone receptor，PgR）、HER-2（ERBB2）、Ki-67（肿瘤增殖指数）表达情况将乳腺癌分为 Luminal-A 型、Luminal-B 型、HER-2 过表达型（ERBB-2 扩增型）、Basal like 型 4 个亚型。乳腺癌分子分型现已经成为乳腺癌辅助治疗的基础。

分子亚型	临床-病理替代分类	具备条件
Luminal A	Luminal A-like	ER 与 PgR 阳性（且 PgR≥20%） HER-2 阴性 Ki-67<14%
Luminal B	Luminal B-like（HER-2 阴性型）	ER 阳性，PgR 阴性或 PgR<20% HER-2 阴性 Ki-67≥14%
	Luminal B-like（HER-2 阳性型）	ER 阳性，任何 PgR HER-2 过表达或扩增 任何 Ki-67
ERBB2 过表达	HER-2 阳性（非 Luminal 型）	ER 与 PgR 阴性 HER-2 过表达或扩增
Basal-like	三阴性（非特殊型浸润性导管癌）	ER，PgR 与 HER-2 均阴性

HER-2 阳性定义：免疫组化结果为+++或原位杂交（in situ hybridization，ISH）ISH 阳性

HER-2 ISH 双探针检测结果判定结果判读：

1. HER-2 检测阳性的标准：HER-2/CEP17 比值≥2.0，或平均 HER-2 拷贝数/细胞≥6.0；

2. HER-2 检测阴性的标准：HER-2/CEP17 比值<2.0，且平均 HER-2 拷贝数/细胞<4.0；

3. HER-2 检测不确定的标准：HER-2/CEP17 比值<2.0，且平均 HER-2 拷贝数/细胞<6.0，但≥4.0；

4. HER-2 检测争议：HER-2/CEP17 比值≥2.0，但平均 HER-2 拷贝数/细胞<4.0。

【不同分子分型的推荐治疗】

亚型	治疗类型	备注
Luminal A 样	大多数患者仅需内分泌治疗	一些高危患者需加用化疗
Luminal B 样（HER-2 阴性）	全部患者均需内分泌治疗，大多数患者要加用化疗	是否加用化疗需要综合考虑激素受体表达高低，复发转移风险以及患者状态等
Luminal B 样（HER-2 阳性）	化疗+抗 HER-2 治疗＋内分泌治疗	本亚型患者常规予以化疗
ERBB2 过表达	化疗+抗 HER-2 治疗	抗 HER-2 治疗对象：pT1b 及更大肿瘤，或淋巴结阳性
三阴性（非特殊型浸润性导管癌）	化疗	

【乳腺癌术后复发风险分组】

乳腺癌术后辅助全身治疗的选择应基于复发风险的个体化评估、肿瘤病理分子分型以及对不同治疗方案的反应性。乳腺癌术后复发风险分组可供全面评估患者手术以后的复发风险的高低，是制订全身辅助治疗方案的重要依据。

危险度	判别要点	
	转移淋巴结	其他
低度	阴性	同时具备以下 6 条：标本中病灶大小（pT）≤2cm；分级 1 级[a]；瘤周脉管未见肿瘤侵犯[b]；ER 和（或）PR 表达；HER-2/neu 基因没有过度表达或扩增[c]；年龄 ≥ 35 岁
中度		以下 6 条至少具备 1 条：标本中病灶大小（pT）>2cm；分级 2~3 级；有瘤周脉管肿瘤侵犯；ER 和 PR 缺失；Her-2 基因过度表达或扩增；年龄<35 岁
高度	1~3 枚阳性	未见 HER-2 过度表达和扩增且 ER 和（或）PR 表达
		ER 和 PR 缺失或 HER-2 过度表达或扩增
	≥4 个阳性	

[a]. 组织学分级/核分级；

[b]. 瘤周脉管侵犯存在争议，它只影响腋淋巴结阴性的患者的危险度分级，但并不影响淋巴结阳性者的分级；

[c]. HER-2 的测定必须是经过严格质量把关的免疫组化或 FISH 法、CISH 法

【TNM 分期】

TNM 分期适用于非浸润性癌、浸润性癌以及特殊类型的癌。不适用于乳腺叶状肿瘤和其他罕见的肿瘤。

无论是临床标准还是病理标准均采用相同的 T 分类

标准，测量应精确至毫米。肿瘤 T 分级应以接近最近的基点为准，如果肿瘤的大小轻微小于或大于已有的 T 分级界限值，强烈建议将其归入最近的界限值。举例：当肿瘤的尺寸为 1.1mm 时，建议归为 1mm；当肿瘤的尺寸为 2.01cm 时，建议归为 2cm。字母"c"或"p"应分别标注于 TNM 分期之前，用于指示此分期究竟是依据临床标准分期还是病理标准分期。总而言之，病理 T 分期诊断优先于临床 T 分期诊断。

（一）原发肿瘤（T）

Tx　原发肿瘤无法评估。

T0　无原发肿瘤证据。

Tis　原位癌。

　　Tis（DCIS）　导管原位癌。

　　Tis（Paget）　乳头佩吉特病（Paget disease）与基于乳腺组织的原位癌或浸润性癌无关，当佩吉特病伴有乳腺肿瘤时应根据组织肿瘤大小和特征进行归类。

T1　肿瘤最大直径≤20mm。

　　T1mi　肿瘤最大直径≤1mm。

　　T1a　1mm<肿瘤最大直径≤5mm。

　　T1b　5mm<肿瘤最大直径≤10mm。

　　T1c　10mm<肿瘤最大直径≤20mm。

T2　20mm<肿瘤最大直径≤50mm。

T3　肿瘤最大直径>50mm。

T4　不论肿瘤大小，直接侵犯胸壁和（或）皮肤（溃疡或皮肤结节）。*

　　T4a　侵犯胸壁（包括肋骨、肋间肌和前锯肌，不包括胸肌）。

　　T4b　患侧乳腺溃破，卫星结节，皮肤水肿（包括橘皮样改变），不满足炎性乳腺癌标准。

　　T4c　T4a+T4b。

　　T4d　炎性乳腺癌。

*. 肿瘤单纯侵犯真皮层不能划归为 T4；

最大侵袭性肿瘤病灶的直径能够用于评估肿瘤体积。围绕

在原发肿瘤的小的微卫星灶不能改变肿瘤体积大小或者肿瘤的 T 分期

（二）区域淋巴结临床分期（cN）

Nx 区域淋巴结无法评估（已切除）。

N0 无区域淋巴结转移。

N1 同侧 I、II 组腋窝淋巴结转移，可活动。

N2 同侧 I、II 组腋窝淋巴结转移，固定或融合；或临床发现 * 有同侧内乳淋巴结转移，而没有发现 I、II 级腋窝淋巴结转移。

N2a 同侧 I、II 组腋窝淋巴结转移，相互固定（融合）或与其他组织结构固定（融合）。

N2b 临床发现有内乳淋巴结转移 *，而没有发现 I、II 组腋窝淋巴结转移。

N3 同侧锁骨下淋巴结（III 组腋窝淋巴结）转移，伴或不伴 I、II 组腋窝淋巴结受累；或临床发现 * 同侧内乳淋巴结转移伴 I、II 组腋窝淋巴结转移；或同侧锁骨上淋巴结转移，伴或不伴腋窝或内乳淋巴结受累。

N3a 同侧锁骨下淋巴结转移。

N3b 同侧内乳淋巴结伴腋窝淋巴结转移。

N3c 同侧锁骨上淋巴结转移。

*. 临床发现：临床检查、影像学检查（除淋巴显像）以及基于细针抽吸细胞学检查发现有高度怀疑恶性特征或病理考虑转移

（三）区域淋巴结病理分期（pN）*

pNx 区域淋巴结无法评估（淋巴结未被切除或此前已切除）。

pN0 组织学检查无区域淋巴结转移，未行进一步孤立肿瘤细胞检测 **。

pN0（i+） 组织学检查或免疫组化检查发现孤立肿瘤细胞，转移灶最大直径 ≤0.2mm。

pN0（mol+） 组织学检查无区域淋巴结转移，分子生物学检测（RT-PCR）阳性。

pN1mi 微转移 [>0.2mm 和（或）单个淋巴结单张

组织切片中肿瘤细胞数量>200 个，但最大直径≤2mm]。

pN1　微转移或 1~3 枚同侧腋窝淋巴结转移和（或）经前哨淋巴结活检发现内乳淋巴结转移但临床未发现[***]

pN1a　1~3 枚腋窝淋巴结转移，至少 1 枚转移直径超过>2mm。

pN1b　经前哨淋巴结活检发现内乳淋巴结转移（含微转移），但临床未发现。

pN1c　1~3 枚腋窝淋巴结转移，且经前哨淋巴结活检发现内乳淋巴结转移（含微转移），但临床未发现。

pN2　4~9 枚同侧腋窝淋巴结转移；或者临床发现[****]同侧内乳淋巴结转移但不伴有腋窝淋巴结转移。

pN2a　4~9 枚腋窝淋巴结转移，至少 1 枚转移直径>2mm。

pN2b　临床发现同侧内乳淋巴结转移，但不伴有腋窝淋巴结转移。

pN3　≥10 枚同侧腋窝淋巴结转移；或锁骨下淋巴结（Ⅲ级腋窝淋巴结）转移；或临床发现同侧内乳淋巴结转移，并伴有至少 1 枚Ⅰ、Ⅱ组腋窝淋巴结转移；或 3 枚以上腋窝淋巴结转移，并且前哨淋巴结发现内乳淋巴结转移（含微转移），但临床未发现；或同侧锁骨上淋巴结转移。

pN3a　≥10 枚同侧腋窝淋巴结转移（至少 1 处转移灶直径>2mm），或锁骨下淋巴结（Ⅲ级腋窝淋巴结）转移。

pN3b　临床发现同侧内乳淋巴结至少有 1 枚转移；或 3 枚以上腋窝淋巴结转移，同时前哨淋巴结发现内乳淋巴结转移（含微转移），但临床未发现。

PN3c　同侧锁骨上淋巴结转移。

[*]．病理学区域淋巴结分类（N 分类）要求至少切除并检查腋窝底部淋巴结（Ⅰ组）。对单个或多个前哨淋巴结的检查结果也可用于病理分类。如分类仅依据前哨淋巴结活检结果，而其后无进一步腋窝切除淋巴结的检查结果，则应设（sn）前哨淋

巴结检查,例如 pN1 (sn)。

**. 区域淋巴结仅有孤立肿瘤细胞 (ITC) 转移的肿瘤分类为 pN0;ITC 是指最大直径≤0.2mm 的微小肿瘤细胞团和 (或) 单个淋巴结单张切片中分散肿瘤细胞总数不超过 200 个,借助免疫组化或分子生物学方法通常可检测到 ITC,HE 染色也可能观察到。ITC 通常不表现肿瘤转移活性 (如增生或间质反应)。

***. 临床未发现:肿瘤经临床检查或影像学分析 (除淋巴显像) 未被检测出来。

****. 临床发现:临床检查,影像学检查 (除淋巴显像) 以及基于细针抽吸细胞学检查发现有高度怀疑恶性特征或病理考虑转移。

(四) 远处转移 (M)

M0 临床及影像学检查未见远处转移。

cM0 (i+) 临床及影像学检查未发现远处转移,而分子检测技术或显微镜在无远处转移患者的血液、骨髓或其他非区域淋巴结组织中发现不超过 0.2mm 的肿瘤细胞。

M1 临床及影像学检查发现 0.2mm 以上的远处转移灶。

【解剖学分期】

分期	TNM		
0	Tis	N0	M0
I A*	T1*	N0	M0
I B	T0	N1mi	M0
	T1*	N1mi	M0
II A	T0	N1**	M0
	T1*	N1**	M0
	T2	N0	M0
II B	T2	N1	M0
	T3	N0	M0

续表

31

分期	TNM		
ⅢA	T0	N2	M0
	T1*	N2	M0
	T2	N2	M0
	T3	N1	M0
	T3	N2	M0
ⅢB	T4	N0	M0
	T4	N1	M0
	T4	N2	M0
ⅢC	任何 T	N3	M0
Ⅳ	任何 T	任何 N	M1

*．T1 包含 T1mi；

**．T0 或 T1 期仅有淋巴结微转移的患者从 ⅡA 期中排除并划归至 ⅠB 期

1．M0 期包含 M0（i+）；

2．指定的病理 pM0 期不再使用，任何 M0 期都指临床；

3．如果一个 M1 期的患者既往接受了新辅助治疗，无论该患者新辅助化疗后疗效如何，都应划归至Ⅳ期；

4．若术后影像学检查发现远处转移，那么患者的分期会随之改变，条件是：4 个月内进行的检查未发现疾病进展且该患者未接受新辅助化疗；

5．新辅助化疗后的患者分期应加入前缀"yc""yp"，需要注意的是：如果患者经过新辅助化疗达到了病理完全缓解，该患者分期应为 ypT0ypN0cM0

【分期检查原则】

1．临床Ⅰ、Ⅱ、ⅢA 期患者应常规询问病史，进行相应的体格检查，并完成以下检查：全血细胞与血小板计数，肝功能和碱性磷酸酶检查，双侧乳房超声与 X 线摄片检查，

术后病理检查，肿瘤 ER、PR 及 HER-2 状况，遗传性乳腺癌高危患者可进行遗传学咨询，必要时进行生育咨询。

2. 临床 X 线片查出的隐匿性乳腺肿瘤患者可行乳腺 MRI 检查。

3. 临床 I~ⅡB 期患者如果出现局部骨痛或碱性磷酸酶升高，应行骨扫描检查；如果出现碱性磷酸酶升高、肝功能异常、腹部不适症状或腹部盆腔体检异常，行腹部±盆腔 CT 或 MRI 检查；如果患者出现肺部症状应行胸部 CT 检查。

4. 临床Ⅲ A 期患者（T3 N1 M0）为明确分期可考虑以下检查：胸部 CT 检查，腹部±盆腔 CT 或 MRI 检查，骨扫描或 PET/CT，FDG-PET/CT（可选）。

【病理分类】

1. 非浸润性癌　包括导管原位癌、小叶原位癌、乳头状癌（微乳头状癌为主型）、小管癌、小叶癌及乳头湿疹样乳腺癌。此型属早期乳腺癌，预后较好。

2. 浸润性癌　伴有浸润性癌的佩吉特病、未分化癌、炎性癌、导管癌、鳞状上皮细胞癌、髓样癌（非特殊型）、腺样囊性癌、分泌性癌、髓样癌伴淋巴细胞浸润、筛状癌、黏液腺癌。

（王长青）

参 考 文 献

［1］陈万青.2014 年中国肿瘤登记年报,2014.

［2］Wolff AC.Recommendations for human epidermal growth factor receptor 2 testing in breast cancer：American society of clinical oncology/college of American pathologists clinical practice guideline update.J Clin Oncol, 2013,31(31):3997-4013.

［3］Harris L,Fritsche H,Mennel R,et al.American Society of Clinical Oncology 2007 update of recommendations for the use of tumor markers in breast cancer.J Clin Oncol,

2007,25(33):5287-5312.

[4] Singletary SE, Allred C, Ashley P, et al. Revision of the American joint committee on cancer staging system for breast cancer. J Clin Oncol, 2002, 20(16):3628-3636.

[5] UICC. TNM classification of malignant tumors. 6th ed. Hoboken: John Wiley & Sons, 2002.

[6] Greene FL, Page DL, Fleming ID, et al. AJCC cancer staging Manual. 6th ed. New York: Springer, 2002.

[7] Edge SB, Byrd DR, Compton CC, et al. AJCC cancer staging Manual. 7th ed. New York: Springer, 2010:347-376.

[8] Sobin LH, Gospodarowicz MK, Wittekind C. TNM classification of malignant tumors. 7th ed. Hoboken: John Wiley & Sons, 2009.

[9] NCCN Clinical Practice Guidelines in Breast cancer. Version 1.2014.

[10] Sorlie T, Perou CM, Tibshirani R, et al. Gene expression patterns of breast carcinomas distinguish tumor subclasses with clinical implications. Proc Natl Acad Sci USA, 2001, 98(19):10869-10874.

[11] Goldhirsch A, Wood WC, Coates AS, et al. Strategies for subtypesdealing with the diversity of breast cancer: highlights of the St. Gallen International Expert Consensus on the Primary Therapy of Early Breast Cancer. Ann Oncol, 2011, 22(8):1736-1747.

[12] 陈孝平, 汪建平. 外科学. 8 版. 北京: 人民卫生出版社, 2013:258-259.

[13] 薛卫成. 介绍乳腺癌 TNM 分期系统. 7 版. 诊断病理学杂志, 2010, 17(4):241-244.

[14] Cody HS, Houssami N. Axillary management in breast cancer: What's new for 2012? Breast, 2012, 21(3):411-415.

32 外阴癌

妇科肿瘤分期概述

妇科肿瘤为实体瘤。TNM分类分为治疗前临床分类（cTNM）和病理学分类（pTNM），前者基于未经治疗前来自体检、影像学、内镜、活组织检查、手术探查等所获依据，pTNM只针对于接受手术切除肿瘤或者探查肿瘤的病例。而且pTNM是综合了临床分期和手术结果所作出的。

一、妇科肿瘤TNM分期资料的获取过程

1. 确定起源部位。

2. 反复阅读各医疗资料（病史、体格检查、影像学、实验室资料、病理及手术资料、病情进展说明、出院小结等）。

3. 确定病理类型及原发部位、有无淋巴结及远处转移及转移情况。

4. 根据T/N/M组合分类情况，总结TNM分期。

二、妇科肿瘤临床分期的因素

1. 原发（初始）肿瘤的部位、肿瘤的大小和数量。

2. 淋巴结受累情况（肿瘤是否已经侵及邻近的淋巴结组织）。

3. 是否存在转移病灶（肿瘤是否已经播散至体内的远隔部位）。

三、妇科肿瘤分期的目的

1. 分期有助于制订合理治疗方案，以便指导患者做出适当的治疗安排。

2. 正确评价治疗效果。

3. 有助于判断预后。

4. 有利于各治疗中心的信息交流。

5. 有利于对癌症的连续研究。

四、妇科肿瘤最常用的分期方法

1. FIGO 分期 　妇科肿瘤最常用的分期是 FIGO（the International Federation of Gy necology and Obstetrics，国际妇产科联盟）分期。FIGO 妇科肿瘤委员会对 FIGO 分期标准进行过多次修改。2014 年公布了新的分期标准，FIGO 分期对于规范我国妇科肿瘤的治疗方法、提高诊疗水平，并使之尽快与国际先进水平接轨有很大帮助。

2. TNM 分期 　TNM 分期是恶性肿瘤在解剖学范围内的分类标准，对预后的判断有重要的指导意义，是迄今为止世界范围内使用最为广泛的一种分期系统。目前由于影响肿瘤预后的因素很多，包括肿瘤的组织病理学分级、脉管浸润等，单一的解剖学因素并不能全面地评估预后，因此，TNM 系统对准确描述个体预后仍面临很大的挑战。

3. 分期现状和发展 　随着国际抗癌联盟对 TNM 分期的不断完善和发展，FIGO 也逐步开始在分期中引入 TNM 分类法的概念，对妇科恶性肿瘤的分期标准进行补充和完善，从而弥补不足，使分期更能准确地反映预后，增强其有效性、可靠性和实用性。

外 阴 癌

外阴癌是指原发于外阴部的癌灶，占女性生殖道原发性恶性肿瘤的 3%~5%，占女性恶性肿瘤的 1%，其发病率为（1~2）/10 万。多见于 60 岁以上女性，发病率随年龄增长而增加，90% 的原发性外阴癌的病理类型为鳞状细胞癌，另外还有恶性黑色素瘤、腺癌、基底细胞癌、疣状癌、肉瘤及巴氏腺癌等，好发部位为大阴唇。许多病例既往曾患外阴的湿疣、不典型增生，近年来又发现本病可能和 HPV 的感染有关，年轻女性患者的发病率有上升趋势。外阴癌如果能够在早期得到诊断，通常治疗可以获得满意的结果，治愈的机会较大。目前的研究表明，外阴癌的预后主要取决于淋巴结受累的情况，对于可手术的外阴癌患者，如果不伴有淋巴结受累，总的 5 年生存率可达 90%，然而，如果出现淋巴结受累，总的 5 年生存率仅为 50%~60%。对于外阴鳞癌的各种高危因素进行多因素分析，发现没有一个单一的高危因素与预后存在良好的相关性。但是，当将淋巴结的状态和肿瘤的直径结合起来作为单一的变量时，发现与预后存在着良好的相关性。

【区域淋巴结】

区域淋巴结指腹股沟淋巴结。

【外阴癌的分期】

外阴癌的分期目前国际上主要是采用 FIGO 分期及 AJCC 的 TNM 分期体系，现在的分期更加侧重于手术，与 1988 年的 FIGO 临床分期相比，FIGO2014 年的手术病理分期系统更加完善，更侧重于分期与预后的关系。

1. FIGO 分期

FIGO（2014 年）外阴癌分期

分期	肿瘤范围
I 期	病灶局限于外阴，淋巴结未转移
I A	肿瘤≤2cm，局限于外阴或会阴，间质浸润深度≤1.0mm[*]
I B	肿瘤>2cm，局限于外阴或会阴，间质浸润深度>1.0mm
II 期	任何大小的肿瘤侵犯比邻会阴的结构（下 1/3 尿道，下 1/3 阴道、肛门）淋巴结未转移

续表

分期	肿瘤范围
Ⅲ期	有腹股沟—股淋巴结转移的任何大小的肿瘤侵犯或未侵犯比邻会阴的结构（下 1/3 尿道，下 1/3 阴道、肛门）
ⅢA	(i) 1 个淋巴结（≥5mm）
	(ii) 1~2 个淋巴结转移（<5mm）
ⅢB	(i) ≥2 个淋巴结（≥5mm）
	(ii) ≥3 个淋巴结转移（<5mm）
ⅢC	阳性淋巴结伴囊外扩散
Ⅳ期	肿瘤侵犯其他区域（上 2/3 尿道，上 2/3 阴道）或远处转移
ⅣA	(i) 肿瘤侵犯以下任何部位：上尿道和（或）阴道黏膜、膀胱黏膜或固定在骨盆壁
	(ii) 或腹股沟-股淋巴结出现固定或溃疡形成
ⅣB	任何部位（包括盆腔淋巴结）的远处转移

*. 浸润深度是指肿瘤从最浅表的真皮乳头的上皮-间质连接处到最深侵袭点的距离

2. TNM 分期

原发肿瘤（T）	定义
Tx	原发肿瘤无法评估
T0	无原发肿瘤证据
T1	病灶局限于外阴及（或）会阴部，病灶≤2cm，多发病灶同样按此分期，应根据直径最大或浸润最深的病灶定义最高的 pT 分期

续表

原发肿瘤（T）	定义
T1a	病灶≤2cm，局限于外阴或会阴部，且间质浸润≤1.0mm
T1b	病灶>2cm 或局限于外阴或会阴，间质浸润>1.0mm
T2	任何大小的肿瘤，侵及邻近会阴结构：尿道远端1/3，阴道远端1/3 或肛管
T3	任何大小的肿瘤，侵及下列任何部位：尿道近端2/3，阴道近端2/3，膀胱黏膜，直肠黏膜或固定于骨盆

32

区域淋巴结（N）	定义
Nx	区域淋巴结无法评估
N0	无区域淋巴结
N0（i+）	区域淋巴结有直径≤0.2mm 的孤立肿瘤细胞
N1	1~2 个区域淋巴结，且具有下列特征：
N 1a	1~2 个区域淋巴结，都<5mm
N 1b	单个淋巴结，≥5mm
N2	区域淋巴结转移伴以下特征：
N2a	3 个或更多淋巴结转移，均<5mm
N2b	2 个或更多淋巴结转移，5mm 或更大
N2c	阳性淋巴结出现包膜外扩散
N3	转移淋巴结固定或溃疡

远处转移（M）	定义
M0	无远处转移
M1	远处转移（包括盆腔淋巴结转移）

【外阴癌 TNM 分期与 FIGO 分期的比较】

FIGO 分期	国际抗癌联盟（UICC）		
	T（肿瘤）	N（淋巴结）	M（转移）
I	T1	N0	M0
I A	T1a	N0	M0
I B	T1b	N0	M0
II	T2/T3	N0	M0
III A	T1，T2，T3	N1a，N1b	M0
III B	T1，T2，T3	N2a，N2b	M0
III C	T1，T2，T3	N2c	M0
IV A	T4	N0~N2	M0
IV B	任何 T	N3	M1

【pTNM 病理学分期】

pT 和 pN 分期与 T 和 N 的分期相对应。

pN0　腹股沟淋巴结切除标本的组织学检查通常应包括 6 个或 6 个以上淋巴结。

如果淋巴结是阴性的，但检查的数目没有达到要求，仍可归类为 pN0 分期。

pM　远处转移。

pM1　镜下证实有远处转移。

【组织病理学分级】

Gx　分化程度无法评估。

G1 高分化。

G2 中分化。

G3 低分化或未分化。

【分期检查原则】

1. 外阴癌术前检查必须有肿瘤的组织学证据。

2. 如果宫颈存在，需行宫颈细胞学检查。

3. 阴道镜检查了解宫颈及阴道是否同时有病变。

4. 盆腔和腹股沟区 CT 扫描有助于检测相应部位的增大淋巴结及周围组织器官受累的情况。

5. 对于晚期患者，可通过膀胱镜、直肠镜了解膀胱黏膜或直肠黏膜是否受累。

（高春英　娄　阁）

参 考 文 献

[1] Gray HJ. Advances in vulvar and vaginal cancer treatment.Gynecol Oncol,2010,118:3.

[2] Hacker NF. Vulvar cancer. In：Berek JS, Hacker NF. Practical gynecologic oncology.4th ed.Philadelphia：Williams & Wilkins,2005:585-602.

[3] Turkistanli EC, Sogukpinar N, Saydam BK, et al. Cervical cancer prevention and early detection:the role of nurses and midwives.Asian Pac J Cancer Prev,2003,4(1):15-21.

[4] Frederick L Greene, David L Page, Irvin D Fleming, et al. AJCC cancer staging handbook. New York：Springer-Verlag,2002:342.

33 阴道癌

原发性阴道癌是指原发部位在阴道的肿瘤，是最罕见的妇科恶性肿瘤，占妇科恶性肿瘤的1%以下。据统计，阴道癌的发病率为0.7/10万，2005-2009年间，全世界每年大约有1178例阴道癌新发病例。多发生于绝经后或老年女性。很多肿瘤可经淋巴或静脉转移到阴道，如子宫内膜癌、妊娠滋养细胞肿瘤、尿道癌、肺癌等，故应排除来源于生殖器官或生殖道外的阴道的继发性肿瘤。对阴道壁的新生物可在直视下行病理活检确诊。对阴道壁无明显新生物，但有异常表现，如充血、糜烂、弹性不好乃至僵硬者，则应行阴道细胞学检查，并借助阴道镜定位活检，注意阴道穹窿。若肿瘤位于黏膜下或软组织中，可行穿刺活检。如肿瘤累及宫颈，宫颈外口区域有肿瘤时，应归于宫颈癌，肿物局限于尿道者，应诊断为尿道癌。95%的原发性阴道癌为鳞状细胞癌，腺癌很少。分期原则与宫颈癌相似。

【区域淋巴结】

阴道上2/3淋巴引流：盆腔淋巴结，包括闭孔、髂内（腹下）、髂外及未特指的盆腔淋巴结。

阴道下1/3淋巴引流：腹股沟和股淋巴结。

【阴道癌 TNM 分期】

（一）原发肿瘤（T）

TNM 分期	FIGO 分期	
Tx		原发肿瘤未确定
T0		原发肿瘤未查出
T1	I	肿瘤局限于阴道
T1a	I	肿瘤局限于阴道，病灶≤2.0cm
T1b	I	肿瘤局限于阴道，病灶>2.0cm
T2	II	肿瘤侵犯阴道旁组织，尚未到达骨盆壁
T2a	II	肿瘤侵犯阴道旁组织，尚未到达骨盆壁，病灶≤2.0cm
T2b	II	肿瘤侵犯阴道旁组织，尚未到达骨盆壁，病灶>2.0cm
T3	III	肿瘤侵犯至骨盆壁 和（或）侵及阴道下 1/3 和（或）引起肾积水或肾无功能
T4	IVA	肿瘤侵犯膀胱或直肠黏膜和（或）浸润范围已超出真骨盆

FIGO 分期不再包括 0 期（Tis）

（二）区域淋巴结（N）

Nx 区域淋巴结转移无法确定。

N0 无区域淋巴结转移。

N0（i+） 区域淋巴结有≤0.2mm 的孤立肿瘤细胞。

N1 有区域淋巴结转移。

（三）远处转移（M）

M0 无远处转移。

M1 有远处转移。

【pTNM 病理学分期】

pT 和 pN 分期与 T 和 N 的分期相对应。

pN0　腹股沟或盆腔淋巴结切除标本的组织学检查通常应包括至少 6 个或 6 个以上淋巴结。

如果淋巴结是阴性的，但检查的数目没有达到要求，仍可归类为 pN0 分期。

pM　远处转移。

pM1　镜下证实有远处转移。

【组织病理学分级】

Gx　分化程度无法评估。

G1　高分化。

G2　中分化。

G3　低分化或未分化。

【分期检查原则】

1. 阴道发现肿物应进行活检，病理可明确诊断。

2. 如肿瘤接近宫颈或宫颈可疑受侵，应阴道和宫颈分别取活检，进行病理组织检查。

3. 应行 B 超或盆腔 CT 检查，以了解盆腔或腹股沟淋巴结是否有转移。

4. 可以行 HPV、SCC 或 CA125 检测。

（高春英）

参 考 文 献

[1] Tavassoli FA, Devilee P. WHO Classiication of tumours pathology and genetics of tumors of the breast and female genitalorgans.Lyon：France IARC Press，2003：223-244.

[2] Rauta CP, Nucci MR, Wang Q, et al.Predictive value of FIGO and AJCC staging systems in patients with uterine leiomyosarcoma.Eur J Cancer，2009，45：2818-2824.

34 宫颈癌

世界范围内，宫颈癌是仅次于乳腺癌的导致女性发病和死亡最常见的恶性肿瘤。超过80%新诊断病例发生在经济情况比较差的妇女。宫颈癌在局部生长，向宫旁组织和盆腔脏器扩展、蔓延到区域淋巴结，只有到最后才出现远处脏器的转移。80%~85%为鳞状细胞癌，腺癌和腺鳞癌分别占15%和3%~5%，每年估计有500 000位妇女被诊断为宫颈癌，250 000位妇女将死于宫颈癌，而且近50年来，宫颈癌的发病年龄逐渐降低，年轻患者的发病率上升至20%以上。许多证据证明，宫颈癌一级预防——HPV疫苗注射和宫颈癌筛查可以明显降低发病率和病死率。宫颈癌的危险因素包括人乳头瘤病毒感染、性行为早、多个性伴侣、对方的性伴侣多、吸烟、父母或其性伴侣有性传播疾病史等。目前，人们认为人乳头瘤病毒（HPV）是本病的主要致病原。宫颈癌分期最常用的是FIGO分期和TNM分期。

【区域淋巴结】

区域淋巴结包括宫颈旁、宫旁、腹下（髂内、闭孔淋巴结）、髂总和髂外、骶前及骶旁淋巴结。腹主动脉旁淋巴结不属于区域淋巴结。

【宫颈癌分期】

宫颈癌采用临床分期，必须对患者进行仔细的临床检查，最好由两名有经验的高年资医生进行，必要时在麻醉状态下检查。临床分期一定不能因为后来影像学和术后组织病理学结果而更改。病理检查是诊断的金标准。

宫颈癌临床分期

TNM 分期	FIGO 分期	肿瘤范围
Tx		原发肿瘤无法评估
T0		无原发肿瘤的证据
T1	Ⅰ	肿瘤严格局限于宫颈（扩展至宫体将被忽略）
T1a	Ⅰ A	镜下浸润癌。间质浸润深度<5mm
T1a1	Ⅰ A1	间质浸润<3mm
T1a2	Ⅰ A2	间质浸润≥3mm，且<5mm
T1b	Ⅰ B	肉眼可见病灶局限于宫颈或临床前病灶>Ⅰ A 期*
T1b1	Ⅰ B1	间质浸润深度≥5mm，肉眼可见病灶最大径线<2cm
T1b2	Ⅰ B2	肉眼可见病灶最大径线≥2cm，<4cm
T1b3	Ⅰ B3	肉眼可见病灶最大径线≥4cm
T2	Ⅱ	肿瘤超过子宫颈，但未及骨盆壁或未达阴道下 1/3
T2a	Ⅱ A	无宫旁浸润
T2a1	Ⅱ A1	肉眼可见病灶最大径线<4cm
T2a2	Ⅱ A2	肉眼可见病灶最大径线≥4cm
T2b	Ⅱ B	有宫旁浸润，未达盆壁
T3	Ⅲ	肿瘤扩展到盆壁和（或）累及阴道下 1/3 和（或）引起肾积水或肾无功能者[△1]，和/或累及盆腔和/或腹主动脉旁淋巴结
T3a	Ⅲ A	肿瘤累及阴道下 1/3，没有扩展到骨盆壁

续表

TNM 分期	FIGO 分期	肿瘤范围
T3b	ⅢB	肿瘤扩展到骨盆壁和（或）引起肾积水或肾无功能
T3c	ⅢC	盆腔和（或）腹主动脉旁淋巴结受累，无论肿瘤大小与范围（采用 r 与 p 标记）△2
	ⅢC1	只有盆腔淋巴结转移
	ⅢC2	腹主动脉旁淋巴结转移
T4	ⅣA	肿瘤侵犯膀胱黏膜或直肠黏膜和（或）超过真骨盆
	ⅣB	远处转移
Nx		区域淋巴结无法评估
N0		无区域淋巴结转移
N0 (i+)		区域淋巴结有≤0.2mm 的孤立肿瘤细胞
N1		区域淋巴结转移（直径>0.2mm，≤2.0mm）
M0		无远处转移
M1	ⅣB	肿瘤播散至远处器官

*. 所有肉眼可见病灶，甚至仅仅是浅表浸润也都定为ⅠB期。浸润癌局限于可测量的间质浸润，最大深度为 5mm，水平扩散不超过 7mm。无论从腺上皮或者表面上皮起源的病变，从上皮的基底膜起浸润深度不超过 5mm。浸润深度总是用毫米（mm）来报告，甚至在这些早期（微小）间质浸润（0~1mm）。无论静脉或淋巴等脉管浸润均不改变分期；

△1. 直肠检查时肿瘤与盆腔间无肿瘤浸润间隙。任何不能找到其他原因的肾盂积水及肾无功能病例都应包括在内；

△2. 淋巴结转移归为ⅢC期，注明 r（影像学）和 p（病理学）；如影像学显示盆腔淋巴结转移，分期为ⅢC1r，经病理证实为ⅢC1p。需注明采用的影像学类型或病理技术。

【pTNM 病理学分期】

pT 和 pN 分期与 T 和 N 的分期相对应。

pN0 盆腔淋巴结切除标本的组织学检查通常应包括至少 6 个淋巴结。

如果淋巴结是阴性的，但检查的数目没有达到要求，仍可归类为 pN0 分期。

pM 远处转移。

pM1 镜下证实有远处转移。

【组织病理学分级】

Gx 分化程度无法评估。

G1 高分化。

G2 中分化。

G3 低分化或未分化。

【分期检查原则】

1. 宫颈癌术前诊断必须有病理组织学证据。

2. 镜下早期浸润癌（ⅠA 期）必须经宫颈锥切病理组织学结果确诊。

3. 原则上，临床分期由 2 位及以上的高级医师共同确认，特别是对分期判断有疑问或争议时。

4. 初治患者术前后分期可以改变，复发、转移时不再分期。

5. 治疗前检测肿瘤标志物 SCC，腺癌需保留卵巢者检测 CA125、CA199、AFP、NSE。

6. 对临床分期ⅡB 期及以上者，或疑有输尿管受累者应行 IVP 检查。

7. 疑有膀胱或直肠受累者，应行膀胱镜或直肠镜检查。

8. 行手术治疗的病例，术后可以同时进行 TNM 分期，淋巴结转移归为Ⅲc，注明 r（影像学）和 P（病理学），如影像学显示盆腔淋巴结转移、分期为Ⅲc1r，经病理证实的为Ⅲc1P。

【宫颈癌分期的临床意义】

宫颈癌是唯一只有临床分期的少数妇科恶性肿瘤之一。宫颈癌 FIGO 临床分期已被全世界，特别是发展中国家广泛使用。对于晚期不适宜手术治疗的宫颈癌患者，FIGO 分期更是评估病情、指导放化疗的重要依据。由于宫颈癌临床分期主要依赖于妇科医生的盆腔检查，受主观因素影响较大，具有一定的局限性，导致临床分期与手术病理分期存在一定的偏差。同时，许多影响预后的重要因素未被纳入到分期中，包括盆腔淋巴结转移、血管淋巴管间隙浸润、宫颈深肌层浸润、病理类型和组织学分级，因此宫颈癌 FIGO 临床分期对预后评估有一定的局限性。临床分期的偏差直接影响治疗方案的选择和预后。手术病理分期在治疗前获得的临床信息基础上，综合手术和病理检查结果，对临床分期进行补充和调整，更加准确地反映肿瘤浸润范围，为预后的评价和术后辅助治疗方案的选择提供重要参考依据。pTNM 分期将淋巴结受累情况纳入了分期依据。作为影响宫颈癌预后的主要因素之一，淋巴结转移情况的正确评价，对患者预后的评估和制定更具个体化的治疗方案均具有重要意义。由于许多影响预后的重要因素仍未纳入到宫颈癌 pTNM 分期中，由此也降低了 pTNM 分期评价预后的准确性，影响对预后的判断，如血管淋巴管间隙浸润、宫颈深肌层浸润、病理类型、组织学分级等，因此宫颈癌的分期无论是 FIGO 分期还是 TNM 分期都有待于进一步研究和完善。

（高春英　娄　阁）

参 考 文 献

[1] Siegel R, Naishadham D, Jemal A. Cancer statistics, 2013. CA: a cancer journal for clinicians. 2013, 63: 11-30.

[2] Brooks SE, Zhan M, Cote T, et al. Surveillance, epidemiology, and end results analysis of 2677 cases of uterine sarcoma 1989-1999. Gynecol Oncol, 2004, 93: 204-208.

[3] Bhatla N, Berek J, Cuello M, et al. New revised FIGO XXII world Congress of Gynecology and Obstetrics. Rio de Janeiro, Brazil, October 14 – 19, 2018. Int J Gynecol obstet 2018:143(suppl.3):DOI:10.1002/ijgo.12584.

34

35 子宫内膜癌

子宫内膜癌（endometrial carcinoma）是发生于子宫内膜的一组上皮性恶性肿瘤，是最常见的恶性肿瘤之一，由于子宫内膜发生的癌症占子宫体癌的绝大多数，因而子宫内膜癌常被称为子宫体癌，宫体癌多发生在 50 岁以上，发病率逐年上升，2012 年全球肿瘤流行病统计数据提示，2012 年全世界内膜癌发生病例 319 600 例，子宫体癌新发病例为 57 708 例，其中农村（26 233 例）低于城市（31 475 例）妇女。子宫内膜癌按发病因素分为雌激素依赖型及非雌激素依赖型，病理类型主要为内膜样腺癌，少数为腺癌伴鳞状上皮分化、浆液性腺癌、透明细胞癌，早期内膜癌预后尚可。2018 年新版 NCCN 指南仍采用 FIGO 2010 年国际妇产科协会（Federation International of Gynecology and Obstetrics，FIGO）子宫内膜癌分期标准以及美国肿瘤联合会 AJCC（The American Joint Committee on Cancer）TNM（Tumor-Node-Metastases）分期。

【区域淋巴结】

区域淋巴结是指盆腔［腹下（闭孔、髂内）、髂总和髂外、宫旁和骶前淋巴结］和腹主动脉旁淋巴结。

【子宫内膜癌的分期】

TNM 分期	FIGO 分期*	
Tx		原发肿瘤不能确定
T0		无原发肿瘤的证据
Tis**		原位癌浸润前癌
T1	I	肿瘤局限于宫体，包括累及宫颈管腺体
T1a	IA	无肌层浸润或<1/2 肌层浸润
T1b	IB	≥1/2 肌层浸润
T2	II	肿瘤累及宫颈间质，未超出子宫#
T3	III	肿瘤累及浆膜层、附件、阴道或宫旁
T3a	IIIA	肿瘤累及子宫浆膜和（或）附件##直接蔓延或转移
T3b	IIIB	阴道直接蔓延或转移和（或）宫旁受累##
	IIIC	盆腔和（或）腹主动脉旁淋巴结转移##
	IV	肿瘤侵及膀胱和（或）直肠黏膜转移和（或）远处转移
T4	IVA	肿瘤侵及膀胱和（或）直肠黏膜转移泡状水肿不能诊断为 T4
Nx		区域淋巴结（转移）不明
N0		无区域淋巴结转移
N0（i+）		区域淋巴结有 ≤0.2mm 的孤立肿瘤细胞

续表

TNM 分期	FIGO 分期*	
N1	ⅢC1	盆腔淋巴结转移
N1mi	ⅢC1	盆腔淋巴结阳性（直径 > 0.2mm 且 ≤2.0mm）
N1a	ⅢC1	盆腔淋巴结阳性（直径 > 2.0mm）
N2	ⅢC2	腹主动脉旁淋巴结转移，有/无盆腔淋巴结转移
N2mi	ⅢC2	腹主动脉旁淋巴结阳性（直径 >0.2mm 且 ≤2.0mm）±盆腔淋巴结阳性
N2a	ⅢC2	腹主动脉旁淋巴结阳性（直径 > 2.0mm）± 盆腔淋巴结阳性
M0		远处转移不存在
M1	ⅣB	远处转移，包括腹腔内转移和（或）腹股沟淋巴结转移

*. G1，G2 或 G3；

**. FIGO 没有 0 期（Tis）；

#. 宫颈内膜受累为Ⅰ期而不是原来的Ⅱ期；

##. 细胞学检查阳性应单独报告，但不影响分期

【pTNM 病理学分期】

pT 和 pN 分期与 T 和 N 的分期相对应。

pN0   盆腔淋巴结切除标本的组织学检查通常应包括至少 6 个或 6 个以上淋巴结。

如果淋巴结是阴性的，但检查的数目没有达到要求，仍可归类为 pN0 分期（FIGO 将此情况定为 pNX）。

pM   远处转移。

pM1   镜下证实有远处转移。

（袁　勇　岳　瑛）

参 考 文 献

［1］ Li ndsey A.Torre MSPH,Global Cancer Statistics,2012, Ca Cancer J Clin,2015 Mar;65(2):87-108.

［2］ 陈万青.2011 年中国恶性肿瘤发病和死亡分析.中国肿瘤,2015,24(1).

［3］ American College of Obstetricians and Gynecologists(2006) ACOG Practice Bulletin:Clinical Management Guidelines for Obstetrician-Gynecologists,Number 65,August 2005: management of endometrial cancer.Obstet Gynecol,2005, 106:413-425.

［4］ Bakkum-Gamez JN,Gonzalez-Bosquet J,Laack NN,et al. Current issues in the management of endometrial cancer. Mayo Clin Proc,2008,83:97-112.

［5］ Edge SB,Byrd DR,Compton CC,et al.AJCC cancer staging manual.7th ed.New York:Springer,2010.

36 子宫肉瘤

子宫肉瘤（uterine sarcoma）是女性生殖系统中罕见恶性肿瘤，其人群发病率约为 1.7/10 万，占妇科恶性肿瘤的 1%~3%，占子宫恶性肿瘤的 3%~8%，占女性生殖道恶性肿瘤的 1%。虽然发病率很低，但其恶性程度高，侵袭性强，有早期转移的倾向，预后差。子宫肉瘤术前诊断率较低，大多数病例由术后病理组织学检查确诊，少部分病例可通过分段诊断性刮宫和宫腔镜检查在术前确诊，诊断性刮宫对子宫平滑肌肉瘤的诊断价值有限，因此术中检视标本尤其重要，包括检视子宫肿瘤的包膜、切面的质地、肌纹理等。子宫肉瘤无特异性肿瘤标志物的检测，一部分病例可有 CA125、CA153、CA199 和 TSGF 增高，影像学检查有助于诊断和分期，常用的影像学检查有盆腹腔 B 超、CT、MRI 或 PET-CT、胸片。

【子宫肉瘤分类】

子宫肉瘤是一类来源于子宫间叶组织的恶性肿瘤，组织成分复杂，部分可出现异源性组织分化或混合上皮成分，之前的分类细致但较复杂，为了规范临床诊疗程序和便于临床应用，世界卫生组织（WHO）于 2014 年提出了新的子宫肉瘤分类方法，此分类方法更加简单化，NCCN2009 实践指南也采用该分类方法，分类中平滑肌肉瘤无改变，子宫内膜间质肉瘤旧分类中的低度恶性子宫内膜间质肉瘤和高度恶性子宫内膜间质，现统称为未分化子宫内膜肉瘤或未分化肉瘤，NCCN 2009 分类中，稍有不同的是癌肉瘤不再属于子宫肉瘤的范畴，具体分类情况见表 36-1。

表 36-1　子宫肉瘤分类

WHO 2014	NCCN 2018
血管周上皮样细胞肿瘤	低级别子宫内膜间质肉瘤
未分化子宫肉瘤	高级别子宫内膜间质肉瘤
平滑肌肉瘤	未分化子宫肉瘤
上皮性平滑肌肉瘤	子宫平滑肌肉瘤
黏液性平滑肌肉瘤	其他罕见的子宫间叶性肉瘤亚型
高级别子宫内膜间质肉瘤	腺肉瘤
低级别子宫内膜间质肉瘤	血管周上皮样细胞肿瘤
腺肉瘤	横纹肌肉瘤

36

【子宫肉瘤分期】

众所周知，肿瘤分期的目的是按照与临床预后有关的相关因素，将患者分成不同的群体，从而有目的地指导临床治疗和评估预后。目前，大部分肉瘤按照美国癌症联合委员会（AJCC）的 TNM 系统进行分期，而大部分妇科恶性肿瘤则采用 FIGO 的手术病理分期。据文献报道，两种分期在临床应用时各有不足之处，Rauta 等认为按照 FIGO 分期，除 Ⅰ 期和 Ⅳ 期，其他各期的无疾病生存期（PFS）和总生存期（OS）无显著差异。子宫肿瘤的 FIGO 分期反映了上皮性肿瘤的发展、扩散规律，但忽视了肿瘤大小、分化程度、组织学类型等肉瘤的预后相关因素，因此不适于间叶肿瘤的分期，根据 AJCC 分期系统，Ⅱ 期和 Ⅲ 期子宫平滑肌肉瘤无疾病生存期和总生存期无显著差异，该系统包含了肿瘤大小、分化程度和浸润深度，但缺乏肿瘤起源部位或组织学类型信息，也未考虑到手术时局部侵犯或区域扩散等细节，应用于子宫肉瘤也有很大缺陷。另有研究发现，子宫平滑肌肉瘤分别按照 FIGO 和 AJCC 系统分期后结果显示，分期相同的 Ⅰ、Ⅱ、Ⅲ 期患者无疾病生存率和总生存率有很大差别，而 FIGO 各期病变按照 AJCC 系统重新分期，期别通常升高。由于以往分期不能完全反映肿瘤的预后和生存，在 2010 年 FIGO 妇科肿瘤委员会联合国际妇科病理学协会（ISGYP）、国际妇科肿瘤协会（IGCS）、妇科肿瘤协作组（GCIG）、美国妇科肿瘤医师协会（SGO）和美国癌症分期联合委员会（AJCC）制定了新的子宫肉瘤分期标准，具体分期情况见表 36-2。

表 36-2　AJCC 第 8 版和 FIGO（2010 年）子宫
肉瘤的分期标准

表 36-2-1　子宫平滑肌肉瘤、子宫内膜
间质肉瘤原发病灶 T 分期

T 分类	FIGO 分期	定义
Tx		原发肿瘤无法评估
T0		没有原发肿瘤证据
T1	Ⅰ	肿瘤局限于子宫
T1a	Ⅰ A	肿瘤最大直径≤5cm
T1b	Ⅰ B	肿瘤最大直径>5cm
T2	Ⅱ	肿瘤超出子宫，但局限在盆腔内
T2a	Ⅱ A	肿瘤侵犯附件
T2b	Ⅱ B	肿瘤侵犯其他盆腔组织
T3	Ⅲ	肿瘤扩散到腹腔
T3a	Ⅲ A	一个部位
T3b	Ⅲ B	多个部位
T4	Ⅳ	肿瘤侵犯膀胱或直肠

Ⅲ期是指肿瘤病灶浸润腹腔内组织，而不仅是子宫底突向腹腔

表 36-2-2 腺肉瘤原发病灶 T 分期

T 分类	FIGO 分期	定义
Tx		原发肿瘤无法评估
T0		没有原发肿瘤证据
T1	I	肿瘤局限于子宫
T1a	I A	局限于子宫内膜、宫颈管内膜、无肌层浸润
T1b	I B	≤1/2 肌层浸润
T1c	I C	>1/2 肌层浸润
T2	II	肿瘤扩散到盆腔
T2a	II A	累及附件
T2b	II B	累及子宫外的盆腔组织
T3	III	肿瘤侵犯腹腔组织（并非仅仅突向腹腔）
T3a	III A	1 个病灶
T3b	III B	多个病灶
T3c	III B	转移到盆腔和（或）主动脉旁淋巴结
T4	IV	肿瘤侵犯膀胱或直肠

表 36-2-3 所有类型子宫肉瘤区域淋巴结转移定义 N 分期

N 分类	FIGO 分期	定义
Nx		区域淋巴结无法评估
N0		没有淋巴结转移证据
N0 (i+)		区域淋巴结有 ≤0.2mm 的孤立肿瘤细胞
N1	III C	区域淋巴结转移

表 36-2-4　所有类型子宫肉瘤远处转移定义 M 分期

M 分类	FIGO 分期	定义
M0		没有远处转移
M1	ⅣB	远处转移（不包括附件、盆腔和腹腔内）

【分期检查原则】

1. 辅助诊断检查可选用阴道彩色多普勒超声检查、诊断性刮宫等。确诊依据为组织病理学检查。

2. 经任何方法确诊的肿瘤（包括经活检或肌瘤剔除术后确诊的肿瘤），首先病理学专家进行病理切片会诊，同时还需行胸部、腹部及盆腔 CT 扫描、MRI 或 PET-CT 检查。

3. 对于经全子宫或子宫次全切除术±双附件切除术后确诊的子宫肉瘤，要先进行病理切片会诊，行胸部、腹部及盆腔 CT 检查或行 PET-CT 检查。

【子宫肉瘤分期的临床意义】

子宫肉瘤恶性程度较高，预后差。UICC-AJCCS 子宫肉瘤分期未将肿瘤浸润深度、淋巴结受累、血管淋巴管内瘤栓等列入分期，而这些均与疾病复发及预后相关，特别是对于早期平滑肌肉瘤，脉管浸润、肿瘤范围对患者预后有显著影响。子宫平滑肌肉瘤来源于子宫平滑肌，预后与肿瘤的大小、扩散的范围有关，以血行转移及远处扩散为主。分期强调了肿瘤大小对预后影响的意义，以 5cm 为界分为ⅠA、ⅠB 期。因为平滑肌肉瘤起源于肌层，可经肌层直接扩散至宫颈，对预测预后意义不大，因此不再以宫颈侵犯来判定Ⅱ期，同时还强调Ⅲ期不单是突向腹腔。子宫内膜间质肉瘤和腺肉瘤两者组织起源类似，都属于上皮间质，均属肉瘤而无癌成分，因此将两者划归一起分期。子宫癌肉瘤与子宫内膜癌均起源于内膜，有上皮成分，癌肉瘤生物学行为以癌为主，是一种分化很差、伴肉瘤化生的内膜癌，是癌失分化的结果，都以淋巴转移为主，都对铂类敏感。故采用了子宫内膜癌 FIGO（2010 年）的分期标准。

子宫肉瘤的分期涵盖了组织起源、生物学行为及转移特点等，对临床决策、学术交流、经验总结、疗效提高及评估预后等起到了促进作用，随着对子宫肉瘤临床研究的进一步深入，将会发现更多的预后指标，对临床分期的实用性和科学性进行考量，从而进一步完善分期，提高分期的准确性，有助于临床治疗的规范化和个体化，同时有利于疾病预后的评估。

（高春英）

36

参考文献

[1] Zivanovic O, Leitao MM, Iasonos A, et al. Stage-specific outcomes of patients with uterine leiomyosarcoma: a comparison of the International Federation of Gynecology and Obstetrics and American Joint Committee on cancer staging systems. J Clin Oncol, 2009, 27: 2066-2072.

[2] Prat J. FIGO staging for uterine sarcomas. Int J Gynaecol Obstet, 2009, 104: 177-178.

37 卵巢癌、输卵管癌和原发性腹膜癌

卵巢癌不是一种单纯的疾病，大约 90% 为恶性上皮性癌。根据组织学、免疫组化和分子遗传学分析，约有5 种主要类型：高级别浆液性癌（70%），内膜样癌（10%），透明细胞癌（10%），黏液性癌（3%）和未分化癌等（不足 5%）。有 95% 以上的卵巢癌属于此类型。恶性生殖细胞肿瘤约占卵巢恶性肿瘤的 3%，临床上主要包括无性细胞瘤、卵黄囊瘤、未成熟畸胎瘤。具有恶性潜能的性索间质肿瘤（主要是颗粒细胞瘤），约占2%。卵巢上皮性肿瘤好发于 50～60 岁妇女，而卵巢生殖细胞肿瘤多见于 30 岁以下的年轻女性。据 2015 年最新全球癌症统计数据，世界范围内每年卵巢癌新发病例238 700，死亡例数 151 900。在发达国家每年新发病例99 800 例，死亡例数 65 900 例；发展中国家每年新发病例 139 000 例，死亡例数 86 000 例。近 20 年来，由于有效化疗方案的应用，使卵巢恶性生殖细胞肿瘤的治疗效果有了明显的提高，病死率从 90% 降至 10%；但卵巢恶性上皮性肿瘤的治疗效果却一直未能改善，5 年生存率徘徊于 30%～40%，病死率居妇科恶性肿瘤首位。卵巢恶性上皮性肿瘤已成为严重威胁妇女生命和健康的主要肿瘤。

原发性输卵管癌和原发性腹膜癌比较罕见，大量证据发现这些肿瘤主要输卵管起源。临床上，对于上述两种癌均采用与卵巢癌相同分期标准。

【卵巢癌、输卵管癌和原发性腹膜癌的分期】

TNM 分期	FIGO 分期*	
Tx		原发肿瘤不能评估
T0		没有原发肿瘤的证据
Tis		原位癌（限于输卵管黏膜）
T1	I	肿瘤局限于卵巢或输卵管
T1a	I A	肿瘤局限于一侧卵巢（未累及包膜），或一侧输卵管，表面无肿瘤，腹水或腹腔冲洗液中未见恶性细胞
T1b	I B	肿瘤局限于两侧卵巢（未累及包膜），或两侧输卵管，表面无肿瘤，腹水或腹腔冲洗液中未见恶性细胞
T1c	I C	肿瘤局限于一侧或双侧卵巢或输卵管，有如下情况之一：
Tc1	I C1	术中手术导致肿瘤破裂
Tc2	I C2	术前肿瘤包膜破裂，或者卵巢或输卵管表面出现肿瘤
Tc3	I C3	腹水或腹腔冲洗液中出现恶性肿瘤

37

续表

TNM 分期	FIGO 分期*	
T2	II	肿瘤累及一侧或双侧卵巢或输卵管，伴有盆腔蔓延（在骨盆缘以下）或腹膜癌（Tp）
T2a	II A	肿瘤蔓延至和（或）种植于子宫和（或）输卵管和（或）卵巢
T2b	II B	肿瘤蔓延至盆腔的其他腹膜内组织
T1/T2 N1	III[1]	肿瘤累及一侧或双侧卵巢或输卵管，或原发性腹膜癌，伴有细胞学或组织学确认的盆腔外腹膜播散和（或）转移至腹膜后淋巴结
	III A III A1	仅有腹膜后淋巴结（细胞学或组织学确认）
	III A1（i）	转移灶最大直径 < 10mm（注意是肿瘤直径而非淋巴结直径）
	III A1（ii）	转移灶最大直径 ≥ 10mm
T3a2 N0/N1	III A2	骨盆外（骨盆缘之上）累及腹膜的微小转移，伴有或不伴有腹膜后淋巴结阳性

37

续表

TNM 分期	FIGO 分期	
T3b N0/N1	ⅢB	骨盆缘外累及腹膜的转移，最大直径<2cm，伴有或不伴有腹膜后淋巴结阳性
T3c N0/N1	ⅢC	骨盆缘外累及腹膜的转移，最大直径≥2cm，伴有或不伴有腹膜后淋巴结阳性
任何T，任何N，M1	Ⅳ	腹腔之外的远处转移
	ⅣA	胸腔积液细胞学阳性
	ⅣB	转移至腹腔外器官（包括腹股沟淋巴结和腹腔外淋巴结）[2]

注[1]：包括肿瘤蔓延至肝脏和脾脏包膜，但不包括脏器实质的受累；

　　[2]. 实质脏器转移属于ⅣB期

【pTNM 病理学分期】

pT 和 pN 分期与 T 和 N 的分期相对应。

pN0　盆腔淋巴结切除标本的组织学检查通常应包括至少 6 个或 6 个以上淋巴结。

如果淋巴结是阴性的，但检查的数目没有达到要求，仍可归类为 pN0 分期。

pM　远处转移。

pM1　镜下证实有远处转移。

【组织病理学分级】

Gx　分化程度无法评估。

G1　高分化。

G2　中分化。

G3　低分化或未分化。

【分期检查原则】

（一）上皮性卵巢癌

1. 上皮性卵巢癌的初始治疗　以手术为主，可行剖腹探查+全子宫及双附件切除术，同时进行全面分期手术。有生育要求的患者，经过全面分期术确定肿瘤局限于一侧卵巢时（ⅠA或ⅠC），无论肿瘤分化程度如何，都可以保留子宫和健侧附件，以保留生育功能。Ⅱ~Ⅳ期患者行肿瘤细胞减灭术。对于不适合立即手术的Ⅲ、Ⅳ期巨块型肿瘤患者，初治时也可选择新辅助化疗（1级证据）+中间性细胞减灭术。

2. 完整分期手术后的辅助治疗　上皮性卵巢癌患者接受完整分期术后，主要根据肿瘤期别和分化程度来确定后续治疗方案。

（二）交界性上皮性卵巢肿瘤（低度恶性潜能）

1. 初始治疗　任何期别的交界性卵巢肿瘤患者都可在全面分期后接受保留生育功能的手术。如果患者不要求保留生育功能，则行手术分期或减灭术。手术后，病理检查未发现浸润性种植者，可予观察，如果发现浸润性种植，可选择观察或参照上皮性卵巢癌进行治疗（2B级证据）。交界性卵巢肿瘤患者进行分期手术时，淋巴结切除可能提高分期但不影响总体生存率，大网膜切除和腹膜多点活检可提高30%分期并可能影响预后，故淋巴结可以不切，大网膜要切。

2. 既往曾接受手术但分期不完全　如果患者接受了分期不完全手术，后续治疗需要结合患者的生育要求。对于无生育要求且无浸润性种植（或无法确定有无浸润性种植）的患者，可行全面分期手术或观察；对于既往手术发现浸润性种植的患者，可进行全面分期手术，也可进行观察（2B级证据）或参照上皮性卵巢癌进行治疗（2B级证据）。如果患者有生育要求，既往手术未发现浸润性种植（或无法确定有无浸润性种植），可观察或行保留生育功能的分期手术。如果既往手术已发现浸润性种植，可选择保留生育功能的全面分期手术（2B级证据）。

（三）其他少见病理类型卵巢肿瘤的治疗

1. 恶性生殖细胞肿瘤　任何期别的恶性生殖细胞肿瘤患者初治时都可接受保留生育功能的手术，无生育要求者则行全面分期手术。

2. 恶性性索间质细胞肿瘤　有生育要求的ⅠA和ⅠC期卵巢间质细胞肿瘤患者初治时可接受保留生育功能的手术，无生育要求者则行全面分期手术。行保留生育功能手术时应完成分期手术，如无可疑或增大的淋巴结，术中可不切除淋巴结。

3. 恶性混合性苗勒氏瘤　恶性混合性苗勒氏瘤患者应先接受全面分期手术。

4. 对于恶性生殖细胞肿瘤，如需保留生育功能，任何期别患者均可行保留生育功能的手术和全面分期手术。

（袁　勇）

参 考 文 献

［1］Robert J，Kurman，Ie-Ming Shih. Molecular pathogenesis and extraovarian origin of epithelial ovarian cancer——Shifting the paradigm. Human Pathology，2011，42（7）：918-931.

［2］奚美丽，鹿欣.宫颈癌患者生活质量研究进展.国际妇产科学杂志，2011，38（6）：550-553.

［3］International Agency for Research on Cancer. GLOBO-CAN2008.http：//www-dep.iarc.fr.2013.

［4］Vergote I，van Gorp T，Amant F，et al.Timing of debulking surgeryin advanced ovarian cancer.International Journal of Gynecological Cancer，2008.

［5］唐志坚,昌晓红,崔恒.卵巢癌的早期筛查.中国实用
　　妇科与产科杂志,2010(9):664-666.

［6］Degaard E,Davidson B,Engh V,et al.Assessment of en-
　　doglinand calprotectin as potential biomarkers in ovarian
　　carcinoma andborderline tumors of the ovary.American
　　Journal of Obstetrics and Gynecology,2008,199(5):
　　533.e1.

［7］林仲秋,饶丛仙.2009 NCCN卵巢癌临床实践指南解
　　读(连载三).国际妇产科学杂志,2009,36(4):
　　338-340.

37

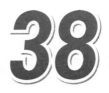

妊娠滋养细胞肿瘤

妊娠滋养细胞疾病（gestational trophoblastic disease，GTD）是一种源于胎盘滋养细胞的疾病，好发于生育年龄妇女，主要包括葡萄胎（hydatidiform mole，HM）、侵蚀性葡萄胎（invasive mole）、绒毛膜癌（choriocarcinoma）、胎盘部位滋养细胞肿瘤（placenta site trophoblastic tumor，PSTT）和上皮样滋养细胞肿瘤（epithelioid trophoblastic tumor，ETT）。其中葡萄胎属于良性疾病，包括完全性葡萄胎（complete hydatidiform mole，CHM）和部分性葡萄胎（partial hydatidiform mole，PHM），后四种病变又称为滋养细胞肿瘤（gestational trophoblastic neoplasia，GTN），属于恶性肿瘤。有关滋养细胞疾病流行病学资料全世界差异甚大。在亚洲、非洲和拉丁美洲的发生率高于欧洲、澳洲和北美洲。葡萄胎和绒癌发病率在印度尼西亚孕妇中为 11.5‰，而美国为 1‰；绒癌的发生率中国台湾为 2‰，而美国和欧洲为 1/4 万。在高危区与低危区发病率差别高达 30 倍。下列风险因素被认为与妊娠滋养细胞疾病有关：①年龄。所有发生葡萄胎的妇女均为育龄期，育龄末期被认为是葡萄胎最高发时期。高发区域育龄期晚期持续的妊娠可能是潜在的原因之一。②既往产科病史。既往有自然流产史的妇女更易患葡萄胎或绒癌。③饮食。研究发现，饮食中缺乏胡萝卜素、维生素 A 可能较易患葡萄胎。

滋养细胞肿瘤的分期现采用 FIGO 2000 年审定的新的分期，预后评分标准资料原始来源为 2017 年第 8 版

《AJCC 癌症分期手册》。临床诊断患者时应结合解剖分期与预后记分，如患者为绒癌肝转移，预后评分为 16 分，则应标注为Ⅳ：16。

【妊娠滋养细胞肿瘤 FIGO 解剖分期（2000）】

期别	定义
Ⅰ	病变局限于子宫
Ⅱ	病变直接扩散或转移到其他生殖结构（卵巢、输卵管、阴道阔韧带）
Ⅲ	肺转移
Ⅳ	所有其他部位的远处转移

【FIGO 妊娠滋养细胞肿瘤预后评分标准（2000）】

38

预后因素	计分			
	0	1	2	4
年龄（岁）	<40	≥40	-	-
末次妊娠	葡萄胎	流产	足月产	
妊娠终止至化疗开始的间隔（月）	<4	4~<7	7~<13	≥13
治疗前 HCG（U/L）	$<10^3$	$10^3 \sim 10^4$	$10^4 \sim 10^5$	$\geq 10^5$
肿瘤最大直径（cm）	<3	3~5	>5	-
转移部位	肺*	脾、肾	胃肠道	脑、肝

续表

预后因素	计分			
	0	1	2	4
转移瘤数目*	-	1~4	5~8	>8
是否曾化疗	-	-	单药化疗	≥2 种药物

*. 肺部转移决定于胸片而不是胸部 CT

备注：距离妊娠的时间是指妊娠结束的时间而不是妊娠开始的时间；

发生多脏器转移时评分不叠加，例如同时发生胃肠道和脑转移时评 4 分，而不是 6 分

总计分 0~6 为低危；≥7 为高危

（袁　勇　阴春霞）

参 考 文 献

［1］石一复,李娟清,郑伟,等.360 余万次妊娠中妊娠滋养细胞疾病发病情况的调查.中华妇产科杂志,2005,40(2):76-78.

［2］石一复,郝敏.20 年前后两组葡萄胎恶变患者的对比分析.中国妇产科临床,2000,1(1):29-31.

［3］石一复.五年葡萄胎 458 例分析.浙江医学,1979,11(5):38-40.

［4］石一复,李明美,陶亦梅,等.正常成年妇女及妇科肿瘤患者 PHA 皮试测定.浙江医学,1982,4(2):30-31.

［5］宋鸿钊,吴葆桢,唐敏一,等.滋养细胞肿瘤的诊断和治疗.北京:人民卫生出版社,1983:12-24.

［6］Lurain JR,Brewer JI,Torok EE.Natural history of hydatidiform mole after primary evacuation.Am.J Obstet Gynecol,1983,145(5):591-595.

［7］Steigrad SJ.Epidemiology of gestational trophoblastic disease.Best Practic and Research Clinical Obstetrics and

Gynacology,2003,17(6):837-847.

[8] 宋鸿钊,杨秀玉,向阳.滋养细胞肿瘤的诊断与治疗. 北京:人民卫生出版社,2004:152-161.

[9] Azab MB,Pejovic MH,Theodore C,et al.Prognostic factors in gestational trophoblastic tumours.Cancer,1988,62:585.

[10] Bagshawe KD.Risk and prognostic factors in trophoblastic neoplasia.Cancer,1976,38:1373.

[11] Creasman WT.Revision in classification by International Fedaration of Gynecology Obstetrics.Am J Obstet Gynecol,1992,167:857.

[12] Greenfield AW.Gestational trophoblastic disease:Prognostic variables and staging. Semi in Oncol, 1995, 22:142.

[13] Koborn EI.The new FIGO 2000 staging and risk factor scoring system for gestational trophoblastic disease:Description and critical assessment.Int J Gynecol Cancer, 2001,11:73.

[14] Miller DS,Lurain JR.Classification and staging of gestational trophoblastic tumours.Obstet Gynecol Clin N Am, 1988,15:477.

[15] Ngan HYS,Lopes ADB,Lauder BH,et al.An evaluation of the prognostic factors in metastatic gestational trophoblastic disease.Int J Gynecol Cancer,1992,4:36.

[16] WHO Scientific Group.Gestational trophoblastic disease. Geneva, Switzerland, WHO, 1983 (technical report series 692).

38

39 阴茎癌

阴茎癌是一种比较少见的恶性肿瘤。由于国家、民族、宗教信仰以及卫生习惯不同，阴茎癌的发病率有明显差异。在欧洲其发病率为 0.1~0.9/10 万；在美国为 0.7~0.9/10 万；但在亚洲、非洲和南美洲的部分经济欠发达地区，发病率则高达 19/10 万。20 世纪 50 年代以前，阴茎癌曾是我国男性泌尿生殖系统常见的恶性肿瘤，新中国成立后随着人们生活水平的提高，一级卫生条件的改善，阴茎癌的发病率迅速下降。

阴茎癌的病因目前仍不明确。阴茎癌多数发生于包茎或包皮过长的患者，新生儿行包皮环切术能有效预防此病。人乳头瘤病毒（HPV）16 型及 18 型与阴茎癌发病密切相关。

【阴茎癌的病理】

阴茎癌从肿瘤形态上可分为原位癌、乳头状癌和浸润癌 3 种。原位癌常位于阴茎头和冠状沟，罕见发生于阴茎体。乳头状癌好发于包皮内板、冠状沟和阴茎头，呈乳头状或菜花样突起，伴脓性分泌物和恶臭，质脆易出血，一般较局限，淋巴结转移较少。浸润癌以冠状沟多见，呈湿疹样，有硬块状基底，中央有溃疡，伴有脓性或血性渗出。

阴茎恶性肿瘤多数为鳞状细胞癌，占 95%，其他如基底细胞癌、腺癌、恶性黑色素瘤、肉瘤等相对少见。阴茎鳞状细胞癌的病理分级包括 Broders 和 Maiche 两种分级系统，Broders 分级简单常用，Maiche 分级更为准确。

【病理组织学分级】（2014　EAU）

Gx　分化级别无法评估。

G1　高分化。

G2　中分化。

G3-4　低分化或未分化。

阴茎鳞状细胞癌的 Broders 分级

分级	组织学特征
1. 高分化	明显的细胞间桥
	明显的角化珠形成
	细胞核轻度异形
	核分裂象少
2/3. 中分化	偶见细胞间桥
	少数角化珠
	细胞核中度异形
	核分裂象增多
4. 低分化	细胞核明显多形性
	大量核分裂象
	肿瘤坏死
	无角化珠

39

阴茎鳞状细胞癌 Maiche 分级

角化程度	0 分：无角化珠，角化细胞<25%
	1 分：无角化珠，角化细胞 25%~50%
	2 分：不完整的角化珠或角化细胞占 50%~75%
	3 分：角化珠形成或角化细胞>75%

续表

核分裂象	0 分：≥10 个核分裂象
（每高倍视野）	1 分：6~9 个核分裂象
	2 分：3~5 个核分裂象
	3 分：0~2 个核分裂象
细胞非典型增生	0 分：所有细胞非典型增生
	1 分：多数非典型细胞/高倍视野
	2 分：中等量非典型细胞/高倍视野
	3 分：少数非典型细胞/高倍视野
炎细胞渗出	0 分：无炎细胞出现
	1 分：炎细胞（淋巴细胞）出现
细胞分化 1 级：8~10 分	
细胞分化 2 级：5~7 分	
细胞分化 3 级：3~4 分	
细胞分化 4 级：0~2 分	

39

【阴茎癌 TNM 分期】

目前最为普遍使用的分期方法为 AJCC 第 8 版 TNM 分期。

AJCC 第 8 版阴茎癌 TNM 分期

T（原发肿瘤）	
Tx	原发肿瘤不能评估
T0	未发现原发肿瘤
Tis	原位癌（阴茎上皮内瘤）
Ta	非浸润性局限性鳞状细胞癌
T1	阴茎头部：肿瘤侵犯固有层
	包皮：肿瘤侵犯真皮、固有层、肉膜

续表

T（原发肿瘤）	
	阴茎体部：肿瘤侵犯上皮与海绵体间结缔组织
	包括伴有或者不伴有淋巴结侵润或者神经侵犯以及高级别或者非高级别的所有部位肿瘤
T1a	没有淋巴血管或神经浸润和非高级别肿瘤（如 G3 或肉瘤样癌）
T1b	伴有淋巴血管或神经浸润或为高级别肿瘤（如 G3 或肉瘤样癌）
T2	肿瘤侵犯阴茎海绵体（阴茎头部或腹侧体部）伴或不伴尿道侵犯
T3	肿瘤侵犯尿道海绵体（包括白膜）伴或不伴尿道侵犯
T4	肿瘤侵及其他邻近组织结构（如阴囊、前列腺、耻骨）

N（区域淋巴结）（包括髂内、髂外、闭孔淋巴结及腹股沟深浅淋巴结）

cN	
cNx	局部淋巴结不能评估
cN0	无可触及或可见的增大的腹股沟淋巴结
cN1	可触及活动的单侧腹股沟淋巴结
cN2	可触及活动的大于等于 2 个的单侧腹股沟淋巴结或双侧腹股沟淋巴结
cN3	固定的腹股沟淋巴结肿块或盆腔淋巴结病变，单侧或双侧
pN	
pNx	局部淋巴结不能确定
pN0	无淋巴结转移
pN1	小于等于 2 个的单侧的腹股沟淋巴结转移，无区域外淋巴结转移

39

续表

T（原发肿瘤）	
pN2	大于等于 3 个的单侧腹股沟淋巴结或双侧腹股沟淋巴结转移
pN3	区域外淋巴结转移或盆腔淋巴结转移
M（远处转移）（腹膜后淋巴结、肺、肝、骨及原发部位以外的远处皮肤结节）	
M0	无远处转移
M1	远处转移

阴茎癌分期

分期	T	N	M
0is 期	Tis	N0	M0
0a 期	Ta	N0	M0
Ⅰ 期	T1a	N0	M0
ⅡA 期	T1b	N0	M0
ⅡA 期	T2	N0	M0
ⅡB 期	T3	N0	M0
ⅢA 期	T1-3	N1	M0
ⅢB 期	T1-3	N2	M0
Ⅳ期	T4	任何 N	M0
Ⅳ期	任何 T	N3	M0
Ⅳ期	任何 T	任何 N	M1

【阴茎癌的癌前病变】

（一）与阴茎鳞状细胞癌相关的疾病

1. 阴茎皮角。

2. 阴茎硬化性苔藓（balanitis xerotica obliterans）。

（二）癌前病变（约 1/3 会发展为阴茎浸润性鳞癌）

1. Ⅲ级上皮内瘤变。

2. 巨大尖锐湿疣（Buschke-Löwenstein tumor）。

3. 增殖性红斑。

4. 鲍恩病。

5. 佩吉特病。

【阴茎癌的预后】

阴茎癌的预后与下列因素有关：

1. 阴茎癌的分级、分期。

2. 生存率与肿瘤有无浸润有关。

3. 生存率与区域淋巴结状况有关。

4. 治疗方法与时机的选择。

5. 联合治疗可提高生存率。

（张奇夫　孔垂泽）

参 考 文 献

［1］Chaux A, Netto GJ, Rodríguez IM, et al. Epidemiologic profile, sexual history, pathologic features, and human papillomavirus status of 103 patients with penile carcinoma. World J Urol, 2013, 31（4）:861-867.

［2］Arya M, Li R, Pegler K, et al. Long-term trends in incidence, survival and mortality of primary penile cancer in England. Cancer Causes Control, 2013, 24（12）: 2169-2176.

［3］Archier E, Devaux S, Castela E, et al. Carcinogenic risks of psoralen UV-A therapy and narrowband UV-B therapy in chronic plaque psoriasis: a systematic literature review. J Eur Acad Dermatol Venereol, 2012,（26 Suppl 3）:22-31.

［4］Stern RS, PUVA Follow-Up Study. The risk of squamous cell and basal cell cancer associated with psoralen and ultraviolet A therapy: a 30-year prospective study. J Am Acad Dermatol, 2012, 66（4）:553-562.

39

[5] Koifman L, Vides AJ, Koifman N, et al. Epidemiological aspects of penile cancer in Rio de Janeiro: evaluation of 230 cases. Int Braz J Urol, 2011, 37 (2): 231-240; discussion 240-243.

[6] Thuret R, Sun M, Budaus L, et al. A population-based analysis of the effect of marital status on overall and cancer-specific mortality in patients with squamous cell carcinoma of the penis. Cancer Causes Control, 2013, 24 (1): 71-79.

[7] Ulff-Møller CJ, Simonsen J, Frisch M. Marriage, cohabitation and incidence trends of invasive penile squamous cell carcinoma in Denmark 1978-2010. Int J Cancer, 2013, 133 (5): 1173-1179.

[8] Fisher H, Trotter CL, Audrey S, et al. Inequalities in the uptake of human papillomavirus vaccination: a systematic review and meta-analysis. Int J Epidemiol, 2013, 42 (3): 896-908.

[9] Sobin LH, Gospodariwics M, Wittekind C. TNM classification of malignant tumours. UICC International Union Against Cancer. 7th ed. Wiley-Blackwell, 2009: 239-242.

[10] Rees RW, Freeman A, Borley N, et al. pT2 penile squamous cell carcinomas: cavernosus vs. spongiosus invasion. Eur Urol Suppl, 2008, 7 (3): 111.

[11] Leijte JA, Gallee M, Antonini N, et al. Evaluation of current (2002) TNM classification of penile carcinoma. J Urol, 2008, 180 (3): 933-938; discussion 938.

[12] Renand-Vilmer C, Cavelier-Balloy B, Verola O, et al. Analysis of alterations adjacent to invasive squamous cell carcinoma of the penis and their relationship with associated carcinoma. J Am Acad Dermatol, 2010, 62 (2): 284-290.

[13] Cubilla AL, Lloveras B, Alemany L, et al. Basaloid squamous cell carcinoma of the penis with papillary

39

features: a clinicopathologic study of 12 cases. Am J Surg Pathol, 2012, 36(6): 869-875.

[14] Chaux A, Velazquez EF, Barreto JE, et al. New pathologic entities in penile carcinomas: an update of the 2004 world health organization classification. Semin Diagn Pathol, 2012, 29(2): 59-66.

[15] Mannweiler S, Sygulla S, Tsybrovskyy O, et al. Clear-cell differentiation and lymphatic invasion, but not the revised TNM classification, predict lymph node metastases in pT1 penile cancer: a clinicopathologic study of 76 patients from a low incidence area. Urol Oncol, 2013, 31(7): 1378-1385.

[16] Gunia S, Burger M, Hakenberg OW, et al. Inherent grading characteristics of individual pathologists contribute to clinically and prognostically relevant interobserver discordance concerning Broders' grading of penile squamous cell carcinomas. Urol Int, 2013, 90(2): 207-213.

39

40 前列腺癌

在世界范围内，前列腺癌发病率在男性所有恶性肿瘤中位居第二。在美国，前列腺癌的发病率已经超过肺癌，成为第 1 位危害男性健康的肿瘤。

亚洲前列腺癌的发病率远远低于欧美国家，但近年来呈现上升趋势，且增长比欧美发达国家更为迅速。根据国家癌症中心的最新数据，前列腺癌自 2008 年起成为泌尿系统中发病率最高的肿瘤，2009 年的发病率达到 9.92/10 万，在男性恶性肿瘤发病率排名中排第 6 位。我国前列腺癌发病率在城乡之间存在较大差异，特别是大城市的发病率更高。

前列腺癌患者主要是老年男性，新诊断患者中位年龄为 72 岁，高峰年龄为 75~79 岁。在我国，小于 60 岁的男性前列腺癌发病率较低，超过 60 岁发病率明显增长。

【前列腺癌的病理分级】

前列腺系统性穿刺活检是诊断前列腺癌最可靠的检查。通过穿刺活检可以明确前列腺病变的性质并进行前列腺癌的病理分级。前列腺癌的病理分级推荐使用 Gleason 评分系统。前列腺腺癌组织分为主要分级区、次要分级区，每区的 Gleason 分值为 1~5 分，Gleason 评分是把主要分级区和次要分级区的 Gleason 分值相加，形成癌组织分级常数。

前列腺癌的 Gleason 分级的病理形态

Gleason 分级	病理形态
1	单个的腺体大小相对一致，形成边界清楚的结节（这个级别罕见）
2	单个的腺体大小相对一致，但是形成的结节周围稍微不规则，肿瘤性的腺体轻度浸润到周围非肿瘤性前列腺组织（这个级别少见，主要见于移行区的腺癌）
3	肿瘤细胞形成单个腺体，肿瘤性腺体浸润和穿插在正常的腺体之间。腺体的大小和形状变化大，一般腺体大小比 Gleason1 级和 2 级的要小
4	小的腺体融合/腺腔形成差的腺体/筛状结构的腺体/肾脏小球样的腺体/肿瘤细胞超肾样结构/前列腺导管腺癌
5	单个的肿瘤细胞或形成肿瘤细胞呈条索样生长/不形成腺腔，而是成片生长的肿瘤细胞/筛状结构伴有粉刺样坏死

40

病理分级	
Gx	病理分级不能评价
G1	分化良好（轻度异形）（Gleason2~4）
G2	分化中等（中度异形）（Gleason5~6）
G3~4	分化差或未分化（重度异形）（Gleason7~10）

前列腺癌的一些亚型和特殊形态的腺癌的 Gleason 评分：

（1）前列腺导管腺癌的 Gleason 分级为 4 级。

（2）前列腺黏液腺癌：依据黏液中的腺体结构而定，即忽视黏液而根据腺体的结构给予 Gleason 分级和评分。

（3）前列腺腺癌的细胞含有细胞质内空泡（印戒样细胞）：应忽略这些空泡，根据腺体本身的结构来给予 Gleason 评分。

（4）前列腺腺癌含有胶原性微结节（黏液性纤维增生）：忽略胶原性微结节，根据腺体的结构来给出 Gleason 分级和评分。

（5）泡沫样腺体前列腺癌：忽略泡沫样细胞质，根据腺体本身的结构来给出 Gleason 分级和评分。

（6）假增生性前列腺腺癌：Gleason 分级为 3 级。

（7）前列腺小细胞癌：不给 Gleason 分级和评分。

【前列腺癌 TNM 分期】

前列腺癌分期可以指导选择治疗方法和评价预后。通过直肠指检（digital rectal examination，DRE）、CT、MRI、骨扫描以及淋巴结切除来明确分期，推荐美国癌症联合会（American Joint Committee on Cancer，AJCC）第 8 版 TNM 分期法。

1. T 分期表示原发肿瘤的局部情况，通过 DRE、MRI 和前列腺穿刺阳性活检数目和部位来确定，肿瘤病理分级和 PSA 可协助分期。病理学发现前列腺癌多数为多灶性，80%~85% 起源于外周带，10%~15% 起源于移行带，5%~10% 起源于中央带。

2. N 分期表示淋巴结情况，只有通过淋巴结切除才能准确地了解淋巴结转移情况。CT、MRI 可协助 N 分期。分期低于 T2、PSA<20ng/ml 和 Gleason 评分 ≤6 的患者淋巴结转移的机会小于 10%。N 分期的金标准是开放或腹腔镜淋巴结切除术。指真骨盆区淋巴结，本质上指髂总动脉分叉处以下的盆腔淋巴结。

3. M 分期主要针对骨转移，全身核素骨显像、MRI 检查是主要的检查方法。一旦前列腺癌诊断明确，建议进行全身核素骨显像检查。而内脏转移可转移到肺、肝。

临床 TNM 分期（clinical staging）及病理 TNM 分期
（pathologic staging）（AJCC，第 8 版）

T（原发肿瘤）

临床

Tx 原发肿瘤无法评估

T0 无原发肿瘤的证据

T1 直肠指检不能扪及和影像学难以发现的临床隐匿肿瘤

    T1a 偶发肿瘤，病变小于或等于切除组织体积的 5%

    T1b 偶发肿瘤，病变大于切除组织体积的 5%

    T1c 肿瘤经穿刺活检发现（一侧叶或双侧叶）（如由于 PSA 升高）

T2 肿瘤能被触及且局限于前列腺内

    T2a 肿瘤累及单叶的一半或更少

    T2b 肿瘤累及单叶的一半以上但仅累及一叶

    T2c 肿瘤累及两叶

T3 肿瘤突破前列腺包膜且未固定或侵犯邻近组织 **

    T3a 肿瘤侵犯包膜外（单侧或双侧）

    T3b 肿瘤侵犯一侧或双侧精囊

T4 肿瘤固定或除精囊外还侵犯邻近其他组织器官：尿道外括约肌、直肠、膀胱、肛提肌和（或）盆壁

病理（pT）*

pT2 * 局限于前列腺内

pT3 突破前列腺

40

续表

T（原发肿瘤）

pT3a	突破前列腺（单侧或双侧）或镜下见浸润膀胱颈
pT3b	侵犯精囊（单侧或双侧）
pT4	肿瘤固定或除精囊外还侵犯邻近其他组织器官：尿道外括约肌、直肠、膀胱、肛提肌和（或）盆壁

　*．没有 pT1 分级；穿刺活检发现肿瘤位于一叶或两叶，但临床不能触及，影像学检查不能发现者被定义为 T1c；

　**．肿瘤侵犯达前列腺尖部或达前列腺包膜（但未突破包膜）被定义为 T2 而非 T3；阳性切缘应用 R1 描述（镜下肿瘤残留）

N*** （区域淋巴结）

临床

Nx　区域淋巴结无法评估

N0　无区域淋巴结转移

N1　有区域淋巴结转移（一个或多个）

病理

pNx　无区域淋巴结标本

pN0　无阳性的区域淋巴结

pN1　有区域淋巴结转移（一个或多个）

　***．不超过 0.2cm 的转移定为 pN1mi

M**** （远处转移）

M0　无远处转移

M1　有远处转移

　　M1a　有区域淋巴结以外的淋巴结转移

　　M1b　骨转移（单一或多发）

　　M1c　其他器官组织转移

　****．当转移多于一处，为最晚的分期

PSA 值分组

PSA 值
<10
≥10 且<20
<20
≥20
任何值

组织学级别分组

Gleason 分级系统分为以下几组（ISUP Grade）

级别分组	Gleason 评分	Gleason 评分种类
1	≤6	≤3+3
2	7	3+4
3	7	4+3
4	8	4+4 或 3+5 或 5+3
5	9 或 10	4+5，5+4 或 5+5

40

分期编组：

分期	T	N	M	PSA	级别分组
I 期	cT1a-c、cT2a	N0	M0	<10	1
I 期	pT2	N0	M0	<10	1
II A 期	cT1a-c、cT2a	N0	M0	≥10，<20	1
II A 期	cT2b-c	N0	M0	<20	1
II B 期	T1-2	N0	M0	<20	2
II C 期	T1-2	N0	M0	<20	3

续表

分期	T	N	M	PSA	级别分组
ⅡC 期	T1~2	N0	M0	<20	4
ⅢA 期	T1~2	N0	M0	≥20	1~4
ⅢB 期	T3~4	N0	M0	任何值	1~4
ⅢC 期	任何 T	N0	M0	任何值	5
ⅣA 期	任何 T	N1	M0	任何值	任何组
ⅣB 期	任何 T	N0	M1	任何值	任何组

注：当 PSA 值或级别分组无法获得时，分期依靠 T 分期和（或）PSA 值或级别分组中能使用者确定

【前列腺癌危险因素分析】

根据血清 PSA、Gleason 评分和临床分期，将前列腺癌分为高、中、低危 3 个等级，指导治疗和判断预后。

前列腺癌危险因素等级

低危	中危	高危	
PSA<10ng/ml 和 Gleason<7（ISUP1 级组）和 CT1~2a	PSA10~20ng/ml 或 Gleason 7（ISUP2/3 级组）和 CT2b	PSA>20ng/ml 或 Gleason>7（ISUP4/5 级组 或 CT2c	任何 PSA 任何 Gleason（任何 ISUP）CT3-4 或 CN$^+$
	局灶期		局部进展期

【前列腺癌诊查】

1. 直肠指检（digital rectal examination, DRE）　对前列腺癌的早期诊断和分期都有重要价值，因 DRE 可能影响 PSA 值，应在 PSA 检查抽血后行 DRE。

2. 前列腺特异性抗原（prostate-specific antigen, PSA）　具有更高的前列腺癌阳性诊断预测率。

3. 经直肠超声检查（transrectal ultrasonography, TRUS） 对前列腺癌诊断特异性较低，很多前列腺肿瘤表现为等回声，在超声上不能发现。

4. 磁共振（MRI）检查 MRI 检查可显示前列腺包膜的完整性、肿瘤是否侵犯前列腺周围组织及器官，也可以显示盆腔淋巴结情况及盆腔骨转移情况。

5. 前列腺穿刺活检 是诊断前列腺癌的最可靠的检查。

（张奇夫）

参 考 文 献

［1］Sobin LH，Gospodariwicz M，Wittekind C.TNM classification of malignant tumors.UICC International Union Against Cancer.7th edn.Wiley-Blackwell,2009：243-248.

［2］Boorjian SA，Karnes RJ，Rangel LJ，et al.Mayo clinic validation of the D'amico risk group classification for predicting survival following radical prostatectomy.J Urol,2008,179（4）:1354-1360.

［3］National Comprehensive Cancer Network（NCCN）clinical practice guidelines in Oncology.Prostate Cancer,version I.2014.NCCN.org［Access date March 2014］.

［4］Heidenreich A1，Bastian PJ，Bellmunt J,et al.EAU guidelines on prostate cancer.part 1：screening,diagnosis,and local treatment with curative intent-update 2013.Eur Urol,2014,65（1）:124-137.

［5］Jansson KF，Akre O，Garmo H, et al.Concordance of tumor differentiation among brothers with prostate cancer.Eur Urol,2012,62（4）:656-661.

［6］Hemminki K.Familial risk and familial survival in prostate cancer.World J Urol,2012,30（2）:143-148.

［7］Kheirandish P，Chinegwundoh F.Ethnic differences in prostate cancer.Br J Cancer,2011,105（4）:481-485.

40

[8] Leitzmann MF, Rohrmann S. Risk factors for the onset of prostatic cancer: age, location, and behavioral correlates. Clin Epidemiol, 2012, 4: 1-11.

[9] Ilic D, Misso M. Lycopene for the prevention and treatment of benign prostatic hyperplasia and prostate cancer: a systematic review. Maturitas, 2012, 72(4): 269-276.

[10] Esposito K, Chiodini P, Capuano A, et al. Effect of metabolic syndrome and its components on prostate cancer risk: meta-analysis. J Endocrinol Invest, 2013, 36(2): 132-139.

[11] Andriole GL, Bostwick DG, Brawley OW, et al. Reduce Study Group. Effect of dutasteride on the risk of prostate cancer. N Engl J Med, 2010, 362(13): 1192-1202.

[12] Richman EL, Kenfield SA, Stampfer MJ, et al. Egg, red meat, and poultry intake and risk of lethal prostate cancer in the prostate-specific antigen-era: incidence and survival. Cancer Prev Res (Phila), 2011, 4(12): 2110-2121.

[13] Eifler JB, Feng Z, Lin BM, et al. An updated prostate cancer staging nomogram (Partin tables) based on cases from 2006 to 2011. BJU Int, 2013, 111(1): 22-29.

[14] Fanti S, Krause B, Weber W, et al. Re: Nicolas Mottet, Joaquim Bellmunt, Michel Bolla, et al. EAU guidelines on prostate cancer. Part Ⅱ: Treatment of advanced, relapsing, and castration-resistant prostate cancer. Eur Urol, 2011, 59: 572-583. Eur Urol, 2011, 60(5): e37-38; author reply e39-41.

[15] Birkhauser FD, Studer UE, Froehlich JM, et al. Combined ultrasmall superparamagnetic particles of iron oxide-enhanced and diffusion-weighted magnetic resonance imaging facilitates detection of metastases in normal-sized pelvic lymph nodes of patients with bladder and prostate cancer. Eur Urol, 2013, 64(6): 953-960.

[16] Center MM,Jemal A,Lortet-Tieulent J,et al.International variation in prostate cancer incidence and mortality rates. Eur Urol,2012,61(6):1079-1092.

[17] Godtman RA,Holmberg E,Khatami A,et al.Outcome following active surveillance of men with screen-detected prostate cancer.Results from the Göteborg randomised population-based prostate cancer screening trial. Eur Urol,2013,63(1):101-107.

[18] Braun K,Ahallal Y,Sjoberg DD,et al.Effect of repeated prostate biopsies on erectile function in men on active surveillance for prostate cancer.J Urol,2014,191(3):744-749.

40

41 睾丸癌

睾丸肿瘤较少见，仅占男性肿瘤的 1%~1.5%，占泌尿系统肿瘤的 5%。然而在 15~34 岁的年轻男性中其发病率居所有肿瘤之首。睾丸癌的标准化年龄发病率最高的分别是西欧（7.8%）、北欧（6.7%）和澳大利亚（6.5%）。亚洲和非洲的发生率最低（＜1.0%）。2010 年，美国有 8480 例新发病例，其中95% 为精原细胞癌，偶见原发于性腺外。我国发病率为 1/10 万左右，占男性全部恶性肿瘤的 1%~2%，占泌尿生殖系统恶性肿瘤的 3%~9%。睾丸癌多为一侧发病，双侧睾丸癌仅占 1%~2%。睾丸癌病理分型多样，大部分（90%~95%）为生殖细胞肿瘤。非精原细胞癌高发年龄为 21~30 岁，精原细胞癌好发于31~40 岁。

睾丸肿瘤的发病原因目前尚不清楚，其危险因素包括：隐睾或睾丸未降（睾丸发育不全综合征），克兰费尔特综合征（Klinefelter syndrome）等，家族遗传因素，对侧睾丸肿瘤和不孕不育。

【睾丸肿瘤分类】

关于睾丸肿瘤的分类标准较多，根据目前临床应用情况，推荐使用改良的 2016 版国际卫生组织（WHO）指定的分类标准。

2016 版 WHO 睾丸肿瘤分类

生殖细胞原位肿瘤
精原细胞瘤
胚胎癌
卵黄囊瘤（成人型）
畸胎瘤（成人型）
畸胎瘤伴体细胞型恶性肿瘤
绒毛膜上皮癌
胎盘滋养细胞肿瘤
上皮样滋养细胞肿瘤
混合型生殖细胞肿瘤
恶性间质细胞肿瘤
恶性支持细胞肿瘤
未分类性索间质肿瘤

【临床分期】

TNM 分期

适用范围：青春期后睾丸生殖细胞肿瘤和恶性睾丸性索间质肿瘤，而不适用于精子细胞肿瘤、非恶性睾丸性索间质肿瘤、青春期前生殖细胞肿瘤、淋巴血液系统肿瘤及睾丸旁肿瘤。

原发肿瘤（T）	
cT	（临床 T 分期）
cTx	原发肿瘤无法评估
cT0	无原发肿瘤的证据
cTis	生殖细胞肿瘤原位癌
cT4	肿瘤侵及阴囊，伴或不伴有血管/淋巴管浸润

注：除外 TIS 期通过活检确诊，T4 原发肿瘤的范围通过根治性睾丸切除术确定，Tx 可用未行睾丸切除术患者的临床分期

原发肿瘤的病变范围通常在根治性睾丸切除术后进行评估，据此进行病理分期。

pT	（病理分期）
pTx	原发肿瘤无法评估（未行睾丸高位切除则用Tx）
pT0	无原发肿瘤的证据（例如睾丸的组织学为瘢痕）
pTis	生殖细胞肿瘤原位癌
pT1	肿瘤局限于睾丸，包括睾丸网浸润，不伴有血管/淋巴管浸润
pT1a	肿瘤小于 3cm
pT1b	肿瘤大于或等于 3cm
pT2	肿瘤局限于睾丸，包括睾丸网浸润，伴有血管/淋巴管浸润，或肿瘤侵犯睾丸纵隔处软组织或附睾，或穿透覆盖在白膜外表面的鞘膜伴或不伴有血管/淋巴管浸润
pT3	肿瘤侵及精索，伴或不伴有血管/淋巴管浸润
pT4	肿瘤侵及阴囊，伴或不伴有血管/淋巴管浸润

pT1 只适用于纯精原细胞瘤

区域淋巴结（N）（包括主动脉下腔静脉间，主动脉旁，下腔静脉旁，主动脉前，下腔静脉前，主动脉后，下腔静脉后淋巴结）	
临床（CN）	
Nx	区域淋巴结无法评估
N0	无区域淋巴结转移
N1	单个区域淋巴结转移，最大径≤2cm，或多个淋巴结转移，但无一最大直径>2cm

续表

区域淋巴结（N）（包括主动脉下腔静脉间，主动脉旁，下腔静脉旁，主动脉前，下腔静脉前，主动脉后，下腔静脉后淋巴结）

N2	转移的单个淋巴结最大径>2cm，但≤5cm，或多个淋巴结转移，任何一个淋巴结最大直径>2cm，但<5cm
N3	转移的淋巴结最大直径> 5cm

病理（PN）

pNx	区域淋巴结无法评估
pN0	无区域淋巴结转移
pN1	转移的单个淋巴结，最大径≤2cm，且≤5枚阳性淋巴结，无最大直径>2cm者
pN2	转移的单个淋巴结最大径>2cm，但≤5cm，或数量>5枚阳性淋巴结，无直径超过5cm的淋巴结，或肿瘤有淋巴结外扩散
pN3	转移的淋巴结最大直径>5cm

远处转移（M）

M0	无远处转移
M1	远处转移
M1a	非腹膜后淋巴结或肺转移
M1b	肺转移以外的远处转移

血清肿瘤标志物（S）

Sx 血清肿瘤标志物未测或结果无法评估

S0 标志物水平在正常范围

S1 LDH<1.5×N 且 HCG<5000U/L 且 AFP<1000ng/ml

S2 LDH（1.5~10）×N 或 HCG 5000~50 000U/L 或 AFP 1000~10 000ng/ml

S3 LDH>10N 或 HCG>50 000U/L 或 AFP>10 000ng/ml

N 表示 LDH 正常值的上限

睾丸肿瘤的简化分期

分期	标准			
0 期	pTis	N0	M0	S0
Ⅰ 期	pT1-4	N0	M0	Sx
Ⅰ A 期	pT1	N0	M0	S0
Ⅰ B 期	pT2-4	N0	M0	S0
Ⅰ S 期	任何 pT/TX	N0	M0	S1-3
Ⅱ 期	任何 pT/TX	N1-3	M0	Sx
Ⅱ A 期	任何 pT/TX	N1	M0	S0-1
Ⅱ B 期	任何 pT/TX	N2	M0	S0-1
Ⅱ C 期	任何 pT/TX	N3	M0	S0-1
Ⅲ 期	任何 pT/TX	任何 N	M1	Sx
Ⅲ A 期	任何 pT/TX	任何 N	M1a	S0-1
Ⅲ B 期	任何 pT/TX	N1-3	M0	S2
	任何 pT/TX	任何 N	M1a	S2
Ⅲ C 期	任何 pT/TX	N1-3	M0	S3
	任何 pT/TX	任何 N	M1a	S3
	任何 pT/TX	任何 N	M1b	任何 S

　　睾丸肿瘤预后与肿瘤本身的组织学类型、细胞分化程度、临床及病理分期、肿瘤标志物的水平有关，同时与所采用的治疗方法密切相关。1997 年，国际生殖细胞癌协作组（IGCCCG）根据肿瘤的组织学类型、病理分期及肿瘤标志物的情况，制定出了睾丸肿瘤的预后分期系统，分为预后良好、预后中等及预后差 3 个等级。

国际生殖细胞癌协作组预后因素分期系统

预后分组	内脏转移或纵隔原发	血清肿瘤标志物			5 年无进展生存期	5 年总生存期
		AFP	HCG	LDH		
预后好	无	<1000	<5000	<1.5 倍正常值上限	89%	92%
预后中等	无	1000~10 000	5000~50 000	1.5~10 倍正常值上限	75%	80%
预后差	有	>10 000	>50 000	>10 倍正常值上限	41%	48%

注：用于评估预后分级的血清标志物的化验时间是在睾丸切除术后。

（张奇夫 孔垂泽）

参 考 文 献

［1］ La Vecchia C, Bosetti C, Lucchini F, et al. Cancer Mortality in Europe, 2000-2004, and an overview of trends since 1995. Ann Oncol, 2010, 21(6): 1323-1360.

［2］ Engholm G, Ferlay J, Christensen N, et al. NORDCAN--a Nordic tool for cancer information, planning, quality control and research. Acta Oncol, 2010, 49(5): 725-736.

［3］ Rapley EA, Turnbull C, Al Olama AA, et al. UK Testicular Cancer Collaboration. A genome-wideassociation study of testicular germ cell tumor. Nat Genet, 2009, 41(7): 807-810.

［4］ Capitanio U, Jeldres C, Perrotte P, et al. Population-based study of perioperative mortality after retroperitoneal lymphadenectomy for nonseminomatous testicular germ cell tumors. Urology, 2009, 74(2): 373-377.

［5］ Fléchon A, Tavernier E, Boyle H, et al. Long-term oncological outcome after post-chemotherapy retroperitoneal lymph node dissection in men with metastatic nonseminomatous germ cell tumour. BJU Int, 2010, 106(6): 779-785.

［6］ Krege S, Beyer J, Souchon R, et al. European consensus conference on diagnosis and treatment of germ cell cancer: a report of the second meeting of the European Germ Cell Cancer Consensus group (EGCCCG): part I. Eur Urol, 2008, 53(3): 478-496.

［7］ Albers P, Albrecht W, Algaba F, et al. European Association of Urology. EAU guidelines on testicular cancer: 2011 update. Eur Urol, 2011, 60(2): 304-319.

［8］ Elzinga-Tinke JE, Sirre ME, Looijenga LH, et al. The predictive value of testicular ultrasound abnormalities for carcinoma in situ of the testis in men at risk for testicular cancer.Int J Androl,2010,33(4):597-603.

[9] Montgomery JS,Bloom DA.The diagnosis and management of scrotal masses.Med Clin North Am,2011,95(1):235-244.

[10] Skoogh J,Steineck G,Cavallin-Ståhl E,et al.On behalf of SWENOTECA. Feelings of loss and uneasiness or shame after removal of a testicle by orchidectomy: a population-based long-term follow-up of testicular cancer survivors.Int J Androl,2011,34(2):183-192.

[11] Jungwirth A,Diemer T,Dohle GR,et al.EAU Guidelines on Male Infertility. Edn. presented at the EAU Annual Congress 2013.Arnhem,The Netherlands.

[12] Chung P,Mayhew LA,Warde P,et al. Genitourinary Cancer Disease Site Group of Cancer Care Ontario's Program in Evidence-based Care.Management of stage Ⅰ seminomatous testicular cancer:asystematic review. Clin Oncol(R Coll Radiol),2010,22(1):6-16.

[13] Tandstad T,Smaaland R,Solberg A,et al.Management of seminomatous testicular cancer:a binational prospective population-based study from the Swedish Norwegian Testicular Cancer Study Group(SWENOTECA).J Clin Oncol,2011,29(6):719-725.

[14] Oliver RT,Mead GM,Rustin GJ,et al.Randomized trial of carboplatin versus radiotherapy for stage Ⅰ seminoma:mature results on relapse and contralateral testis cancer rates in MRC TE19/EORTC 30982 study (ISRCTN27163214). J Clin Oncol, 2011, 29 (8): 957-962.

[15] 那彦群、叶章群、孙光等。2014 中国泌尿外科疾病诊断治疗指南.人民卫生出版社.第 1 版（2013 年 12 月 1 日）。

42 肾脏肿瘤

肾细胞癌（renal cell carcinoma，RCC）是起源于肾实质泌尿小管上皮系统的恶性肿瘤，又称肾腺癌，简称肾癌，占肾脏恶性肿瘤的 80%～90%。据美国 2015 年最新统计，2014 年美国新发现肾癌病例 63 920 例，死亡 13 840例，肾细胞癌占所有新发肿瘤的 3.8%，其发病率和病死率分别位居男性恶性肿瘤的第 6 位和第 10 位。

我国肾癌发病近年呈快速增长趋势，已经成为我国常见恶性肿瘤之一，总体上男性发病率、病死率明显高于女性，男女比例约为 2∶1，城市地区的发病率和病死率明显高于农村地区。据国家癌症中心全国恶性肿瘤登记数据显示：2011 年中国肾癌新发患者 45 096 例，发病率为 3.35/10 万，其中男性和女性发病率分别为 4.38/10 万和 2.26/10 万。城市和农村发病率分别为 4.73/10 万和 1.89/10 万，占所有癌症发病的 1.34%，位列所有恶性肿瘤发病率的第 15 位。发病年龄可见于各年龄段，35 岁以下少见，但 35 岁以上则发病率快速升高，至 75～80 岁达到高峰（14.7/10 万）。全国肾癌病死率为 1.12/10 万，其中男性和女性分别为 1.43/10 万和 0.81/10 万，城市和农村分别为 1.44/10 万和 0.79/10 万，占所有癌症死亡的 0.72%，位居所有癌症病死率第 16 位。

依据是否具有家族遗传性特点，可把肾癌分为遗传性肾癌和散发性肾癌两种。临床上所诊断的肾癌大多数都是散发性肾癌。20 世纪 90 年代初，通过对遗传性肾癌分子遗传学深入研究，也揭示了部分散发性肾癌发病的分子生物学机制。Von Hippel-Lindau（VHL）基因异常是散发性肾癌最常见的基因异常，超过 50% 的散发性肾透明细胞癌中存在该基因的突变或沉寂。散发性非透明肾肾细胞癌中，也存在一些特殊的分子改变，例如Ⅰ型乳头状肾细胞癌存在 Met 的高度激活，Ⅱ型乳头状肾细胞癌存在延胡索酸水化酶的突变，嫌色细胞癌存在 c-Kit 的过度表达。

遗传性肾癌是指具有特定基因改变并具有家族聚集倾向的肾癌，约占全部肾癌的 2%~4%。最常见的类型包括：由 VHL 基因异常引起的 VHL 综合征（双侧多发的肾透明细胞癌和肾囊肿），*MET* 基因相关的遗传性乳头状肾细胞癌（Ⅰ型），延胡索酸水化基因异常引起的遗传性平滑肌瘤病和肾细胞癌（非Ⅰ型肾乳头状细胞癌），Birt-Hogg-Dubé 综合征（多发性嫌色细胞肾癌、杂合性嫌色细胞和嗜酸细胞肾肿瘤、乳头状肾细胞癌）、*HRPT2* 基因相关的甲状旁腺功能亢进-颌骨肿瘤综合征（混合性上皮和基质、肿瘤、乳头状肾细胞癌）、TSC1/TSC2 相关的结节硬化病（双侧多发性血管平滑肌脂肪瘤、双侧淋巴血管平滑肌瘤）。

大量流行病学研究已经发现了一些与肾癌发病相关的因素，目前具有循证医学证据的肾癌发病相关因素有以下 5 个：①遗传；②吸烟；③肥胖；④高血压及抗高血压治疗；⑤与终末期肾病长期透析相关的获得性囊性肾脏疾病。RCC 患者的 5 年生存率评估，Ⅰ期患者为 96%，Ⅱ期为 82%，Ⅲ期为 64%，Ⅳ期为 23%。决定 5 年生存率最重要的预后因子为肿瘤分级、局部侵犯程度、区域淋巴结转移和远处转移。RCC 的主要转移部位为肺、骨、脑、肝及肾上腺。

42

【区域淋巴结】

区域淋巴结包括肾门淋巴结、下腔静脉周围淋巴结、腹主动脉周围淋巴结。

【TNM 分期】

采用 2017 年第 8 版 AJCC 的 TNM 分期和临床分期。

第 8 版 AJCC 肾癌的 TNM 分期

分期	标准
原发肿瘤（T）	
Tx	原发肿瘤无法评估。
T0	无原发肿瘤的证据。
T1	肿瘤局限于肾脏，最大径≤7cm。
T1a	肿瘤最大径≤4cm。
T1b	肿瘤最大径>4cm，但≤7cm。
T2	肿瘤局限于肾脏，最大径>7cm。
T2a	肿瘤最大径>7cm，但≤10cm。
T2b	肿瘤局限于肾脏，最大径>10cm。
T3	肿瘤侵及大静脉或肾周组织，但未累及同侧肾上腺，也未超过肾周筋膜。
T3a	肿瘤侵及肾静脉或肾静脉分支的肾段静脉（含肌层静脉），或者侵及肾盂肾盏系统，或侵犯肾周脂肪和（或）肾窦脂肪（肾盂旁脂肪），但未超过肾周筋膜。
T3b	肿瘤瘤栓累及膈肌下的下腔静脉。
T3c	肿瘤瘤栓累及膈肌上的下腔静脉或侵犯下腔静脉壁。
T4	肿瘤侵透肾周筋膜，包括肿瘤直接侵及同侧肾上腺。
区域淋巴结（N）	
Nx	区域淋巴结无法评估。
N0	无区域淋巴结转移。
N1	区域淋巴结转移。
远处转移（M）	
M0	无远处转移
M1	有远处转移

第 8 版 AJCC 临床分期

分期	TNM	
Ⅰ 期	T1N0M0	
Ⅱ 期	T2N0M0	
Ⅲ 期	T1/T2N1M0	
Ⅳ 期	T3N0 或 N1M0	
	T4 任何 NM0	
	任何 T 任何 NM1	

【病理】

遗传性肾癌患者通常青壮年时期发病，肿瘤病灶多为双侧或多发。而散发性肾癌患者一般发病年龄较晚，且多为单侧、单发。有 2%～4% 的散发型肾癌患者可先后或同时累及双侧肾脏。肾癌多位于肾脏上、下两极，瘤体大小差异较大，国内统计 1975 例肾癌患者临床资料结果显示：初诊肾癌患者肿瘤最大径 0.5～30cm，平均值为 5.4cm。

（一）组织学分类

根据 2016 年世界卫生组织（WHO）肿瘤分类，肾细胞癌包块有以下 13 种病理亚型：透明细胞肾细胞癌，乳头状肾细胞癌（Ⅰ型，Ⅱ型），透明细胞乳头状肾细胞癌，嫌色细胞肾细胞癌，集合管癌（又称 Bellini 集合管癌），髓样癌，小管囊性癌，遗传性平滑肌瘤病肾细胞癌综合征相关性肾细胞癌，获得性囊性肾病相关性肾细胞癌，小眼转录因子家族染色体易位相关性肾细胞癌，琥珀酸脱氢酶缺乏肾细胞癌，黏液管状及梭形细胞癌，未能分类的肾细胞癌。多发囊性肾细胞癌由于其良好的生物学行为，在 2016 年 WHO 分类中，这个肿瘤被更名为"低度恶性潜能的多房囊性肾细胞瘤"以更准确反映其生物学行为。

42

（二）组织学分级

以前肾细胞癌病理分级采用 Fuhrman 分级系统（根据肿瘤细胞的细胞核和核仁的形态和大小来分）。2013 年国际泌尿病理学会（ISUP）在 Fuhrman 分级基础上提出新的分级系统，该系统根据肿瘤细胞的核仁明显程度和核的形态来分级，该分级系统在 2016 年被世界卫生组织接纳和推荐（称为 WHO/ISUP 分级系统）。

肾细胞癌分为 4 级（1 到 4 级），级别越高，预后越差。如伴有肉瘤样变和横纹肌样分化，那么该肿瘤的细胞核分级为 4 级（最高级）。肾细胞癌的核分级根据分级最高区域来确定（分级最高区域需要达到 1 个 400 倍视野确认）。WHO/ISUP 核分级适用于透明细胞肾细胞癌和乳头状肾细胞癌。而嫌色细胞肾细胞癌目前不分级，其他类型的肾细胞癌目前也还没有推荐使用的分级系统。

肾细胞癌 WHO/ISUP 核分级标准

WHO/ISUO 分级	核的形态
1	显微镜下放大 400 倍时，未见核仁或核仁不明显，核仁嗜碱性
2	显微镜下放大 400 倍时核仁明显而且嗜酸性，放大 100 倍时可见但是不突出
3	显微镜下放大 100 倍时核仁明显而且嗜酸性
4	核极度多形性，或者肿瘤性多核巨细胞，或者伴有横纹肌样分化，或者肉瘤样分化

（三）病理诊断报告的规范化

病理诊断报告为治疗提供依据，病理报告应当包括必要的信息。病理报告内容依标本名称而有所不同。

1. 穿刺活检标本肿瘤的类型以及肿瘤细胞的 WHO/ISUP 核分级（如适用）。

2. 肾部分切除标本标本名称，手术方式，肿瘤类型，肿瘤大小，肿瘤细胞 WHO/ISUP 核分级（如适用），伴有肉瘤样变或伴有横纹肌样分化时需要指出所占比例，是否有肿瘤坏死及所占比例，是否有脉管癌栓，肿瘤是否突破肾脏被膜而侵犯肾周脂肪组织，手术切缘情况（肾实质、肾周围脂肪组织），肿瘤的病理分级 pTN。

3. 根治性肾切除标本 标本名称，手术方式，肿瘤类型，肿瘤大小，瘤细胞 WHO/ISUP 核分级（如适用），伴有肉瘤样变或伴有横纹肌样分化时需要指出所占比例，是否有肿瘤坏死及所占比例，是否有脉管癌栓，大血管（下腔静脉、肾静脉）是否受累，肿瘤是否侵犯肾盂脂肪组织，肿瘤是否突破肾脏被膜而侵犯肾周围脂肪组织，肾上腺是否受累，手术切缘情况（输尿管、肾静脉、腔静脉、肾周围脂肪切缘），淋巴结情况，肿瘤的病理分级 pTN。

【预后影响因素】

影响肾癌患者预后最主要的因素是病理分期。此外，组织学分级、患者体力状态评分、症状、肿瘤中是否有组织坏死、一些生化指标异常和变化等因素也与肾癌预后有关。一般认为，嫌色细胞癌预后好于透明细胞癌；乳头状肾细胞癌 I 型预后好于 II 型；集合管癌预后较透明细胞癌差。

接受根治性手术的早、中期肾癌患者术后预后评估系统可参照加利福尼亚大学洛杉矶分校的 UISS 评分方案。转移性肾癌患者预后评分建议采用 NCCN《肾癌临床实践诊治指南》推荐的转移性肾癌预后的危险因素评分。

42

UISS 危险分级

UISS 危险分级	TNM 分期	Fuhrman 分级	ECPG 评分
低危	I	1，2	0
中危	I	1，2	≥1
	I	3，4	任何
	II	任何	任何
	III	任何	0
	III	1	≥1
高危	III	2~4	≥1
	IV	任何	任何

转移性肾癌预后的危险因素评分

影响因素	异常标准
乳酸脱氢酶	>正常上限 1.5 倍
血红蛋白	<正常值下限
血清校正钙	>10mg/dl（2.5mmol/L）
确诊原发癌至全身治疗时间	<1 年
Karnofsky 评分	≤70 分
转移器官数目	≥2 个

低危：0；中危：1~2 个危险因素；高危：≥3 个危险因素

（邢德君）

参 考 文 献

［1］Ferlay J，Soerjomataram I，Dikshit R，et al. Cancer incidence and mortality worldwide：sources，methods and maior patterns in GLOBOCAN 2012. Int J Cancer，2015，136（5）：E359-386. PMID：25220842.

［2］Amin MB, Edge SB, Greene FL, et al. AJCC cancer staging manual. 8th ed. New York：Springer, 2017.

［3］Moch H, Cubilla AL, Humphrey PA, et al. The 2016 WHO classification of tumours of the urinary system and male genital organs-Part A：renal, penile, and testicular tumours. Eur Urol, 2016, 70（1）：93-105. PMID：26935559.

［4］Fuhrman SA, Lasky LC, Limas C. Prognosic significance of morphologic parameters in renal cell carcinoma. Am J SurgPathol, 1982, 6（7）：655-663. PMID：7180965.

［5］Delahunt B, Cheville JC, Martignoni G, et al. The International Society of Urological Pathology（ISUP）grading system for renal cell carcinoma and otherprognosticparameters. Am J SurgPathol, 2013, 37（10）：1490-1504. PMID：24025520.

［6］Moch H, Gasser T, Amin MB, et al. Prognostic utility of the recently recommended histologic classification and revised TNM staging of renal cell carcinoma：a Swiss experience with 588 tumors. Cancer, 2000, 89（3）：604-614. PMID：10931460.

［7］Amin MB, Amin MB, Tamboli P, et al. Prognostic impact of histologic subtyping of adult renal epithelial neoplasms：an experience of 405 cases. Am J SurgPathol, 2002, 26（3）：281-291. PMID：11859199.

［8］Motzer RJ, Bacik J, Mariani T, et al. Treatment outcome and survival associated with metastatic renal cell carcinoma of non-clear-cell histology. J Clin Oncol, 2002, 20（9）：2376-2381. PMID：11981011.

［9］Zisman A, Pantuck AJ, Dorey F, et al. Improved prognostication of renal cell carcinoma using an integrated staging system. J Clin Oncal, 2001, 19（6）：1649-1657. PMID：11250993.

42

43 肾盂和输尿管肿瘤

泌尿系统从肾盏、肾盂、输尿管、膀胱及后尿道均被覆尿路上皮，其发生肿瘤的病因、病理及生物学行为极为相似。上尿路肿瘤包括肾盏、肾盂、输尿管肿瘤；而下尿路肿瘤包括膀胱及尿道肿瘤。肾盏、肾盂及输尿管肿瘤约占尿路上皮肿瘤的 5%，其中 90% 以上为尿路上皮来源肿瘤。在西方国家，上尿路肿瘤年发病率约为 2/10 万，其中肾盂肿瘤发病率约为输尿管肿瘤的 2 倍。肾盂输尿管肿瘤发病高峰年龄在 70~80 岁，男性发病率约为女性发病率的 3 倍。肾盂输尿管尿路上皮癌与膀胱尿路上皮癌的生物学特征略有不同，约 60% 的肾盂输尿管癌呈浸润性生长，而膀胱癌只有 15%~25% 呈浸润性生长。

【肾盂输尿管癌的组织学类型】

肾盂输尿管癌按组织学类型分为尿路上皮癌及非尿路上皮癌。非尿路上皮癌包括鳞癌、腺癌、小细胞癌及肉瘤等。其中尿路上皮癌占肾盂输尿管癌的 90% 以上，鳞状细胞癌约占肾盂癌的 10%，而在输尿管癌中所占比例低于肾盂癌，腺癌所占比例不足 1%，而小细胞癌及肉瘤所占比例更低。

【区域淋巴结】

肾盂癌淋巴转移：区域淋巴结包括肾门、腹主动脉旁、下腔静脉旁淋巴结、腹膜后淋巴结。

输尿管癌淋巴转移：区域淋巴结除以上之外还包括

输尿管旁淋巴结及盆腔淋巴结。

【远处转移】

远处转移部位常见于肺、骨、肝。

【肾盂输尿管癌的 TNM 分期】

与膀胱癌类似，肾盂输尿管癌的分期指肿瘤的浸润深度及转移情况。目前采用最新版美国癌症联合会（American Joint Committee on Cancer，AJCC）第 8 版 TNM 分期法。肾盂、输尿管癌的 TNM 分期系统适用于尿路上皮癌，包括组织学变异的微乳头型及巢状亚型，不适用于肾细胞癌、肾髓样癌、集合管癌、淋巴瘤及间质肿瘤。

AJCC 第 8 版 TNM 分期

T	原发肿瘤
Tx	原发肿瘤无法评估
T0	无原发肿瘤证据
Ta	非浸润性乳头状癌
Tis	原位癌
T1	肿瘤侵犯上皮下结缔组织
T2	肿瘤侵犯肌层
T3	（肾盂肿瘤）肿瘤侵犯超过肌层达肾盂旁脂肪或侵犯肾实质
	（输尿管肿瘤）肿瘤侵犯超过肌层达输尿管外脂肪
T4	肿瘤侵犯邻近器官或侵透肾实质达肾周脂肪
N	区域淋巴结
Nx	区域淋巴结无法评估
N0	无区域淋巴结转移
N1	单个转移淋巴结最大径线 ≤2cm

43

续表

N2	单个转移淋巴结最大径线>2cm，或多个转移淋巴结
M	远处转移
M0	无远处转移
M1	远处转移

【肾盂输尿管癌组织学分级】

肾盂输尿管肿瘤的分级与复发和侵袭行为密切相关。肾盂输尿管肿瘤的恶性程度以分级（Grade）表示。目前普遍采用 WHO 分级法。

WHO1973 分级法：根据癌细胞的分化程度分为高分化、中分化和低分化 3 类，分别用 Grade1、2、3 或 GradeⅠ、Ⅱ、Ⅲ表示。以往尿路上皮癌分级采用 1973 年 WHO 尿路上皮肿瘤恶性程度分级系统，但近年来被 WHO 2004 分级系统取代。

1973 WHO 尿路上皮癌恶性程度分级系统

乳头状瘤
G1-尿路上皮癌 1 级，高分化
G2-尿路上皮癌 2 级，中分化
G3-尿路上皮癌 3 级，低分化

WHO 2016 分级系统

低度恶性潜能尿路上皮乳头状瘤（papillary urothelial neoplasm of low malignant potential，PUNLMP）
低级别（low grade）尿路上皮癌（分化良好）
高级别（high grade）尿路上皮癌（分化较差）

对尿路上皮癌采用低级别或高级别对应 WHO 分级系统。

43

尿路上皮癌组织学分级：

LG 低级别。

HG 高级别。

鳞癌及腺癌组织学分级：

Gx 无法评估分级。

G1 高分化。

G2 中分化。

G3 低分化。

肾盂输尿管癌临床分期

分期	T	N	M
0a	Ta	N0	M0
0is	Tis	N0	M0
I	T1	N0	M0
II	T2	N0	M0
III	T3	N0	M0
IV	T4	N0	M0
	任何 T	N1-N2	M0
	任何 T	任何 N	M1

43

【临床检查方法】

对疑似肾盂及输尿管癌患者，CTU（computed tomography urography）已经取代传统的静脉泌尿系造影（IVU），是目前首选的检查方法，敏感性 0.67~1.0，特异性 0.93~0.99。而对于不能受 X 线照射及碘造影剂过敏等存在 CTU 检查禁忌的患者，可选择 MRU（magnetic resonance urography）检查，其敏感性约为 75%。而尿脱落细胞学检查肾盂及输尿管癌不如膀胱癌敏感。近年来，输尿管软镜的应用提高了肾盂输尿管癌诊断的准确性，输尿管软镜能够在直视下观察肿瘤的位置、大小、形态、基底情况，且可以对肿瘤活检行病理检查，明确肿瘤分级。对于诊断不明确或拟行保肾手术或孤立肾的患者，术前行输尿管软镜检查及活检对选择根治性手术或内镜手术有极大帮助。

【影响肾盂输尿管癌预后的因素】

肌层浸润性肾盂及输尿管癌预后较差，T2 及 T3 期 5 年生存率不足 50%，T4 期不足 10%。以下为影响肾盂及输尿管癌预后的主要因素：

1. 肿瘤分期、分级　肿瘤的分期、分级是影响预后的最主要因素。

2. 肿瘤的位置　通过对患者的随访发现，输尿管癌较肾盂癌预后差。

3. 吸烟　长期吸烟的患者较不吸烟患者肾盂或输尿管癌预后差。

4. 淋巴结转移　约有 20% 肾盂及输尿管癌患者被诊断时区域淋巴结肿大，如果术后病理证实有淋巴结转移，此类患者预后较差。

5. 手术切缘阳性　如果患者行肾盂或输尿管癌根治术术后病理回报切缘阳性，会很快出现远处转移，此类患者预后较差。

6. 其他　肿瘤细胞大量坏死，失去正常组织结构，呈广基生长，以及伴发原位癌（CIS）的患者复发风险及肿瘤特异性病死率都明显增高。

【肾盂输尿管癌的随访】

对于肾盂输尿管癌患者术后密切的随访是十分必要的，通过随访复查，及时发现局部复发及远处转移。由于肾盂输尿管及膀胱均被覆尿路上皮，肾盂输尿管癌患者术后要警惕膀胱尿路上皮癌，至少术后 5 年内要定期行膀胱镜及尿细胞学检查。

1. 对于行肾盂、输尿管癌根治术的患者，随访至少

5 年。

（1）非浸润性癌患者

1）术后 3 个月行膀胱镜检查及尿细胞学检查 1 次，之后每年 1 次。

2）每年行 CT 检查 1 次。

（2）浸润性癌患者

1）术后 3 个月行膀胱镜检查及尿细胞学检查 1 次，之后每年 1 次。

2）2 年内每 6 个月行 CTU 检查 1 次，2 年后改每年 1 次。

2. 对于非根治性手术患者，随访至少 5 年。

（1）术后 3 个月及 6 个月行尿细胞学检查及 CTU 检查，之后每年 1 次。

（2）术后 3 个月及 6 个月行膀胱镜及输尿管镜检查，2 年内每 6 个月 1 次，之后每年 1 次。

（张奇夫）

参 考 文 献

［1］Roupret M,Zigeuner R,Palou J,et al.European guidelines for the diagnosis and management of upper urinary tract urothelial cell carcinomas：2011 update.Eur Urol,2011,59 （4）:584-594.

［2］Cosentino M,Palou J,Gaya JM,et al.Upper urinary tract urothelial cell carcinoma：location as a predictive factor for concomitant bladder carcinoma.World J Urol,2013, 31（1）:141-145.

［3］Li WM,Shen JT,Li CC,et al.Oncologic outcomes following three different approaches to the distal ureter and bladder cuff in nephroureterectomy for primary upper urinary tract urothelial carcinoma.Eur Urol,2010,57（6）:963-969.

［4］Margulis V,Shariat SF,Matin SF,et al.Outcomes of rad-

43

ical nephroureterectomy: a series from the upper tract urothelial carcinoma collaboration. Cancer, 2009, 115 (6):1224-1233.

[5] Shariat SF, Favaretto RL, Gupta A, et al. Gender differences in radical nephroureterectomy for upper tract urothelial carcinoma. World J Urol, 2011, 29(4):481-486.

[6] Lughezzani G, Sun M, Perrotte P, et al. Gender-related differences in patients with stage Ⅰ to Ⅲ upper tract urothelial carcinoma: results from the surveillance, epidemiology, and end results database. Urology, 2010, 75(2): 321-327.

[7] Ouzzane A, Ghoneim TP, Udo K, et al. Small cell carcinoma of the upper urinary tract (UUT-SCC): report of a rare entity and systematic review of the literature. Cancer Treat Rev, 2011, 37(5):366-372.

[8] Rink M, Robinson BD, Green DA, et al. Impact of histological variants on clinical outcomes of patients with upper urinary tract urothelial carcinoma. J Urol, 2012, 188(2):398-404.

[9] Roscigno M, Cha EK, Rink M, et al. International validation of the prognostic value of subclassification for AJCC stage pT3 upper tract urothelial carcinoma of the renal pelvis. BJU Int, 2012, 110(5):674-681.

[10] Ito Y, Kikuchi E, Tanaka N, et al. Preoperative hydronephrosis grade independently predicts worse pathological outcomes in patients undergoing nephroureterectomy for upper tract urothelial carcinoma. J Urol, 2011, 185(5): 1621-1626.

[11] Messer JC, Terrell JD, Herman MP, et al. Multi-institutional validation of the ability of preoperative hydronephrosis to predict advanced pathologic tumor stage in upper-tract urothelial carcinoma. Urol Oncol, 2013, 31 (6):904-908.

43

[12] Oxford Centre for Evidence-based Medicine Levels of Evidence (May 2009). Produced by Bob Phillips, Chris Ball, Dave Sackett, Doug Badenoch, Sharon Straus, Brian Haynes, Martin Dawes since November 1998. Updated by Jeremy Howick March 2009.

43

44 膀胱癌

世界范围内，膀胱癌发病率居恶性肿瘤的第 11 位，在男性排名第 7 位，女性排在第 10 位之后。在我国，男性膀胱癌发病率位居全身恶性肿瘤的第 7 位，女性排在第 10 位以后，发病率远低于西方国家。城市地区膀胱癌发病率是中国农村人口膀胱癌发病率的 2.4 倍。

对分期相同的膀胱癌，女性的预后比男性差。近 10 年，不论男性还是女性，不论城市或农村，膀胱癌发病率均呈逐年增长趋势。

不同人群的膀胱癌组织类型不同，在美国及大多数国家中以移行细胞癌为主，占膀胱癌的 90% 以上；而非洲国家则以血吸虫感染所致鳞状细胞癌为主。

【膀胱癌的组织学类型】

膀胱癌包括尿路上皮癌、鳞状细胞癌和腺细胞癌，还有较少见的小细胞癌、混合型癌、癌肉瘤等。

尿路上皮癌（最多见）>90%；

鳞状细胞癌 3%~7%；

腺癌<2%。

【膀胱癌组织学分级】

膀胱癌的分级与膀胱癌的复发和侵袭行为密切相关。膀胱肿瘤的恶性程度以分级（Grade）表示。目前普遍采用 WHO 分级法。

1. WHO1973 分级法 根据癌细胞的分化程度分为高分化、中分化和低分化三类，分别用 Grade1、2、3 或

Grade Ⅰ、Ⅱ、Ⅲ表示。

WHO 1973膀胱尿路上皮癌恶性程度分级系统

乳头状瘤
尿路上皮癌1级，分化良好
尿路上皮癌2级，中度分化
尿路上皮癌3级，分化不良

2. WHO2004分级法 1998年WHO和国际泌尿病理协会（International Society of Urological Pathology，ISUP）提出了非浸润性尿路上皮癌新分类法。2004年WHO正式公布这一新的分级法。此分级法将尿路上皮肿瘤分为低度恶性潜能尿路上皮乳头状肿瘤（papillary urothelial neoplasms of low malignant potential，PUNLMP）低分级和高分级尿路上皮癌。低度恶性潜能尿路上皮乳头状瘤的定义为尿路上皮乳头状瘤，其细胞形态正常，无恶性肿瘤的细胞学特征，进展的风险小，但不完全属于良性病变，仍有复发的可能。建议使用WHO2004分级法。

WHO 2004膀胱尿路上皮癌恶性程度分级系统

乳头状瘤
低度恶性潜能尿路上皮乳头状瘤
乳头状尿路上皮癌，低级别
乳头状尿路上皮癌，高级别

44

尿路上皮癌组织学分级：
LG 低级别。
HG 高级别。
鳞癌及腺癌组织学分级：
Gx 无法评估分级。
G1 高分化。
G2 中分化。

G3 低分化。

【膀胱癌的 TNM 分期】

膀胱癌的分期指肿瘤的浸润深度及转移情况，是判断膀胱肿瘤预后的最有价值的指标之一。目前采用美国癌症联合会（American Joint Committee on Cancer，AJCC）第 8 版 TNM 分期法。膀胱癌的 TNM 分期系统适用于膀胱尿路上皮癌并可包含腺癌、鳞癌、小细胞癌及神经内分泌癌成分。不适用于前列腺尿路上皮癌、淋巴瘤及肉瘤。

膀胱癌可分为非肌层浸润性尿路上皮癌（Tis、Ta、T1）和肌层浸润性尿路上皮癌（T2 以上）。非肌层浸润性膀胱癌占初发膀胱肿瘤的 70%，其中 Ta 占 70%、T1 占 20%、Tis 占 10%。原位癌（Tis）虽然也属于非肌层浸润性尿路上皮癌，但一般分化差，向肌层浸润性进展的概率较高，属于高度恶性的肿瘤。

区域淋巴结：

主要引流区：膀胱旁盆腔淋巴结

     髂血管旁淋巴结（髂内、髂外）

     骶前淋巴结

     闭孔淋巴结

次要引流区：髂总淋巴结

远处转移常见于腹膜后淋巴结、肺、骨、肝、淋巴结浸润超过髂总淋巴结也属远处转移。

44

【临床分期】

AJCC 第 8 版 TNM 分期

原发性肿瘤（T）
Tx 原发肿瘤无法评估
T0 无原发肿瘤证据
Ta 非浸润性乳头状癌

续表

原发性肿瘤 （T）

Tis 原位癌 （carcinoma in situ, CIS） （又称 "扁平癌"）

T1 肿瘤侵犯固有层 （上皮下结缔组织）

T2 肿瘤侵犯肌层

  pT2a 肿瘤侵犯浅肌层 （内 1/2）

  pT2b 肿瘤侵犯深肌层 （外 1/2）

T3 肿瘤侵犯膀胱周围组织

  pT3a 显微镜下发现肿瘤侵犯膀胱周围组织

  pT3b 肉眼可见肿瘤侵犯膀胱周围组织 （膀胱外肿块）

T4 肿瘤侵犯以下任一器官或组织：前列腺、精囊、子宫、阴道、盆壁、腹壁

  T4a 肿瘤浸润前列腺、精囊、子宫或阴道

  T4b 肿瘤侵犯盆壁或腹壁

区域淋巴结 （N）

Nx 区域淋巴结无法评估

N0 无区域淋巴结转移

N1 真骨盆区单个淋巴结转移 （膀胱旁、髂内、髂外、闭孔、骶前）

N2 真骨盆区多个淋巴结转移 （膀胱旁、髂内、髂外、闭孔、骶前）

N3 髂总淋巴结转移

远处转移 （M）

M0 无远处转移

M1 有远处转移

  M1a 转移局限于髂总淋巴结以外的淋巴结

  M1b 非淋巴结转移的远处转移

44

膀胱癌 TNM 分期组合

Oa 期	Ta	N0	M0
Ois 期	Tis	N0	M0
Ⅰ 期	T1	N0	M0
Ⅱ 期	T2a	N0	M0
	T2b	N0	M0
ⅢA 期	T3a	N0	M0
	T3b	N0	M0
	T4a	N0	M0
	T1-T4a	N1	M0
ⅢB 期	T1-T4a	N2、N3	M0
ⅣA 期	T4b	N0	M0
	任何 T	任何 N	M1a
ⅣB 期	任何 T	任何 N	M1b

【膀胱癌的检查诊断】

1. 询问病史，行体格检查、尿常规、B 超、尿脱落细胞学、CT、IVU 检查及胸部 X 线片。

2. 对所有考虑膀胱癌的患者应行膀胱镜检查及病理活检或诊断性电切（TUR）。

3. 对怀疑原位癌、尿脱落细胞学阳性而无明确黏膜异常者应考虑随机活检。

4. 对肌层浸润性膀胱癌患者根据需要可选择盆腔 CT/MRI、胸部 CT、骨扫描。

【膀胱癌的术后随访】

1. 随访时间　术后 3 个月第 1 次复查。

2. 低危　术后 3 个月复查第 1 次；6 个月第 2 次，

之后每年 1 次，共 5 年。

3. 高危　每 3 个月复查 1 次；2 年后可每 6 个月 1 次；每年 1 次，终生。

4. 中危　每 3 个月复查一次。

（张奇夫）

参 考 文 献

［1］Siegel RL，Miler KD，Jemal A.Cancer statistics，2018.CA Cancer J Clin 2018；68：7-30.

［2］Amin MB，Edge SB，Greene F，et al.AJCC Cancer Staging Manual，8th ed. New York：Springer International Publishing；2017.

［3］Humphrey PA，Moch H，Cubilla AL.et al.The 2016 WHO Classification of Tumours of the Urinary System and Male Genital Organs-Part B：Prostate and Bladder Tumours. Eur Urol.2016 70（1）：106-119.

［4］Oxford Centre for Evidence-based Medicine-Levels of Evidence（March 2009）.Produced by Bob Phillips，Chris Ball，Dave Sackett，Doug Badenoch，Sharon Straus，Brian Haynes，Martin Dawes since November 1998.Updated by Jeremy Howick March 2009.

［5］Amin MB，McKenney JK.Paner GP.ICUD-EAU International Consultation on Bladder Cancer 2012：Pathology. Eur Urol.2013：63（1）：16-35.

［6］May M，Brookman AS，Roigas J，et al.Prognostic accuracy of individual uropathologists in noninvasive urinary bladder carcinoma：a multicentre study comparing the 1973 and 2004 World Health Organisation classifications.Eur Urol.2010；57（5）：850-858.

［7］Ferlay J，Bray F，Forman D，et al.GLOBOCAN 2008 v1. 2，Cancer Incidence and Mortality Worldwide：IARC Cancer Base No. 10 2010，International Agency for Re-

44

search on Cancer:Lyon,France.

[8] Ploeg M,Aben KKH,Kiemeney LA.The present and future burden of urinary bladder cancer in the world. World J Urol,2009,27(3):289-293.

[9] Burger M,Catto JW,Dalbagni G,et al.Epidemiology and risk factors of urothelial bladder cancer.Eur Urol,2013, 63(2):234-241.

[10] Mir MC,Stephenson AJ,Grubb RL,et al.Predicting risk of bladder cancer using clinical and demographic information from prostate, lung, colorectal, and ovarian cancer screening trial participants.Cancer Epidemiol Biomarkers Prev,2013,22(12):2241-2249.

[11] Sobin LH,Gospodariwicz M,Wittekind C.TNM classification of malignant tumors.UICC International Union Against Cancer.7th ed.Wiley-Blackwell,2009:262-265.

[12] van Rhijn BW,van Leenders GJ,Ooms BC,et al.The pathologist's mean grade is constant and individualizes the prognostic value of bladder cancer grading. Eur Urol,2010,57(6):1052-1057.

[13] 2014 中国泌尿外科疾病诊断治疗指南.

44

45 尿道癌

原发性尿道癌是一种罕见的恶性肿瘤，占所有恶性肿瘤的比例不足 1%。欧洲一项涵盖了 27 个成员国的大规模流行病学报道：从 1995 年至 2002 年期间，共有 1059 人患尿道癌，至 2008 年初，共有 4292 名尿道癌患者，每年新发病约 665 人，平均发病率约 1.1/100 万人，（其中男性 1.6/110 万人，女性 0.6/110 万人，男女比例约为 2.9∶1），发病年龄高峰在 75 岁以上。

【尿道癌的组织学类型】

原发性尿道癌中最主要的组织学类型为尿路上皮癌，占 54%~65%，其次为鳞状细胞癌，占 16%~22%，腺癌占 10%~16%。最近一项关于男性原发性尿道癌患者（共 2065 名患者）的统计发现，其平均年龄为 73 岁，其中尿路上皮癌患者约占 78%，鳞状细胞癌患者约占 12%，腺癌患者只占约 5%，而另一项关于女性原发性尿道癌患者的统计发现：尿路上皮癌患者约占 45%，腺癌患者约占 29%，鳞癌患者约占 19%，其他组织学类型约占 6%。

【尿道癌的 TNM 分期】

TNM 分期与肾盂输尿管癌及膀胱癌类似，尿道癌的分期指肿瘤的浸润深度及转移情况，是判断膀胱肿瘤预后的最有价值的指标之一。目前普遍采用美国癌症联合会（American Joint Committee on Cance，AJCC）第 8 版 TNM 分期法。尿道癌的 TNM 分期系统适用于尿道尿路上皮癌及鳞癌、腺癌及前列腺、前列腺部尿道尿路上皮癌，不适用于阴茎包皮鳞状细胞癌、原发膀胱尿路上皮癌透壁性侵犯前列腺、前列腺癌、淋巴瘤、尿道黏膜黑色素瘤、肉瘤。

AJCC 第 8 版分期系统

原发肿瘤（T）
Tx 原发肿瘤无法评估
T0 无原发肿瘤证据
Ta 非浸润性乳头状癌
Tis 原位癌
T1 肿瘤侵犯上皮下结缔组织
T2 肿瘤侵犯尿道海绵体或尿道周围肌层
T3 肿瘤侵犯阴茎海绵体或阴道前壁
T4 肿瘤侵犯邻近器官（如膀胱壁）
原发于前列腺部尿道的尿道癌
Tis 原位癌侵犯前列腺部尿道或尿道周围组织或前列腺导管但无基质浸润
T1 肿瘤侵犯上皮下结缔组织
T2 肿瘤侵犯前列腺基质周围导管（从尿道表面直接侵犯或通过前列腺导管侵犯）
T3 肿瘤侵犯阴前列腺周围脂肪
T4 肿瘤侵犯邻近器官（侵犯前列腺之外并且侵犯膀胱壁，直肠壁）
区域淋巴结（N）（包括腹股沟、真骨盆区、骶前淋巴结）
Nx 区域淋巴结无法评估
N0 无区域淋巴结转移

45

原发肿瘤（T）	
N1	腹股沟区单个区域转移淋巴结，或真骨盆区（膀胱旁、闭孔、髂内、髂外、骶前）单个转移淋巴结
N2	腹股沟区多个区域转移淋巴结，或真骨盆区（膀胱旁、闭孔、髂内、髂外、骶前）多个转移淋巴结
远处转移（M）（常见于腹膜后淋巴结、肺、肝、骨）	
M0	无远处转移
M1	远处转移

【尿道癌的组织学分级】

尿道癌的分级与肾盂、输尿管及膀胱癌的分级类似，与其复发和侵袭行为密切相关。其恶性程度以分级（Grade）表示。

1973 WHO 尿路上皮癌恶性程度分级系统

G1　尿路上皮癌 1 级

G2　尿路上皮癌 2 级

G3　尿路上皮癌 3 级

尿道尿路上皮癌分级系统
低级别尿路上皮癌（分化良好）
高级别尿路上皮癌（分化较差）

尿道鳞癌及腺癌恶性程度分级系统	
Gx	级别无法评估
G1	高分化
G2	中分化
G3	低分化

45

【尿道癌的临床分期】

分期	T	N	M
0is	Tis	N0	M0
0a	Ta	N0	M0
I	T1	N0	M0
II	T1	N1	M0
	T2	N0	M0
III	T2	N1	M0
	T3	N0	M0
	T3	N1	M0
IV	T4	N0	M0
	T4	N1	M0
	任何 T	N2	M0
	任何 T	任何 N	M1

【尿道癌患者的检查】

因患者出现明显症状时多已出现局部进展，临床处于 T3 或 T4 期，此时主要症状包括肉眼血尿及尿道外口流血，进一步发展可出现尿道外肿块、膀胱出口梗阻、盆腔疼痛、尿道皮肤瘘等。对于男性患者，体格检查包括外生殖器可疑结节及肿块的检查以及直肠指检。对于女性患者，盆腔检查极为重要，尤其对有明显尿路刺激及尿路梗阻症状的女性患者。双侧腹股沟如可触及肿大的淋巴结，要描述淋巴结的位置、大小及活动度。

尿细胞学检查：尿细胞学检查对尿道癌患者的作用有限。尿道镜检查及活检能对肿瘤的位置、范围及病理类型进行评估。对尿道癌患者行膀胱镜检查能发现伴发的膀胱癌。

影像学检查：主要评估局部病变的范围，是否存在肿大的区域淋巴结以及是否有远处转移，对局部肿瘤MRI检查要优于CT检查；区域淋巴结主要包括腹股沟淋巴结及盆腔淋巴结，可进行CT或MRI检查；远处转移主要为肺及肝，可行胸部及腹部CT检查。

【尿道癌的预后及影响因素】

根据欧洲一项研究显示，尿道癌的1年及5年生存率分别为71%及54%，另外一项研究长期随访了1615名尿道癌患者，其5年及10年生存率分别为68%及60%。并且提出以下因素与尿道癌预后密切相关：

1. 年龄（超过65岁）、种族；
2. 肿瘤分期、分级、是否淋巴结浸润及远处转移；
3. 肿瘤大小及肿瘤的位置；
4. 治疗方法；
5. 肿瘤病理类型。

【尿道癌患者的随访】

由于原发性尿道癌发病率极低，至今为止尚未对随访的时间及方案达成一致，但对于行保留尿道手术的患者，密切随访，定期行尿细胞学检查及膀胱尿道镜检查是十分必要的。

（张奇夫）

参 考 文 献

[1] Boorjian SA, Kim SP, Weight CJ, et al. Risk factors and outcomes of urethral recurrence following radical cystectomy. Eur Urol, 2011, 60(6):1266-1272.

[2] Gakis G. Witjes JA. Comperat E, et al. EAU guidelines on primary urethral carcinoma. Eur Urol. 2013; 64(5): 823-830.

[3] Gatta G, van der Zwan JM, Casali PG, et al. The RARE CARE working group.Rare cancers are not sorare:The rare cancer burden in Europe. Eur J Cancer, 2011, 47 (17): 2493-2511.

[4] Sobin LH, Gospodariwicz M, Wittekind C.TNM classification of malignant tumors. UICC International Union Against Cancer.7th ed.Wiley-Blackwell, 2009 :266-269.

[5] Visser O, Adolfsson J, Rossi S, et al. The RARECARE working Group Incidence and survival of rare urogenital cancers in Europe.Eur J Cancer, 2012, 48(4):456-464.

[6] Ahmed K, Dasgupta R, Vats A, et al.Urethral diverticular carcinoma:an overview of current trends in diagnosis and management.Int Urol Nephrol, 2010, 42(2):331-341.

[7] Libby B, Chao D, Schneider BF.Non-surgical treatment of primary female urethral cancer.Rare Tumors, 2010 30, 2 (3):e55.

[8] Gandhi JS, Khurana A, Tewari A, et al.Clear cell adenocarcinoma of the male urethral tract.Indian J Pathol Microbiol, 2012, 55(2):245-247.

[9] Rabbani F. Prognostic factors in male urethral cancer. Cancer, 2011, 117(1):2426-2434.

[10] WHO Classification of Tumours:Pathology and Genetics of Tumours of the Urinary System and Male Genital Organs (IARC WHO Classification of Tumours) ed. E. J. Eble J, Sesterhenn I, Sauter G.Lyon:IARC Press, 2004.

[11] Champ CE, Hegarty SE, Shen X, et al.Prognostic factors and outcomes after definitive treatment of female urethral cancer: a population-based analysis. Urology, 2012, 80(2):374-381.

45

46 肾上腺皮质肿瘤

【流行病学】

肾上腺皮质癌（adrenal cortical carcinoma，ACC）在临床罕见，年发病率为（0.72~2）/100万人，发病年龄呈双峰分布：一个高峰期是幼儿期，另一个高峰在40~50岁。男、女患病比例大概为1∶1.5。多数患者为单侧肾上腺发病，双侧同时发病仅占2%~6%。目前认为ACC可能与一些遗传综合征相关，如利-弗劳梅尼综合征（Li-Fraumeni syndrome）、贝-维综合征（Beckwith-Wiedemann syndrome）和MEN1。

【区域淋巴结】

区域淋巴结为肾门、腹主动脉旁和下腔静脉旁淋巴结，单、双侧不影响N分期。

【TNM分期】

此TNM分期仅适用于肾上腺皮质癌，不适用于肾上腺髓质癌或肉瘤。2008年欧洲肾上腺肿瘤研究协作网（ENSAT）对UICC/AJCC的ACC分期进行了修改，提出ENSAT分期系统，与UICC/AJCC分期系统比较，可更准确地预测复发和生存率。在第8版AJCC分期中，已将ACC的TNM分期进行了修改，与ENSAT分期系统保持了一致。

（一）原发肿瘤（T）

Tx　原发肿瘤无法评估。

T0　无原发肿瘤的证据。

T1　肿瘤最大直径≤5cm，无肾上腺外的浸润。

T2　肿瘤最大直径>5cm，无肾上腺外的浸润。

T3　无论肿瘤大小，伴有肾上腺外局部浸润，但没有侵及邻近器官。

T4　无论肿瘤大小，肿瘤侵及邻近器官（邻近器官包括肾脏、横膈膜、胰腺、脾脏或肝脏）或大血管（肾静脉或腔静脉）。

（二）区域淋巴结（N）

Nx　区域淋巴结转移无法确定。

N0　无区域淋巴结转移。

N1　有区域淋巴结转移。

（三）远处转移（M）

M0　无远处转移。

M1　有远处转移。

【解剖分期/预后分组】

分期	T	N	M
Ⅰ期	T1	N0	M0
Ⅱ期	T2	N0	M0
Ⅲ期	T1	N1	M0
	T2	N1	M0
	T3	任何 N	M0
	T4	任何 N	M0
Ⅳ期	任何 T	任何 N	M1

【pTNM 病理学分期】

除了没有 pM0 外，pT、pN 和 pM 分期与 TNM 分期对应。

pN0　区域淋巴结切除标本的组织学检查通常包括

至少 12 个淋巴结，如果淋巴结检查为阴性，但是检查的淋巴结数目没有达到要求，也分为 pN0。

【病理分级（G）】

G	G 定义
LG	低级别（≤20 核分裂/50HPF）
HG	高级别（≥20 核分裂/50HPF）；*TP53* 或 *CT-NNB* 突变

【内分泌评估】

激素类别	推荐实验室检查
糖皮质激素（至少 3 项）	24h-UFC
	过夜-1mg-地塞米松抑制试验
	血浆 ACTH
	血清皮质醇
性激素	脱氢表雄酮（DHEA）
	雌烯二酮
	睾酮（女性）
	17β-雌二醇（男性或绝经妇女）
	17-羟孕酮
盐皮质激素	血浆醛固酮/肾素活性比值［仅高血压和（或）低血钾者］
排除嗜铬细胞瘤（至少 1 项）	24h 尿-儿茶酚胺
	血浆游离甲氧基肾上腺素或甲氧基去甲肾上腺素

46

【分期检查原则】

影像学评估首选肾上腺 CT（平扫+增强），如果对造影剂过敏或肿瘤过大，需要评价肿瘤与血管的关系，则推荐性 MRI 检查。对于疑为转移瘤者可选 PET-CT 或选择腹部超声波检查、胸部 X 线片和 CT 平扫、骨扫描等评价有无远处转移。

（程　颖　柳菁菁）

参 考 文 献

[1] Kebebew E，Reiff E，Duh QY，et al. Extent of disease at presentation and outcome for adrenocortical carcinoma：have we made progress? World J Surg, 2006, 30：872-878.

[2] Kerkhofs TM，Verhoeven RH，Van der Zwan JM，et al. Adrenocortical carcinoma：a population-based study on incidence and survival in the Netherlands since 1993. Eur J Cancer, 2013, 49：2579-2586.

[3] Fassnacht M，Allolio B. Clinical management of adreno-cortical carcinoma. Best Pract Res Clin Endocrinol Metab, 2009, 23：273-289.

[4] Wajchenberg BL，Albergaria Pereira MA. Adrenocortical carcinoma：clinical and laboratory observations. Cancer, 2000, 88：711-736.

[5] Wooten MD，King DK. Adrenal cortical carcinoma. Epide-miology and treatment with mitotane and a review of the literature. Cancer, 1993, 72：3145-3155.

[6] Luton JP，Cerdas S，Billaud L，et al. Clinical features of adrenocortical carcinoma, prognostic factors, and the effect of mitotane therapy. N Engl J Med, 1990, 322：1195-1201.

[7] Michalkiewicz E，Sandrini R，Figueiredo B，et al. Clinical and outcome characteristics of children with adrenocortical

46

tumors:a report from the International Pediatric Adreno-cortical Tumor Registry.J Clin Oncol,2004,22:838-845.

[8] Else T,Kim AC,Sabolch A,et al.Adrenocortical carcino-ma.Endocrine reviews,2014,35(2):282-326.

[9] Fassnacht M,Johanssen S,Quinkler M,et al. Limited prognostic value of the 2004 International Union Against Cancer staging classification for adrenocortical carcinoma:proposal for a revised TNM Classification. Cancer,2009,115:243-250.

[10] Lughezzani G,Sun M,Perrotte P,et al.The European network for the study of adrenal tumors staging system is prognostically superior to the international union a-gainst cancer-staging system:A North American valida-tion.Eur J Cancer,2010,46(4):713-719.

46

47 恶性淋巴瘤

【恶性淋巴瘤概述】

恶性淋巴瘤占所有恶性肿瘤的 3%~5%，是严重威胁人类健康和生命的恶性肿瘤之一。淋巴瘤在病理学上分为：霍奇金淋巴瘤（Hodgkin lymphoma，HL）和非霍奇金淋巴瘤（non-Hodgkin lymphoma，NHL）。世界范围内，淋巴瘤发病率呈逐渐增加趋势，居全部恶性肿瘤的第七位，欧美等西方发达国家的发病率可达 11/10 万~18/10 万。我国属淋巴瘤低发国家，发病率仅为美国的 1/3~1/4，死亡率排名第 10 位。在我国，每年新发恶性肿瘤中淋巴瘤约占 4%，NHL 发病率最高，人群发病率为（6~7）/10 万，而 HL 为 2/10 万。每年新诊断的血液系统肿瘤中，淋巴瘤约占一半。

【Ann Arbor 分期】

国际常用的 TNM 分期大部分不适用于恶性淋巴瘤。目前广泛沿用的恶性淋巴瘤临床分期标准 Ann Arbor 分期是在 1965 年 Rye 会议上制订，于 1971 年 Ann Arbor 会议进行修改，将其分为 4 期，每期又根据有无全身症状分为 A、B 两组。1989 年英国 Cotswolds 会议上对 Ann Arbor 分期作了进一步修订。AJCC 分期进一步完善了以 Ann Arbor 分期为基础的淋巴瘤分期标准，成为国际公认的恶性淋巴瘤分期标准。

霍奇金淋巴瘤的播散方式为邻近的淋巴结按站连续性转移，病理类型相对明确，Ann Arbor 分期简单、合理，有助于临床制订治疗方案和判断预后。而非霍奇金淋巴瘤的播散方式为跳跃性转移，且结外受侵较多，预后与病理类型有密切关系，Ann Arbor 分期对于 NHL 的预后判断意义不大。

（一）**Ann Arbor-Cotswolds 分期**（1989）

Ⅰ期 单一的淋巴结区受侵（Ⅰ）；或单一淋巴结外器官或部位的局限受侵，并且不伴有任何淋巴结受侵（ⅠE）（在 HL 中少见）。

Ⅱ期 膈肌同侧的 2 个或 2 个以上淋巴结区受侵（Ⅱ）；或在膈肌同侧的单一淋巴结外器官或部位的局限受侵伴有区域淋巴结受侵，伴有或不伴有其他淋巴结区的受侵（ⅡE）。受侵区域的数目可由下脚表示，例如 Ⅱ$_3$。

Ⅲ期 膈肌上、下淋巴结区域均有侵犯（Ⅲ），可伴有由于相邻受侵淋巴结的蔓延而致的淋巴结外病变（ⅢE）或脾侵犯（ⅢS）或两者均侵犯（ⅢES）。

Ⅳ期 弥漫性或播散性的一个或多个淋巴结外器官受侵，伴有或不伴有相应的淋巴结受侵；或孤立的淋巴结外器官受侵而没有相邻区域的淋巴结受侵，但伴有远处部位的受侵。任何肝或骨髓受侵，或一叶或多叶肺内的结节性受侵。

注：X. 巨大肿块的标准是单个淋巴结或数个融合淋巴结直径等于或大于 10cm。腹部巨大肿块的定义是单个淋巴结或数个融合淋巴结在 CT、MRI、淋巴造影、B 超显像上最大直径等于或大于 10cm。纵隔巨大肿块的定义是在后前位 X 线片上，纵隔肿块的最大直径等于或大于在胸椎 5/6 水平的胸腔内径的 1/3。

E. 单一结外部位受侵，病变侵犯到与淋巴结/淋巴组织直接相连的器官/组织时，不记录为Ⅳ期，应在各期后加注字母"E"（如病变浸润至与左颈部淋巴结相连结的皮肤，记录为"ⅠE"）。

（二）分组

A：无全身症状。

B：不明原因的发热>38℃，夜间盗汗（需要更换被褥的大汗），在诊断前半年以内不明原因的体重下降超过 10%。

【NHL 受侵部位的定义】

淋巴结受侵：①临床发现淋巴结肿大，有合理原因可以不做病理学检查（如果可疑淋巴结的受侵与否决定了治疗策略，应当对其做活检）；②X 线片、CT 或者淋巴管造影发现淋巴结肿大。淋巴结短径大于 1.5cm 则认为异常。

脾受侵：有明确的可触及的脾大；或触诊可疑的脾大并有影像学检查证实（超声或 CT）；或既有脾大又有非囊性和血管性的脾内多发病灶（仅有影像学的脾大不能确诊）。

肝受侵：非囊性和血管性的多发病灶，无论有无肝功能检查异常。仅有临床上的肝大则不能确诊。肝功能检查异常或影像学可疑时，可行肝活检以确定是否肝受侵。

肺受侵：有肺实质受侵的影像学证据（排除其他可能的原因，特别是感染）。可疑病例可行肺活检证实。

骨受侵：采用适当的影像学检查证实。

中枢神经系统受侵：脊柱硬膜腔内沉积物，或脊髓、脑膜受侵，后两者依据临床病史和 X 线片、脑脊液、脊髓造影、CT 和（或）MRI 检查的证据（应该谨慎分析硬脊膜外沉积物，因为可能是软组织病变的结果，如骨转移或播散性病变）。在有其他结外部位受侵情况下，当有颅内占位病灶时，可考虑颅内受侵。

骨髓受侵：采用骨髓穿刺和活检确诊。

【HL 受侵部位的定义】

脾受侵：影像学检查发现的脾脏内任何大小的一个或多个结节；或经活检、脾切除由病理证实的侵犯均被认定为脾受侵。体检或影像检查发现的单纯脾大不足以支持脾受侵的诊断。脾受侵由"S"标记。

肝受侵：影像学检查发现的肝脏内任何大小的一个或多个结节，或经活检由病理证实的侵犯均被认定为肝受侵。体检或影像检查发现的单纯肝脏肿大不足以支持肝受侵的诊断。肝受侵由"H"标记。肝脏侵犯一直被视为播散性的淋巴系统外病变（Ⅳ期）。

骨髓受侵：疑有骨髓受侵时，选择临床或影像学检查认为受侵的骨骼部位活检加以证实。骨髓受侵由"M"标记。骨髓侵犯一直被视为播散性的淋巴系统外病变（Ⅳ期）。

肺受侵：由邻近纵隔或肺门淋巴结直接蔓延导致的一叶或多叶的肺受侵被视为结外病变（E病变）。任何数目的肺内结节性病灶均被视为播散性的淋巴系统外病变（Ⅳ期）。肺受侵由"L"标记。

纵隔巨块病变：定义为立位时的后前位胸片的纵隔肿块的最大宽度与同一胸片的胸廓最大直径的比值，比值大于或等于1/3时，称为纵隔巨块。大纵隔肿块用下标字母"X"表示。

【分期检查步骤】

治疗前必须进行以下检查项目：

1. 病史（盗汗，体重下降，发热，神经系统、肌肉骨骼或胃肠的症状）。

2. 体格检查：注意淋巴结累及区域，包括韦氏环和肝脾大小；神经系统局部定位体征；皮肤损害。

3. 体能状态及B症状。

4. 外周肿大淋巴结活检或肿块活检。

5. 全血细胞计数、生化常规，包括 β_2 微球蛋白。

6. 颈、胸、腹、盆CT；有条件的首选PET-CT。

7. 乙型肝炎病毒相关检测。

8. 骨髓活检和涂片。

9. 常规心电图检测。

此外，必要时可进行超声心动图、尿酸、血清蛋白电泳和（或）免疫球蛋白定量、丙型肝炎相关检测。原发于胃肠道的患者行胃肠镜等消化道检查；有肌肉骨骼的症状及碱性磷酸酶升高，建议予骨扫描；有神经症状的要行MRI检查及脑脊液检查。

【国际预后指数（IPI）】

Ann Arbor分期对于NHL的预后意义不大，对于侵

47

袭性 NHL 来讲，国际预后指数（international prognostic index，IPI）对预后有更强的指导意义，包括临床分期、年龄、有无结外侵犯、乳酸脱氢酶水平及患者一般状态。

（一）IPI 及 aaIPI

IPI	危险度分组	
年龄>60 岁	低危	0 或 1
Ⅲ或Ⅳ期	低/中危	2
血浆 LDH>1 倍正常值	中/高危	3
体力状态评分 2~4	高危	4 或 5
结外侵犯>1 个部位		

年龄校正的 IPI（aaIPI）	危险度分组	
Ⅲ或Ⅳ期	低危	0
血浆 LDH>1 倍正常值	低/中危	1
体力状态评分 2~4	中高危	2
	高危	3

（二）滤泡淋巴瘤 IPI

FLIPI-1 标准	
年龄	≥60 岁
Ann Arbor 分期	Ⅲ ~ Ⅳ
血红蛋白水平	<120g/L
血清 LDH 水平	>ULN（正常上限）
受累淋巴结区数目	≥5

根据 FLIPI 表的危险分组	
	危险因素数量
低危	0~1
中危	2
高危	≥3

【特殊类型 NHL 的分期】

对于特殊类型的 NHL，或有独立的分期系统，或以 Ann Arbor 分期为基础，结合 AJCC 分期、TNM 分期，能够更准确地为治疗方案及判断预后提供依据。

（一）CLL/SLL 分期系统

1. Binet 分期

Binet 分期	分期标准
BinetA	血红蛋白 $\geqslant$ 100g/L，血小板 $\geqslant$ 100×10^9/L，受累淋巴结<3 个淋巴引流区域
BinetB	血红蛋白 $\geqslant$ 100g/L，血小板 $\geqslant$ 100×10^9/L，受累淋巴结 $\geqslant$ 3 个淋巴引流区域
BinetC	血红蛋白<100g/L 和（或）血小板<100×10^9/L 和不论受累淋巴结区数目

说明：共评估的 5 个淋巴区域包括：颈、腋下、腹股沟（单侧或双侧均记为 1 个区域）、肝和脾

2. Rai 分期

Rai 分期	危险分层	分期标准
Rai0	低危	ALC>15×10^9/L
Rai I	中危	ALC>15×10^9/L、合并有淋巴结肿大
Ra II	中危	ALC>15×10^9/L、合并肝和（或）脾肿大、可有淋巴结肿大
Ra III	高危	ALC>15×10^9/L + 血红蛋白<110g/L，可有淋巴结、肝、脾肿大
Rai IV	高危	ALC>15×10^9/L+血小板<100×10^9/L，可有淋巴结、肝、脾肿大

47

（二）胃肠淋巴瘤分期系统

不同分期系统的比较

Lugano 分期	Ann Arbor 分期	TNM 分期	肿瘤范围
I E　肿瘤局限于胃肠道：单发或多发，非连续性			
I E1 = 黏膜、黏膜下层	I E	T1N0M0	黏膜、黏膜下层
I E2 = 固有肌层、浆膜层	I E	T2N0M0	肌层
	I E	T3N0M0	浆膜层
II E　扩展至腹腔			
II E1 = 局部淋巴结受累	II E	T1-3N1M0	胃旁淋巴结
II E2 = 远处淋巴结受累	II E	T1-3N2M0	更远部位淋巴结
II E　突破浆膜层，累及邻近器官或组织	II E	T4N0M0	侵及邻近结构
IV　弥漫性结外受累或伴有膈肌上淋巴结受累	III E	T1-4N3M0	横膈两侧淋巴结或远处转移
	IV	T1-4N0-3M1	（骨髓或其他结外部位）

（三）皮肤淋巴瘤分期系统

皮肤淋巴瘤 TNM 分期 （MF/SS 除外）

T	
T1	孤立性病变
	T1a：孤立病灶直径<5cm
	T1b：孤立病灶直径>5cm
T2	区域性皮肤病变：多发病灶限于 1 个体区或 2 个毗邻体区
	T2a：所有病灶位于直径<15cm 的圆圈内
	T2b：所有病灶位于 15cm＞直径＜30cm 的圆圈内
	T2c：所有病灶位于直径>30cm 的圆圈内
T3	皮肤广泛性病变
	T3a：多发病灶，累及 2 个非毗邻的体区
	T3b：多发病灶，累及≥3 个体区
N	
N0	无淋巴结受累的临床或病理学依据
N1	临床有异常淋巴结肿大，病理为 Dutch 1 级或 NCI LN0~2
N2	临床有异常淋巴结肿大，病理为 Dutch 2 级或 NCI LN3
N3	临床有异常淋巴结肿大，病理为 Dutch 3 级或 NCI LN4
M	
M0	无内脏器官受累
M1	有内脏器官受累（须指明受累器官，并经病理证实）

47

（四）蕈样肉芽肿/塞扎里综合征（Sezary syndrome）分期系统

TNMB		蕈样肉芽肿和塞扎里综合征的 TNMB 分类及分期（MFSS-B）
皮肤	T1	局限性斑丘，丘疹和（或）斑块状覆盖<10%的皮肤表面
	T2	斑片，丘疹和（或）斑块状覆盖≥10%的皮肤表面
	T2a	仅有斑片
	T2b	斑块有或无斑片
	T3	一个或多个肿瘤（直径≥1cm）
	T4	融合性红斑≥80%体表面积
淋巴结	N0	无异常淋巴结，无需活检
	N1	异常淋巴结，病理组织学 Dutch1 级或 NCILN0~2
	N2	异常淋巴结，病理组织学 Dutch2 级或 NCILN3
	N3	异常淋巴结，病理组织学 Dutch3~4 级或 NCILN4
	Nx	异常淋巴结，无组织学确认
内脏	M0	无内脏器官受累
	M1	内脏受累（必须经病理证实且器官受累时应具体指定受累器官）
	Mx	异常内脏部位，无组织学确认
血	B0	血液中无明显的淋巴瘤细胞，外周血中非典型淋巴（Sezary）细胞≤5%

47

续表

TNMB		蕈样肉芽肿和塞扎里综合征的 TNMB 分类及分期（MFSS-B）
血	B1	血液肿瘤负荷低，外周血中非典型淋巴细胞（Sezary）细胞>5%，但达不到 B2 级的标准
	B2	血液肿瘤负荷高，Sezary 细胞浓度≥1000/mcl，或 $CD4^+/CD7^- \geqslant 40\%$，或 $CD4/CD26^- \geqslant 30\%$

MF 和 SS 临床分期				
	T	N	M	B
ⅠA	1	0	0	0, 1
ⅠB	2	0	0	0, 1
ⅡA	1~2	1, 2	0	0, 1
ⅡB	3	0-2	0	0, 1
ⅢA	4	0-2	0	0
ⅢB	4	0-2	0	1
ⅣA1	1~4	0-2	0	2
ⅣA2	1~4	3	0	0~2
ⅣB	1~4	0-3	1	0~2

（五）儿童 NHL 的 Murphy 分期

期别	临床特点
Ⅰ期	单一肿瘤（淋巴结外）或单一解剖区（淋巴结内），无纵隔或腹部病变

47

续表

期别	临床特点
Ⅱ期	（1）单一肿瘤（淋巴结外）伴有区域淋巴结受侵
	（2）在横膈的同侧有2个或2个以上的淋巴结区受侵
	（3）2个肿瘤（淋巴结外）在横膈的同侧，伴有或不伴有区域淋巴结受侵
	（4）原发消化道肿瘤，常见于回盲部，可仅有或无肠系膜淋巴结受侵
Ⅲ期	（1）位于横膈的两侧有2个孤立的肿瘤（淋巴结外）
	（2）位于横膈上、下的2个或2个以上的区域性淋巴结受侵
	（3）所有原发于胸内的肿瘤（纵隔、胸膜、胸腺）
	（4）所有原发于腹腔内的病变
	（5）所有椎旁或硬膜外的肿瘤，无论其他肿瘤部位
Ⅳ期	上述任何一种病变，只要伴有中枢神经系统或骨髓侵犯

（林桐榆　鲍慧铮）

47

参 考 文 献

[1] Lister TA, Crowther D, Sutcliffe SB, et al. Report of a committee convened to discuss the evaluation and staging of patients with Hodgkin's disease：Cotswolds meeting. J Clin Oncol, 1989, 7 (11)：1630-1636.

[2] Binet JL, Auquier A, Dighiero G, et al. A mew prognostic classification of chronic lymphocytic leukemia derived from a multivariate survival analysis. Cancer, 1981, 48 (1):198-206.

[3] Rail KP, Sawitsky A, Cronkite EP, et al. Clinical staging of chronic lymphocytic leukemia. Blood, 1975, 46 (2): 219-234.

[4] Saito T, Tamaru J, Kishi H, et al. Extranodal marginal zone B-cell lymphoma of mucosa-associated lymphoid tissue (MALT lymphoma) arising in the small intestine with monoclonal cryoglobulinemia. Pathol Int, 2004, 54 (9):712-718.

[5] Kim YH, Willemze R, Willemze R, et al. TNM classification system for primary cutaneous lymphomas other than mycosis fungoides and Sezary syndrome: a proposal of the International Society for Cutaneous Lymphomas (ISCL) and the Cutaneous Lymphoma Task Force of the European Organization of Research and Treatment of Cancer(EORTC). Blood, 2007, 110(2):479-484.

[6] Olsen E, Whittaker S, Kim YH, et al. Clinical end points and response criteria in mycosis fungoides and Sézary syndrome: a consensus statement of the International Society for Cutaneous Lymphomas, the United States Cutaneous Lymphoma Consortium, and the Cutaneous Lymphoma Task Force of the European Organisation for Research and Treatment of Cancer. J Clin Obcol, 2011, 29: 2598-2607.

47

48 多发性骨髓瘤

多发性骨髓瘤（multiple myeloma，MM）是一种以骨髓中单克隆浆细胞大量增生为特征的恶性疾病，其发病率约占所有肿瘤的 0.8%，在血液肿瘤中 MM 占 10% 左右。在澳大利亚、新西兰、北美、北欧和东欧等国家和地区 MM 的发病率最高，而亚洲的发病率较低。近 10 余年来，不论是 MM 的发病率还是病死率均呈增长之势。首都医科大学附属北京朝阳医院统计数据中 MM 的中位发病年龄为 59 岁（28~84 岁），其中 65 岁以下占 56%，男女之比为 1.24∶1。

【诊断标准】

类型	诊断标准
冒烟性骨髓瘤*	血清单克隆 M 蛋白≥30g/L 或 尿本周蛋白≥500mg/24h 和（或）骨髓单克隆浆细胞比例 10%~60%；无骨髓瘤定义事件（相关器官或组织受损）以及淀粉样变性诊断；若骨骼检查阴性，则考虑全身 MRI 或 PET/CT 评估骨骼疾病
活动性骨髓瘤	骨髓单克隆浆细胞比例≥10%或活检确诊浆细胞瘤 和

续表

类型	诊断标准
活动性骨髓瘤	符合任一项或多项骨髓瘤定义事件 [C] 血钙>正常上限 0.25mmol/L（>1mg/dl）或血钙升高>2.75mmol/（>11mg/dl） [R] 肾功能不全（血肌酐>2mg/dl）　[>177μmol/L]或肌酐清除率<40 ml/min [A] 贫血（血红蛋白<100g/L 或低于正常下限 20g/L） [B] X 线骨摄片、CT 或 PET-CT 中发现一处或多处骨变 无靶器官损害表现，但出现以下一项或多项指标异常（SLiM） [S] 骨髓单克隆性浆细胞≥60% [Li] 受累血清游离轻链比值≥100（累及κ）或≤0.01（累及λ） [M] MRI 检查发现多于 1 处≥5mm 局灶性病变

*. 冒烟型骨髓瘤不需要化疗

仅活动性骨髓瘤需要接受系统性治疗

细胞遗传学异常及 M 蛋白量不是治疗的指标

2016 年 IMWG 多发性骨髓瘤复发诊断标准

1. 血清 M 蛋白水平升高超过 25%（绝对值升高≥5g/L）或尿轻链绝对值增加≥200mg/24h。

2. 与非受累血清游离轻链差值≥25%（绝对值>10mg/dl）。

3. 骨髓浆细胞比绝对值增加≥10%。

4. 出现新的浆细胞瘤或原有的短径≥1cm 病变其长轴增加≥50%或高钙血症。

48

复发 MM 分型

非侵袭性复发		侵袭性复发
生化复发	症状性复发	
M 蛋白增加没有相关的症状或 MM 相关的器官功能不全	临床症状进展缓慢或 M 蛋白增长缓慢疾病进展伴有明显症状和（或）有意义的器官损害	不良的细胞遗传学异常，如:t(4;14),17p-,1q21+,亚二倍体 高 β_2 微球蛋白(≥5.5mg/L)或低白蛋白(<35g/L) 髓外浆细胞瘤 高 LDH 缓解期短或治疗中出现疾病进展 侵袭性临床表现,包括: 　快速出现症状 　实验室、放射学或病理性发现广泛的疾病进展 　疾病相关的器官功能不全 循环浆细胞 复发时为 ISS 分期 Ⅱ/Ⅲ 期 免疫球蛋白类型转化(轻链逃逸,浆细胞分泌活性降低)

复发 MM 治疗的指征

复发类型	指征
临床复发	出现新的软组织浆细胞瘤或骨损伤 已存在的浆细胞瘤或骨损伤体积明显增加 （≥50%） 高钙血症 （≥11.5mg/dl；2.875mmol/L）

48

续表

复发类型	指征
临床复发	骨髓瘤所致的血红蛋白下降≥20g/L或绝对值<100g/L
	骨髓瘤所致的血肌酐≥2mg/dl（177mmol/L）
	需要治疗的高黏综合征
患者没有临床复发的症状但有快速生化复发	M蛋白在连续2个月检测翻倍（基线需5g/L）
	连续2次检测，下列任何一项增加：
	血M蛋白绝对值≥10g/L
	24h尿M蛋白≥500mg
	受累FLC增加≥20mg/dl（并比例异常）或增加25%（不管多高）

所有侵袭性复发的患者均应该接受治疗

其他几种浆细胞病的诊断标准

疾病	诊断标准
意义未明的单克隆丙种球蛋白病（MGUS）	必须符合下列所有条件： (1)血清单克隆M蛋白<30g/L； (2)骨髓中单克隆性浆细胞<10%； (3)无浆细胞增殖所致的器官和组织损伤； (4)排除其他B细胞增殖性疾病
孤立性骨浆细胞瘤	符合下列所有4项： (1)活检证实孤立性骨或软组织病灶存在克隆性浆细胞； (2)骨髓正常,无克隆性浆细胞； (3)除原发孤立性病灶外,骨骼检查(包括脊柱和骨盆的MRI)正常 (4)无贫血、高钙血症、肾脏损害

48

续表

疾病	诊断标准
髓外浆细胞瘤	(1)病理证实为骨外部的浆细胞肿瘤,伴或不伴区域淋巴结受累; (2)骨髓浆细胞数<5%; (3)骨骼系统的临床及影响检查正常; (4)免疫组化为单克隆的 IgG、IgA、IgM 或重链及轻链
浆细胞白血病	必须符合下列两个条件: (1)符合 MM 的诊断条件; (2)外周血克隆性浆细胞占有核细胞 20% 或以上,或绝对计数≥$2×10^9$/L
华氏巨球蛋白血症(WM)	必须符合下列所有条件: (1)血清中存在单克隆 IgM(M 蛋白量不限); (2)骨髓中克隆性淋巴样浆细胞≥10%; (3)瘤细胞具有典型的免疫表型($sIgM^+$、$CD5^{+/-}$、$CD10^-$、$CD19^+$、$CD20^+$、$CD23^-$)以排除其他淋巴增殖性疾病
系统性淀粉样变	符合下列所有 4 项: (1)存在淀粉样变相关的系统综合征(如肾、肝、心、胃肠道或周围神经累及); (2)任何组织(即脂肪、骨髓或器官活检)刚果红染色阳性; (3)淀粉样物质直接检查(免疫组化染色和测序等)证实为轻链相关; (4)单克隆浆细胞病的依据(血或尿 M 蛋白、异常游离轻链比率或骨髓克隆性浆细胞)

48

【分期】

Durie-Salmon（DS）分期系统

分期	分期标准	瘤细胞数（×10^{12}/m^{2}体表面积）
Ⅰ期	满足以下所有条件： 1. 血红蛋白>100g/L； 2. 血清钙≤2.65mmol/L(11.5mg/dl)； 3. 骨骼X线片:骨骼结构正常或孤立性骨浆细胞瘤； 4. 血清或尿骨髓瘤蛋白产生率低： (1)IgG<50g/L； (2)IgA<30 g/L； (3)本周蛋白<4g/24h。	<0.6
Ⅱ期	不符合Ⅰ和Ⅲ期的所有患者	0.6~1.2
Ⅲ期	满足以下1个或多个条件： 1. 血红蛋白<85g/L； 2. 血清钙>2.65mmol/L(11.5mg/dl)； 3. 骨骼检查中溶骨病变大于3处； 4. 血清或尿骨髓瘤蛋白产生率高： (1)IgG>70g/L； (2)IgA>50g/L； (3)本周蛋白>12g/24h	>1.2

亚型

A 亚型	肾功能正常[肌酐清除率>40ml/min 或血清肌酐水平<177μmol/L(2.0 mg/dl)]
B 亚型	肾功能不全[肌酐清除率≤40ml/min 或血清肌酐水平≥177μmol/L(2.0mg/dl)]

48

国际分期体系系统（ISS）

分期	标准
Ⅰ期	血清 β_2 微球蛋白 < 3.5mg/L，白蛋白 ≥ 35g/L
Ⅱ期	不符合 Ⅰ 和 Ⅲ 期的所有患者
Ⅲ期	血清 β_2 微球蛋白 ≥ 5.5mg/L

修订国际分期体系系统（R-ISS）

R-ISS 分期	分层标准
Ⅰ期	ISS Ⅰ 期和非细胞遗传学高危患者同时 LDH 水平正常
Ⅱ期	不符合 Ⅰ 和 Ⅲ 期的所有患者
Ⅲ期	ISS Ⅲ 期同时细胞遗传学高危患者[a] 或者 LDH 高于正常水平

注：β_2-MG 为 β_2 微球蛋白；

a. 细胞遗传学高危指间期荧光原位杂交检出 del（17p），t（4；14），t（14；16）

【注】Durie-Salmon（DS）分期主要反映肿瘤负荷；

国际分期系统（ISS）主要反映传统化疗时代疾病的预后；

国际分期系统（ISS）有助于反映新药时代疾病的预后价值。

48

【危险分层】

多发性骨髓瘤 mSMART 危险分层 (2016)

高危	中危	标危
FISH：Del 17p、t(14;16)、t(14;20)	FISH：t(4;14)	FISH：t(11;14)、t(6;14)
GEP 高危	染色体：del 13、亚二倍体	超二倍体
	PCLI≥3%	
FISH=荧光原位杂交；GEP=基因表达谱；PCLI=浆细胞标记指数		

多发性骨髓瘤 IMWG 危险分层 (2014)[7]

高危	标危	低危
ISS Ⅱ/Ⅲ 和 t(4;14)[a]或 17p13 del	其他	ISS Ⅰ/Ⅱ 和无 t(4;14)，17p13 del，+1q21 和年龄<55 岁

新诊断多发性骨髓瘤老年患者的脆弱指数评分系统

评估项		得分
年龄（岁）	≤75	0
	76~80	1
	>80	2
ADL	>4	0
	≤4	1
IADL	>5	0
	≤5	1

48

续表

评估项		得分
CCI	≤1	0
	≥2	1

总分：0：fit（正常体质）　1：un-fit（中间级）　≥2：frail（脆弱）

ADL.日常生活能力；

IADL.工具性日常生活活动量表；

CCI.Charlson合并症指数

【注】mSMART危险分层侧重于遗传而没有考虑患者的疾病因素；

IMWG危险分层综合考虑临床特征、细胞遗传学特点及肿瘤细胞的生物学特征；

老年患者的脆弱指数评分系统则有助于制定针对老年患者的治疗方案及药物剂量。

（陈文明　鲍慧铮）

参 考 文 献

[1] Liu N,Zhou H,Yang G,et al.Retrospective analysis of genetic abnormalities and survival in 131 patients with multiple myeloma.Oncol Lett,2015,9（2）：930-936.

[2] Rajkumar SV,Dimopoulos MA,Palumbo A,et al.International Myeloma Working Group updated criteria for the diagnosis of multiple myeloma.Lancet Oncol,2014,15（12）：e538-e548.

[3] Sonneveld P.Management of multiple myeloma in the relapsed/refractory patient.Hematology Am Soc Hematol Educ Program,2017,2017（1）：508-517.

[4] Greipp PR,San Miguel J,Durie BG,et al.International staging system for multiple myeloma.J Clin Oncol,2005,

48

23:3412-3420.

[5] Palumbo A, Avet-Loiseau H, Oliva S, et al.Revised international staging system for multiple myeloma: a report from International Myeloma Working Group. J Clin Oncol,2015,33(26):2863-2869.

[6] Mikhael JR, Dingli D, Roy V, et al.Management of newly diagnosed symptomatic multiple myeloma: updated mayo Stratification of Myeloma and Risk-Adapetd Therapy (mSMART) consensus guidelines 2013. Mayo Clin Proc,2013,88:360-376.

[7] Chng WJ, Dispenzieri A, Chim CS, et al.IMWG consensus on risk stratification in multiple myeloma. Leukemia, 2014,28(2):269-277.

[8] Palumbo A, Bringhen S, Mateos MV, et al.Geriatric assessment predicts survival and toxicities in elderly myeloma patients: an International Myeloma Working Group report.Blood,2015,125:2068-2074.

48

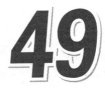

神经内分泌肿瘤

神经内分泌肿瘤（neuroendocrine tumors，NET）占所有恶性肿瘤的 1%~2%。美国 SEER 最新流行病学数据显示，NET 发病率呈上升趋势，近 30 年内 NET 发病率增长了 5 倍，2004 年美国 NET 的发病率为 5.25/100 000，男性发病率较女性略高。在过去的 30 年里，胃肠胰腺神经内分泌肿瘤（GEP-NET）在白种人中发病率增加了 274%，在非洲裔人群中增加了 500%。消化系统的 NET 发病率为 70%，第 2 位是来源于肺的 NET。在消化系统的 NET 中，小肠、直肠和胰腺的 NET 发病率名列前三位。不同部位 GEP-NET 的发病率在不同人种中不尽相同。在白种人中，发病前三位分别是空肠/回肠、直肠、胰腺；非洲裔人群中，前三位 NET 分别来源于直肠、空肠/回肠、十二指肠。而亚裔人群中，占前三位的 NET 分别是直肠、胰腺和胃。北京协和医院近 20 年的数据显示，住院 NET 患者肿瘤来源居前三位分别是胰腺、胃和小肠，这与单中心数据有关。

【分类及分级系统】

2000 年 WHO 公布了 NET 的分类标准，并于 2004 年出版了具体的胃肠胰腺神经内分泌肿瘤的分类体系。WHO 2000 指南按肿瘤分化程度和肿瘤有无分泌功能分成高分化神经内分泌瘤（良性或恶性程度不明确）、高分化神经内分泌癌（低度恶性）和低分化神经内分泌癌（高度恶性）共 3 大类，见表 49-1。2004 年 WHO 按肿瘤的大小，增生指数，原发部位，分化和所分泌的激素，有无血管浸润，侵犯的周围脏器，有无淋巴结和肝脏转移等对 NET 进行详细分类。具体每个部位的分类略有不同，见表 49-2。

表 49-1 2000 年 WHO 关于神经内分泌
肿瘤的分类标准

WHO 分级	标准
WHO 1	高分化神经内分泌肿瘤
WHO 2	高分化神经内分泌癌
WHO 3	低分化神经内分泌癌
	外分泌、内分泌混合肿瘤
	类肿瘤样病变

WHO 分类系统为神经内分泌肿瘤提供了新的命名和分级系统，并影响着其他的关于神经内分泌肿瘤的分类指南。这一分类系统在欧洲得到广泛应用，但在美国并未得到广泛认可，主要原因是：①在其分级系统中包含了分期的内容；②临床病理分类很复杂；③临床和病理医师对"恶性行为不确定"的说法不太能接受。因此，欧洲神经内分泌肿瘤协会（European neuroendocrine tumor society，ENETS）在 2006 年细化了神经内分泌肿瘤的病理分级标准（表 49-3），按肿瘤的组织学特点（细胞分裂指数及 Ki-67 指数）对肿瘤恶性程度进行分期。这一分类系统强调的几个方面包括：①神经内分泌肿瘤的异质性，即不同部位的肿瘤其特点不一样；②肿瘤分化，是按其细胞的分化程度来分的；③恶性程度：长期随诊显示，神经内分泌肿瘤是一种恶性疾病。

49

表49-2 2004年WHO胃肠胰腺神经内分泌肿瘤分类标准

部位	高分化神经内分泌瘤		高分化神经内分泌癌	低分化神经内分泌癌
	良性	良性或可能恶性	低度恶性	高度恶性
胃	无功能，局限于黏膜或黏膜下，无血管侵犯，大小≤1cm	无功能，局限于黏膜或黏膜下，有或无血管侵犯，大小1~2cm	侵犯肌层以外，或有远处转移	高度恶性
十二指肠和上段空肠	无功能，局限于黏膜或黏膜下，无血管侵犯，大小≤1cm	局限于黏膜或黏膜下，有或无血管侵犯，大小>1cm	侵犯肌层以外，或有远处转移	高度恶性
阑尾	无功能，局限于阑尾壁，无血管侵犯，大小≤2cm	无功能，侵犯阑尾系膜，大小>2cm	较深地侵犯阑尾系膜，大小>2.5cm，转移	低度恶性，混合外分泌和内分泌功能

续表

部位	高分化神经内分泌瘤		高分化神经内分泌癌	低分化神经内分泌癌
	良性	良性或可能恶性	低度恶性	高度恶性
回肠、盲肠、结肠和直肠	无功能、局限于黏膜和黏膜下，无血管侵犯，≤1cm（空肠），≤2cm（结直肠）	无功能，局限于黏膜和黏膜下，血管侵犯，<1cm（空肠），<2cm（结直肠）	侵犯肌层以外，或有远处转移	高度恶性
胰腺	局限于胰腺，<2cm，无血管侵犯，≤2分裂象/HPF，Ki-67≤2%	局限于胰腺，≥2cm，血管侵犯，>2分裂象/HPF，Ki-67>2%	侵犯附近器官或转移	高度恶性

表 49-3　ENETS 胃肠胰腺神经内分泌
肿瘤的分级建议

分级	分裂指数（/10HPF）	Ki-67 指数
G1	<2	≤2
G2	2~20	3~20
G3	>20	>20

WHO 系统中关于肿瘤分化是指肿瘤细胞和其相应的非肿瘤细胞的类似性，分化越高，这种类似性越高，所包含的内分泌颗粒越多，其生物标志物如 CgA 和 NSE 的染色体越强。而 ENETS 分级系统则是指肿瘤固有生物恶性程度，级别越高，其恶性程度越高。高分化的神经内分泌肿瘤是低级别或中级别的肿瘤，而低分化的 NET 一般是高级别的。

在这些分类基础上，WHO 2010 年在消化系统肿瘤分类中对神经内分泌肿瘤提出了新的分类方式。这一标准改善了 2000 年、2004 年 WHO 分类的很多弊端，成为最常用的肿瘤分期标准。既往传统命名、分级 WHO 和 ENET 分级分类比较见表 49-4。

临床上希望 NET 的分类方法、分级对患者的预后有指导意义，可以用于指导临床实践。Pape 等人在 2008 年对 WHO 2000 的分类和 ENETS 的分级系统进行了验证。研究发现，按 WHO 2000 年分类标准，胃、十二指肠和胰腺 NET 高分化神经内分泌瘤、高分化神经内分泌癌和低分化神经内分泌癌 5 年生存率分别为 100%、85.8% 和 36.6%。与低分化神经内分泌癌相比，前 2 组均有显著差异（P 均<0.001），但高分化神经内分泌瘤和高分化神经内分泌癌相比，2 组患者无显著差异（P=0.066）。按 ENETS 的分级系统，G1、G2 和 G3 患者的 5 年生存率分别为 95.7%、73.4% 和 27.7%。关于新的 2010 年 WHO 分类系统对患者预后的相关性尚需要新的研究验证。

49

表 49-4 传统命名、WHO 和 ENETS 关于胃肠胰神经内分泌肿瘤分类与分级比较

分级	传统命名	ENETS 命名体系	WHO2000 命名系统	WHO2010 命名体系
低级别 I 级	类癌	神经内分泌肿瘤 G1	1. 高分化神经内分泌瘤	1. 神经内分泌肿瘤 G1
中级别 II 级	类癌	神经内分泌肿瘤 G2	2. 高分化神经内分泌癌	2. 神经内分泌肿瘤 G2
高级别 III 级	小细胞癌	神经内分泌肿瘤 G3	3. 低分化神经内分泌癌小细胞癌	3. 神经内分泌癌（大细胞或小细胞型）
	大细胞神经内分泌癌		大细胞神经内分泌癌	
			4. 混合外分泌-内分泌肿瘤（MEEC）	4. 腺癌和内分泌肿瘤混合癌
			5. 类肿瘤病变	5. 高分化癌和癌前病变

【分期和预后】

2016年10月，美国癌症联合委员会（American Joint Committee on Cancer，AJCC）发布了第8版肿瘤分期系统。由于NET与NEC生物学行为相差较大，AJCC第8版分期系统在神经内分泌肿瘤部分，主要针对NET进行分期，而NEC则根据相应部位腺癌的标准进行分期。

针对分化良好的胃肠胰神经内分泌肿瘤（gastroenteropancreatic neuroendocrine tumor，GEP-NET）分期。肿瘤分级和特定部位TNM分期系统相结合能够提高预后预测能力。

美国癌症联合委员会（AJCC）第8版胃肠胰神经内分泌肿瘤TNM分期的定义：

表49-5为美国癌症联合委员会（AJCC）第8版胃肠胰神经内分泌肿瘤T分期、N分期和M分期的定义，我们将分部位进行阐述，包括：胃、十二指肠、壶腹部、空回肠、阑尾、结直肠、胰腺。

1. 胃神经内分泌肿瘤

胃神经内分泌肿瘤T分期、N分期和M分期的定义

分期		
原发灶（T）	Tx	原发肿瘤无法评估
	T0	无原发肿瘤的证据
	T1	肿瘤侵犯黏膜固有层或黏膜下层，且肿瘤直径≤1cm
	T2	肿瘤侵犯固有肌层，或肿瘤直径>1cm
	T3	肿瘤穿透固有肌层至浆膜下层，未突破浆膜层
	T4	肿瘤侵犯脏层腹膜（浆膜层）或其他器官或邻近组织

49

续表

分期		
区域淋巴结 (N)	Nx	区域淋巴结无法评估
	N0	无区域淋巴结转移
	N1	区域淋巴结转移，数量不限
远处转移 (M)	Mx	远处转移无法评估
	M0	无远处转移
	M1	有远处转移
	M1a	远处转移病灶局限于肝脏
	M1b	远处转移至少存在一个肝外部位转移（如肺、卵巢、非区域淋巴结、腹膜、骨）
	M1c	包含肝脏及肝外器官部位的远处转移

注：对于任何 T，其后加 m 表示多个肿瘤 [TX (#) 或者 TX (m)，X=1~4，#=确定的原发肿瘤的个数]，对于多个原发不同 T 分期肿瘤，X 应用分期最高者。

【解剖分期/预后分组】

AJCC 胃神经内分泌瘤分期

TNM 分期	T 分期	N 分期	M 分期
Ⅰ期	T1	N0	M0
Ⅱ期	T2、3	N0	M0
Ⅲ期	T4	N0	M0
	Any T	N1	M0
Ⅳ期	Any T	Any N	M1

49

由于胃的 NET 相对罕见，目前缺乏具有长期随访的大样本数据来验证 AJCC 分期系统的预后价值。仅有少数研究表明远处转移（Ⅳ期）是影响预后的不良因素。

2. 十二指肠、壶腹部神经内分泌肿瘤

十二指肠、壶腹部神经内分泌肿瘤 T 分期、N 分期和 M 分期的定义

分期		
原发灶	Tx	原发肿瘤无法评估
（T）	T0	无原发肿瘤的证据
	T1	肿瘤侵犯黏膜固有层或黏膜下层，且肿瘤直径≤1cm（十二指肠）；局限于 Oddi 括约肌，且肿瘤直径≤1cm（壶腹部）
	T2	肿瘤侵犯固有肌层，或肿瘤直径>1cm（十二指肠）；肿瘤侵透括约肌进入十二指肠黏膜下层或固有肌层，或肿瘤直径>1cm（壶腹部）
	T3	肿瘤侵犯胰腺或胰周脂肪组织
	T4	肿瘤侵犯脏层腹膜（浆膜层）或其他器官或邻近组织
区域淋	Nx	区域淋巴结无法评估
巴结（N）	N0	无区域淋巴结转移
	N1	区域淋巴结转移，数量不限
远处转	Mx	远处转移无法评估
移（M）	M0	无远处转移

续表

分期		
M1	有远处转移	
M1a	远处转移病灶局限于肝脏	
M1b	远处转移至少存在一个肝外部位转移（如肺、卵巢、非区域淋巴结、腹膜、骨）	
M1c	包含肝脏及肝外器官部位的远处转移	

注：多个肿瘤命名如下（其中最大的肿瘤应该被用来进行T分级）：

（1）如果肿瘤数目已知，记为 T（#），例如 pT3（4）N0M0。

（2）如果肿瘤数目不可知或者过多，记为 T（m），例如 pT3（m）N0M0。

【解剖分期/预后分组】

AJCC 十二指肠、壶腹部神经内分泌瘤分期

TNM 分期	T 分期	N 分期	M 分期
I 期	T1	N0	M0
II 期	T2、3	N0	M0
III 期	T4	N0	M0
	Any T	N1	M0
IV 期	Any T	Any N	M1

对于十二指肠及壶腹部 NET，目前仅从美国国家癌症数据库中查询 4 年的数据（诊断时间 2004-2008 年）被用来进行生存评估，其中最大随访时间为 3 年。故目前仍缺乏足够随访数据来准确评价其生存。

49

3. 空回肠神经内分泌肿瘤

**空回肠神经内分泌肿瘤 T 分期、
N 分期和 M 分期的定义**

分期		
原发灶（T）	Tx	原发肿瘤无法评估
	T0	无原发肿瘤的证据
	T1	肿瘤侵犯黏膜固有层或黏膜下层，且肿瘤直径≤1cm
	T2	肿瘤侵犯固有肌层，或肿瘤直径>1cm
	T3	肿瘤穿透固有肌层至浆膜下层，未突破浆膜层
	T4	肿瘤侵犯脏层腹膜（浆膜层）或其他器官或邻近组织
区域淋巴结（N）	Nx	区域淋巴结无法评估
	N0	无区域淋巴结转移
	N1	区域转移淋巴结数量<12 枚
	N2	直径>2cm 的肠系膜根部肿物和（或）广泛淋巴结转移（>12 枚），尤其是包绕肠系膜上血管的淋巴结
远处转移（M）	Mx	远处转移无法评估
	M0	无远处转移
	M1	有远处转移
	M1a	远处转移病灶局限于肝脏

49

续表

分期		
M1b	远处转移至少存在一个肝外部位转移(如肺、卵巢、非区域淋巴结、腹膜、骨)	
M1c	包含肝脏及肝外器官部位的远处转移	

注：对于任何 T，其后加 m 表示多个肿瘤［TX（#）或者 TX（m），X=1~4，#=确定的原发肿瘤的个数］，对于多个原发不同 T 分期肿瘤，X 应用分期最高者。

【解剖分期/预后分组】

AJCC 空回肠神经内分泌瘤分期

TNM 分期	T 分期	N 分期	M 分期
Ⅰ期	T1	N0	M0
Ⅱ期	T2、3	N0	M0
Ⅲ期	T4	N0	M0
	Any T	N1、N2	M0
Ⅳ期	Any T	Any N	M1

对于空回肠 NET，目前仅从美国国家癌症数据库中查询 4 年的数据（诊断时间 2010-2013 年）被用来进行生存评估，其中最大随访时间为 3 年。第 8 版延续了第 7 版临床分期系统。对于病理分期，第 8 版将 N 分为 N1、N2。这个研究对 1906 例患者进行临床分期，3445 例进行病理分期，并用于生存分析。对于空回肠 NET，临床分期Ⅰ期和Ⅱ期、Ⅱ期和Ⅲ期、Ⅲ期和Ⅳ期预后均无显著差异。病理分期仅Ⅲ期和Ⅳ期有显著差异。

49

4. 阑尾神经内分泌肿瘤

阑尾神经内分泌肿瘤 T 分期、N 分期和 M 分期的定义

分期		
原发灶（T）	Tx	原发肿瘤无法评估
	T0	无原发肿瘤的证据
	T1	肿瘤最大直径≤2cm
	T2	2cm<肿瘤最大直径≤4cm
	T3	肿瘤直径>4cm，或侵犯浆膜下层，或侵犯阑尾系膜
	T4	肿瘤侵犯脏层腹膜或其他器官或邻近组织（不包括直接沿肠壁蔓延至邻近肠道浆膜下层），例如腹壁或骨骼肌
区域淋巴结（N）	Nx	区域淋巴结无法评估
	N0	无区域淋巴结转移
	N1	区域淋巴结转移，数量不限
远处转移（M）	Mx	远处转移无法评估
	M0	无远处转移
	M1	有远处转移
	M1a	远处转移病灶局限于肝脏
	M1b	远处转移至少存在一个肝外部位转移（如肺、卵巢、非区域淋巴结、腹膜、骨）
	M1c	包含肝脏及肝外器官部位的远处转移

49

【解剖分期/预后分组】

AJCC 阑尾神经内分泌肿瘤分期

TNM 分期	T 分期	N 分期	M 分期
Ⅰ期	T1	N0	M0
Ⅱ期	T2，T3	N0	M0
Ⅲ期	T4	N0	M0
	Any T	N1	M0
Ⅳ期	Any T	Any N	M1

目前缺乏具有长期随访的大样本数据来验证 AJCC 分期系统对于阑尾 NETs 的预后价值。

5. 结直肠神经内分泌肿瘤

结直肠神经内分泌肿瘤 T 分期、N 分期和 M 分期的定义

分期		
原发灶（T）	Tx	原发肿瘤无法评估
	T0	无原发肿瘤的证据
	T1	肿瘤侵犯黏膜固有层或黏膜下层，且肿瘤直径≤2cm T1a：肿瘤最大直径<1cm T1b：1cm≤肿瘤最大直径≤2cm
	T2	肿瘤侵犯固有肌层，或侵犯黏膜固有层或黏膜下层，且肿瘤直径>2cm
	T3	肿瘤穿透固有肌层至浆膜下层，未突破浆膜层
	T4	肿瘤侵犯脏层腹膜（浆膜）或其他器官或邻近结构

49

续表

分期		
区域淋巴 结（N）	Nx	区域淋巴结无法评估
	N0	无区域淋巴结转移
	N1	区域淋巴结转移，数量不限
远处转移 （M）	Mx	远处转移无法评估
	M0	无远处转移
	M1	有远处转移
	M1a	远处转移病灶局限于肝脏
	M1b	远处转移至少存在一个肝外部位转移（如肺、卵巢、非区域淋巴结、腹膜、骨）
	M1c	包含肝脏及肝外器官部位的远处转移

注：对于任何 T，其后加 m 表示多个肿瘤 ［TX（#）或者 TX（m），X＝1~4，#＝确定的原发肿瘤的个数］，对于多个原发不同 T 分期肿瘤，X 应用分期最高者。

【解剖分期/预后分组】
AJCC 结直肠神经内分泌瘤分期

TNM 分期	T 分期	N 分期	M 分期
Ⅰ 期	T1	N0	M0
Ⅱ 期	T2、3	N0	M0
Ⅱ A 期	T2	N0	M0
Ⅱ B 期	T3	N0	M0

49

续表

TNM 分期	T 分期	N 分期	M 分期
Ⅲ期	T4	N0	M0
	Any T	N1	M0
ⅢA 期	T4	N0	M0
ⅢB 期	Any T	N1	M0
Ⅳ期	Any T	Any N	M1

注：对于多个同步发生肿瘤，应使用最高 T 分类，并在括号内注明肿瘤的多样性或肿瘤数目，例如 T3（2）或者 T3（m）。

对于结直肠 NET，目前仅从美国国家癌症数据库中查询 4 年的数据（诊断时间 2010-2013 年）被用来进行生存评估，其中最大随访时间为 3 年。第 8 版延续了第 7 版分期系统。除结直肠 NET 外，第 8 版 AJCC 分期将其他部位 NET Ⅱ期、Ⅲ期中 A、B 亚组就进行合并，仅保留Ⅰ、Ⅱ、Ⅲ、Ⅳ期。对于结直肠 NET，Ⅰ期和Ⅱ期、Ⅲ期和Ⅳ期在病理和临床分期上有显著差异，但Ⅱ期和Ⅲ期间却没有显著差异。

6. 胰腺神经内分泌肿瘤

胰腺神经内分泌肿瘤 T 分期、N 分期和
M 分期的定义

分期		
原发灶（T）	Tx	原发肿瘤无法评估
	T1	肿瘤局限于胰腺内，且肿瘤直径 <2cm
	T2	肿瘤局限于胰腺内，且肿瘤直径 2~4cm
	T3	肿瘤局限于胰腺内，且肿瘤>4cm；或侵犯十二指肠或胆管

49

续表

分期		
	T4	肿瘤侵犯邻近器官（如胃，脾，结肠和肾上腺），或侵犯大血管壁（如腹腔干或肠系膜上动脉）
区域淋巴结（N）	Nx	区域淋巴结无法评估
	N0	无区域淋巴结转移
	N1	区域淋巴结转移，数量不限
远处转移（M）	Mx	远处转移无法评估
	M0	无远处转移
	M1	有远处转移
	M1a	远处转移病灶局限于肝脏
	M1b	远处转移至少存在一个肝外部位转移（如肺、卵巢、非区域淋巴结、腹膜、骨）
	M1c	包含肝脏及肝外器官部位的远处转移

注：多个肿瘤命名如下（其中最大的肿瘤应该被用来进行 T 分级）：

（1）如果肿瘤数目已知，记为 T（#），例如 pT3（4）N0M0。

（2）如果肿瘤数目不可知或者过多，记为 T（m），例如 pT3（m）N0M0。

【解剖分期/预后分组】

对于胰腺 NET，目前仅从美国国家癌症数据库中查询 4 年的数据（诊断时间 2010—2013 年）被用来进行生存评估，其中最大随访时间为 3 年。虽然这个研究中 1174 例胰腺 NETs 用第 8 版分期系统进行分期级并预后评估，但病例数及随访时间仍不足以准确评价生存情况。

49

AJCC 胰腺神经内分泌肿瘤分期

TNM 分期	T 分期	N 分期	M 分期
Ⅰ期	T1	N0	M0
Ⅱ期	T2、T3	N0	M0
Ⅲ期	T4	N0	M0
	Any T	N1	M0
Ⅳ期	Any T	Any N	M1

【分期检查原则】

患者手术前进行分期，除需要进行常规的 B 超、CT 或 MRI 和内镜检查外，还可以行生长抑素显像检查，这一检查的敏感性和肿瘤细胞表面的生长抑素受体表达相关。研究显示，[111]In-奥曲肽生长抑素显像检查的中位敏感性为84%。由于 NET 代谢率较一般实体瘤低，常规的[18]FDG-PET/CT 检查对低分化 NET 患者作用有限，其检出率为25%~73%，中位检出率为50%。采用特殊标志物的 PET/CT，如[11]C-5-HIP PET（检出率为95%~100%），[18]F-L-DOPA PET（敏感性为67%）或[68]Ga-DOTA-TOC PET/CT 等检查，可以提高检查的敏感性，有助于明确患者分期。

（王　成　桑柏露）

参 考 文 献

[1] Yao JC，Hassan M，Plan A，et al.One hundred years after 'carcinoid'：epidemiology of and prognostic factors for neuroendocrine tumors in 35,825 cases in the United States.J Clin Oncol,2008,26(18)：3063-3072.

[2] Modlin IM，Lye KD，Kidd MA.5-decade analysis of

49

13,715 carcinoid tumors. Cancer, 2003, 97 (4): 934-959.

[3] Bosman F, Carneiro F, Hruban R, et al. WHO Classification of Tumours of the Digestive System. Lyon: IARC Press, 2010.

[4] Pape UF, Jann H, MÜller-Nordhorn J, et al. Prognostic relevance of a novel TNM classification system for upper gastroenteropancreatic neuroendocrine tumors. Cancer, 2008, 113(2):256-265.

[5] Amin MB, Greene FL, Edge SB, et al. AJCC Cancer Staging Manual. 8th ed. New York: Springer, 2016.

[6] Modlin IM, Kidd M, Latich I, et al. Current status of gastrointestinal carcinoids. Gastroenterology, 2005, 128(6): 1717-1751.

[7] ModlinIM, Latich I, Zikusoka M, et al. Gastrointestinal carcinoids: the evolution of diagnostic strategies. J Clin Gastroenterol, 2006, 40(7):572-582.

[8] Orlefors H, Sundin A, Garske U, et al. Whole-boby(11) C-5-hydroxytryptophan positron emission tomography as a universal imaging technique for neuroendocrine tumors: comparison with somatostatin receptor scintigraphy and computed tomography. J Clin Endocrinol Metab, 2005, 90 (6):3392-3400.

[9] Koopmans KP, de Vries EG, Kema IP, et al. Staging of carcinoid tumours with 18F-DOPA PET: a prospective, diagnostic accuracy study. Lancet Oncol, 2006, 7(9): 728-734.

[10] Kowalski J, HenzeM, Schuhmacher J, et al. Evaluation of positron emission tomography imaging using [68 Ga] - DOTA-D Phe(1)-Tyr(3)-Octreotide in comparison to [111In] -DTPAOC SPECT. First results in patients with neuroendocrine tumors. Mol Imaging Biol, 2003, 5(1): 42-48.

49

[11] Shi W, Johnston CF, Buchanan KD, et al. Localization of neuroendocrine tumours with [^{111}In] DTPA-octreotide scintigraphy(Octreoscan): a comparative study with CT and MR imaging. QJM, 1998, 91(4):295-301.